정신건강론

조희순 저

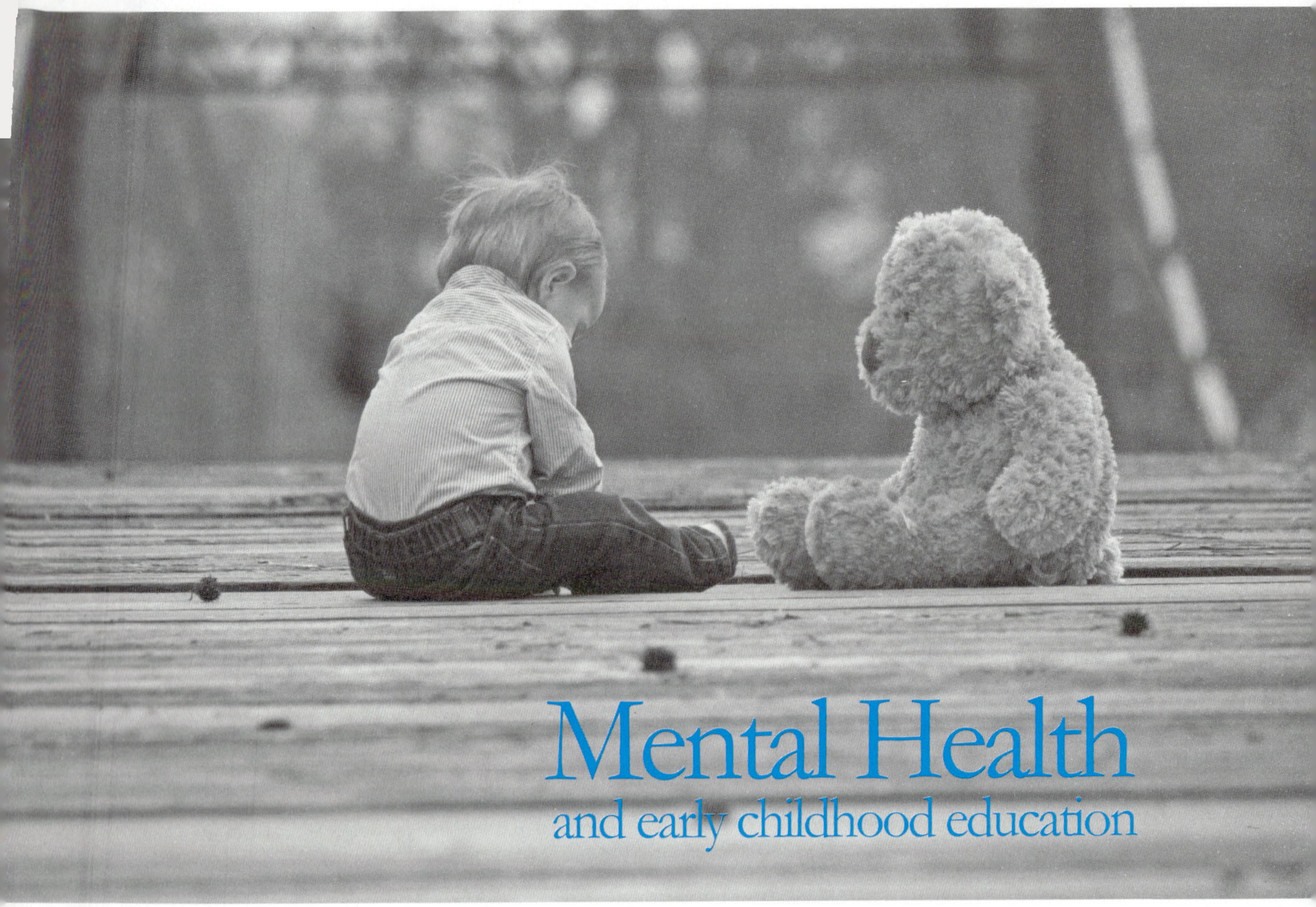

양 성 원

머리말

영유아 시기는 무조건 행복해야 한다. 왜냐하면 이 시기는 성인이 되었을 때 무의식으로 잠재되는 시기이기 때문이다. 영유아기에 경험했던 행복감은 무의식에 저장되어 평생동안 힘들고 어려울 때마다 정신적 치료제 역할을 해준다. 그러나 현대사회는 영유아가 정신적으로 건강하게 살 수 있도록 사회적 구조와 배려가 충분치 못한 것으로 보인다. 세계적 수준의 의료 복지와 예전에 비하여 더 나은 문화적 혜택을 입는 현대인들임에도 불구하고 많은 수의 성인들은 오히려 정신적인 박탈감을 과거 그 어느 때보다도 더 많이 느끼는 것으로 보인다. 21세기는 4차 산업의 도래로 급변하는 사회체계에서 경쟁과 취업 등의 사회적 스트레스가 증가하고 있다. 이로 인하여 청년들이 결혼과 출산을 포기하며 차라리 혼자 살기를 택하는 독특한 현상이 점점 심화되고 있고, 정신적 허약함은 우울과 같은 정신병리를 만들기 쉽다. 뿐만 아니라 결혼을 하여 아이를 가진 부모들 중에는 준비되지 않은 부모 역할에 당황하며 자신의 육아철학을 가지고 소신있게 자녀교육을 하기 보다는 사회의 유행을 따르기에 급급하기도 한다. 그러한 분위기 속에서 성장해야 하는 영유아는 지나친 교육열이나 정서적으로 불안정한 부모들로 인하여 적절한 양육과 휴식을 제공받지 못하거나 편안한 정서로 성장할 수 있는 기회를 박탈당하는 경우도 적지 않다. 그럼에도 불구하고 영유아는 어떻게든 심리적으로 안정되고 편안한 환경에서 성장할 권리가 있다. 그렇기 때문에 국가에서는 영유아기의 정신건강을 중요하게 생각하여 교사 양성교육기관에서 필수 교과목으로 다루도록 함으로써 부모들에게서 충족되지 못한 정신건강 부분을 영유아교육기관에서 보완할 수 있도록 요구하고 있다.

이 책에서는 앞으로 영유아교육을 책임져야 할 예비교사들에게 어떻게 하면 영유아의 정신건강을 도모할 수 있는지를 고민하고, 더 나아가서는 그 해결책을 찾아보도록 하여 나중에 교육현장에서 적용을 할 수 있도록 도와주고자 하는 목적으로 집필되었다.

제1장에서부터 3장까지는 일반적인 정신건강의 개념과 동향, 요인 등을 알아보고, 제4장에서는 영유아 교육과정 내용과 정신건강의 관계를 살펴보았다. 제5장과 6장에서는 정신건강의 이론적 기초를 알아보았으며, 제7장에서는 영유아발달과 관련하여 각 시기별 발달과업에 맞는 정신건강을 생각해 보았다. 제8장부터 10장까지는 정신건강을 질병

Preface •

모델 측면으로 이해하는 관점에서 반드시 필요로 하는 장애 준거인 DSM-5에 대하여 살펴봄으로써 유아교육현장에서 만날 수 있는 부적응 유아에 대한 판단기준을 알아보았다. 제11장에서는 영유아기의 정신건강을 위한 다양한 시도로서 표현을 통한 상담이나 심리치료적 접근을 중심으로 살펴왔으며, 제12장에서는 영유아들을 실제로 교육하게 될 교사의 정신건강 증진과 인성발달을 돕기 위한 방법으로 개발된 '교사의 자아성장 프로그램'을 소개하고 있다.

필자는 유아교육과 교수로 재직했던 지난 시간 동안 한 해도 빠지지 않고 정신건강을 강의하였다. 이 책은 그 동안의 생각을 정리한 것이라 볼 수 있다. 또한 유치원과 어린이집원장 재임 시절에는 유아교사의 역할이 한 사람의 인성에 미치는 영향이 매우 지대하다는 것을 너무 절실히 느꼈었다. 그렇기 때문에 대학 교수를 하면서부터는 학생들에게 매년 1학년 때에 반드시 '정신건강' 과목을 강의하였다. 필자는 이 강의를 통하여 학생들에게 꼭 얻고자 했던 목표가 있었다. 예비교사인 유아교육과 학생들은 고등학교 시기까지 정신없이 입시에 쫓기느라 청소년기에 이루었어야 하는 발달과업인 자아정체성을 제대로 습득하지 못했을 것이라 보고 이들에게 '자아성장 프로그램'을 실시함으로써 자아정체성을 획득할 수 있는 계기를 마련해주고 싶었다. 이것은 나중에 유아교사가 되었을 때 매우 중요한 요인이 된다. 자기 자신을 성찰해보고 고민해 본 사람이어야만 타인의 인생을 깊이 있게 관찰하고 도와줄 수 있을 것이라는 믿음 때문이다. 이렇게 자아정체성에 대하여 고민해보고 인간을 교육하는 일, 특히 유아를 교육하는 일이 얼마나 중요한 일인지 깨달은 학생들은 자신의 전공에 대하여 다시 한 번 진지하게 고민해 보고 대학 생활 전 과정에 충실할 수 있을 것이라는 기대가 있다. 그리고 실제로 첫 학기 동안 자기 자신에 대하여 진지하게 고민해보고 실제적인 워크숍 프로그램을 통하여 자신의 내면과 직면해 본 학생들은 보다 성숙해지는 것을 볼 수 있었으며, 이것은 자존감이라는 아주 중요한 것과 연결되는 것을 확인할 수 있었다.

필자는 유아교육에서의 정신건강이란 이미 정신적 장애를 가진 유아에게만 관심을 가지는 것이 아니라 이제 세상을 시작하는 모든 유아들이 정신적으로 상처받지 않고 잘 성장할 수 있도록 미리 예방하는 것이 올바른 일이라고 본다. 즉, 예방상담이라는 차원에서 정신건강을 바라봐야 할 것이다.

그러기 위해서는 유아교사가 먼저 자아정체성과 자아존중감을 획득하여 자기실현을 하도록 돕는 것이 매우 중요한 일이라고 믿는다. 이 신념을 검증하기 위하여 필자는 박사학위 논문도 「유아교사의 개성화-자기실현」에 대한 주제를 가지고 연구하였다. 자아성장 프로그램을 통하여 자기실현을 경험한 학생들은 자기 자신을 사랑할 뿐 아니라 타인의 삶에도 관심을 가지는 수용적인 성품이 되어 가는 것을 볼 수 있었다. 지극히 방어적이고 이기적이었던 학생들도 유아교육과를 다니는 동안 점차 자신을 개방하고 친구들에게 다가가는 것을 볼 수 있었으며, 조금씩 인격적으로 성장되어 가는 것을 알 수 있었다.

이제 정년을 앞두고 있는 노교수로서, 유아교육의 대선배로서 지금까지 실시했던 것들을 정리하여 후배들에게 전달해야 할 의무를 느껴 이 책을 집필한다.

"유아교사는 부모보다도 더 유아의 무의식에 영향을 미치는 존재"라고 하는 융의 말처럼 유아교사의 정신적 성장이 무엇보다 우선되어야 함을 잊지 말기 바란다. 현대는 유아와 유아교사의 정신건강을 모든 교육에 기본으로 생각해야 하는 시대가 되었다고 본다.

이 책을 집필하는 과정에서 도움을 주신 조재성 선생님과 양성원 사장님, 임직원에게 감사드린다.

정년을 코앞에 둔 시점까지 집필에 매달리는 부인을 위해 모든 불편을 감수하며 응원해 주신 남편 김강빈님에게 감사와 사랑을 전한다.

부디 이 땅의 유아교사들이 자기실현을 통하여 정신적으로 건강하고 행복한 삶을 살 수 있기를 바라며 그들을 통하여 영유아들의 정신건강이 지켜지기를 기원해본다.

2017년 2월

도곡동 유초표현심리상담 연구소에서 저자 **조희순**

Contents

Chapter 04

영유아교육과정과 정신건강

Chapter 05

정신건강의 이론적 기초 Ⅰ

Chapter 06

정신건강의 이론적 기초 Ⅱ

Contents

Chapter 10 DSM-5에서 본 영유아 정서장애

Chapter 11 영유아의 정신건강 증진을 위한 다양한 시도들

Contents

Chapter 12

교사의 정신건강과 인성을 위한 '자아성장 프로그램'

Chapter 01

정신건강의 개념 및 동향

1. '정신'과 '건강'에 대한 개념적 정의
2. 정신건강 개념의 발달과 동향
3. 정신건강의 정의에 대한 다양한 접근

최근 들어 정신건강에 대한 사람들의 인식이 많이 변화되고 있다. 육체적인 건강을 지키고 유지하는 것만큼 정신건강에 대해서도 상당히 중요하게 생각하고 관심을 쏟는다. 이것은 전 세계적으로 공통된 현상이다. 특히, 최근 우리나라에서는 이러한 문제들이 상당히 중요하게 대두되고 있다. 왜냐하면 지나치게 빠른 속도로 고속성장을 한 한국인이 다른 국가에 비하여 정신건강이 좋지 않은 것으로 드러나고 있기 때문이다. 과도한 경쟁과 스트레스로 인하여 우울증과 같은 정신적 문제가 많이 발생하고 있으며 이러한 정신건강의 문제는 다른 사회적·문화적 문제들로 발전하고 있다. 그렇기 때문에 사회적으로 정신건강에 대한 요구가 증가 하였으나 정작 정신건강이 도대체 무엇을 말하는 것이며 그것을 어떻게 지킬 것인지에 대해서는 아직도 잘 정리되어 있지 않다. 그것은 정신이라는 용어에 대한 사람들의 잘못된 인식 때문이다. 정신문제는 질병이라고 생각하는 많은 사람들은 정신건강에 대해서 언급하는 것을 꺼리며 가벼운 상담을 받는다는 것조차도 숨기려고 한다. 이것은 분명히 바르지 못한 현상이다. 이에 정신건강에 대한 이해를 돕기 위하여 정신건강 용어의 명확한 정의와 더불어 개념적 특징에 대한 것을 자세히 제시하도록 하겠다.

1. '정신'과 '건강'에 대한 개념과 정의

정신건강이라는 단어는 '정신'과 '건강'이라는 두 부분으로 나누어 볼 수 있다. 각 단어의 의미를 살펴보고 정신건강에 대한 정의를 생각해보도록 하자.

1) 정신

정신에 대해서 알아보면, 사전적인 의미로 정신이란 '육체나 물질에 반대되는 영혼이나 마음'이라는 뜻을 지니고 있다(김정미, 박희숙, 2016: 32). 따라서 정신을 이해하기 위해서는 육체와 물질의 속성을 먼저 생각해보면 좋을 것이다. 육체와 물질은 분명히 눈에 보이며 다른 것과 구별할 수 있다. 그렇다면 정신은 그 실체가 없는 것이라고 생각할 수 있다. 눈에 보이지도 않는 정신이 정확히 어떤 기능을 수행하며 우리에게 어떤 영향을 주는지 잘 알기가 어렵다. 정신은 눈에 보이지 않는 것이기 때문에 시대와 문화에 따라 상당히 다른 정의들을 보여 주고 있다. 단순히 논리적인 판단과 생각을 정신이라고 판단하는가 하면, 감정을 다루는 정서, 그리고 사람과 사람 사이에서 관찰할 수 있는 모든 상황들을 정신이라고 말하기도 한다(Bloom, 1984; Cattan & Tilford, 2006). 극단적으로는 어떤 철학이나 심오한 진리를 정신이라고 말하는 학자도 있다(Phillips, 1978). 이처럼 정신에 대해서 많은 정의가 있지만 그중에서도 분명한 한 가지 사실은 정신이 육체와 물질 속에 위치하면서 끊임없이 상호작용하고 심지어는 육체보다 더 중요한 요소로 기능하기도 한다는 점이다. 즉, 정신은 눈에 보이지는 않지만 분명히 존재하는 부분으로서 우리는 정신을 통하여 감정을 느끼고, 논리적으로 생각하며, 자신 혹은 타인의 의지대로 판단할 수 있게 된다. 정신 없이는 우리는 인간의 구실을 제대로 할 수 없다.

2) 건강

그렇다면 건강이란 무엇인가? 가장 기본적인 개념으로서 건강이란 정신적으로나 육체적으로 아무 탈이 없고 튼튼함을 뜻한다(장연집, 최순영, 박경, 2010: 48). 이미 건강이라는 언어 속에 정신이 건강한 것도 포함되어 있다.

건강에 대한 가장 보수적인 정의는 병이 없는 것과 관련되어 있다(이영호, 2009: 22). 우리의 삶을 좀먹는 질병이 없는 상태를 건강이라고 하는 것이다. 이 개념은 상당히 오랜 시간 동안 지지를 받아왔고 따라서 대부분의 의학이나 정신의학 연구는 어떻게 하면 질병을 퇴치할 수 있을 것인지에 대해 집중되어 온 것이 사실이다. 그러나 이제는 건강의 개념이 더욱 적극적으로 변화하고 있다. 세계보건기구(WHO)에서는 건강에 대한 개념을 정리하여 제시하고 있는데, '건강은 단지 질병에 걸리거나 허약하지 않은 상태를 넘어서서 신체적, 정신적, 사회적으로 편안한 상태'라고 정의하고 있다(WHO, 1949). 이를 통해 볼 때 인간은 신체적인 존재인 동시에 정신적이고 사회적인 존재임을 함축한다. 우리 주변을 둘러보면 질병이 없음에도 불구하고 활력이 없거나 행복하지 않은 사람이 있다. 단순히 몸이 아프지 않은 것도 중요하지만 일상생활이나 직장 등의 장면에서 활동적인 모습을 보여 주는 것이 진정한 의미에서 건강한 것이라고 말할 수 있을 것이다. 이러한 관점에서 볼 때 최근의 건강 개념은 상당히 적극적이면서도 능동적인 입장에서 정의되고 있는 추세이다.

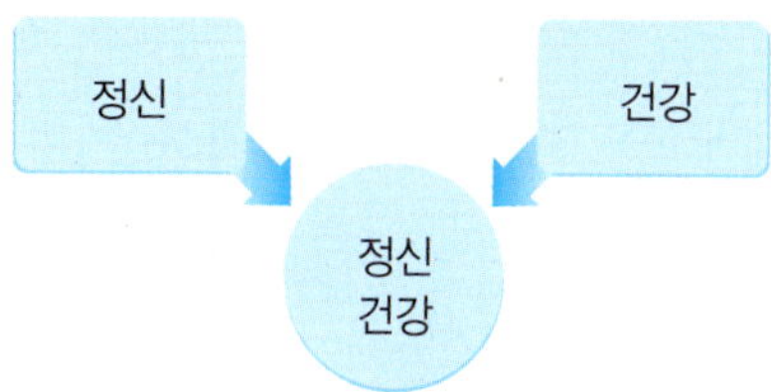

[그림 1-1] 정신건강의 구성요소

2. 정신건강 개념의 발달과 동향

앞서 살펴본 바에 따르면 정신건강이란 정신과 건강의 합성어로서 정신이란 사람의 순수한 대뇌 기능뿐만 아니라 그 이상의 사고와 철학까지도 의미하며 건강이란 신체가 병이 없고 튼튼하다는 것을 내포한다는 사실을 알 수 있었다. 따라서 이것이 합쳐진 정신건강이라는 용어는 포괄적인 의미의 정신적 안녕과 함께 신체적 건강의 의미가 내포되어 있다고 하겠다. 정신건강에 대한 관심은 이미 국제적으로 상당히 증대되고 있어서 많은 학회와 국제기구, 대학의 연구자들이 정신건강을 정의하였다. 특히, 정신건강은 의학 분야와 심리학 분야에서 연구가 활발한 편이다. 정신건강의 개념은 초기에는 정신 위생이라는 범주로 접근되었다. 차츰 정신 보건이라는 의료적인 개념으로 전환이 되다가 최근에는 정신건강이라는 포괄적 개념으로 변화되어 갔다.

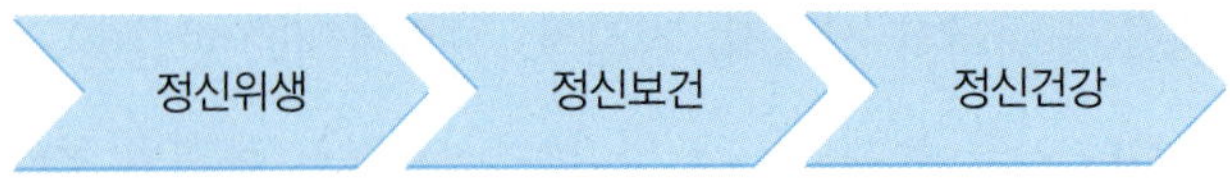

[그림 1-2] 정신건강 개념의 변화

1) 정신건강의 역사적 기초

정신건강 분야의 역사적 기원을 살펴보면 고대 사회에서는 샤먼이나 주술 등을 통하여 인간의 정신을 치유하는 의식이나 제례에서 정신건강을 위한 원시적 시도를 엿볼 수 있다.

서양에서는 히포크라테스가 정신장애에 대하여 과학적 견해를 제시한 것이 중요한 계기가 되었다. 이후 중세에서는 다시 정신장애자들을 귀신 들린 사람들이라 하여 격리하며 배척하였다.

중세에 이르러서야 르네상스 시기에 인간성 회복운동이 일어나면서 정신건강에 대한 인식이 질병의 개념으로 바뀌고 이들을 치료와 보호의 대상으로 보는 관점이 자리 잡았으며 20세기에 비로소 정신장애 분야가 특수 분야로 전문화되었다(김진숙, 1999: 10).

20세기 이후 프로이드를 중심으로 정신역동에 대한 심리역동이론 연구가 활발해지면서 정신 장애를 본격적으로 치료하기 위한 다양한 접근이 시작되었다. 정신장애에 대한 관심은 정신위생 운동을 촉발시켰고 1950년대 이후부터는 지역사회 정신건강 운동의 확산으로 이어졌다(김정미, 박희숙, 2016: 33-39).

2) 정신위생 개념의 대두

정신건강에 대해 알아보기 이전에 정신위생의 개념을 먼저 짚어보자. 정신건강의 개념이 등장하기 전까지는 정신건강이라는 용어보다는 정신위생이라는 용어가 더 많이 사용되었다. 이것은 건강의 개념이 발달한 것과 맥락을 같이 한다. 사실 인간의 정신은 눈에 보이지 않기 때문에 근대 의학과 심리학이 발달하기 전에는 정신 질환을 가진 사람들을 저주받았거나 악마가 몸에 붙은 것이라고 잘못 생각하였다. 따라서 그들은 인류의 역사 대부분에 있어서 존중받거나 치료의 대상이 되기보다는 편견과 혐오의 대상이 되었다. 이들은 전염병에 걸린 사람, 혹은 치유가 불가능한 사람으로 인식하여 수용소에 강제로 가두고 짐승처럼 쇠사슬로 묶어놓은 채 때리는 방식으로 치료를 하거나 격리시켰다. 그러나 점점 정신질환에 대한 인식이 달라지면서 정신질환을 다른 육체적 질병과 같이 보고 그들이 병원에서 온전한 치료를 받을 수 있어야 한다는 주장을 펼치게 되었는데, 이것이 1800년대의 정신위생운동이다.

3) 정신보건 개념으로의 발전

인간의 정신에 대한 연구와 더불어 인간은 모두 평등하고 귀한 대접을 받아야 한다는 인권존중사상이 대두되면서 정신질환을 다른 시각으로 보게 되었다. 따라서 환자를 사회에서 격리하기보다는 오히려 함께 생활하게 하여 사회화를 돕고, 정신 질환이 발생하지 않도록 미리 예방하는 활동에 중점을 두게 되었다. 이것이 정신보건 개념이다.

프랑스에서 시작된 정신위생 및 보건운동은 더 나아가 미국에서도 활발히 전개되는데, 그 결과로서 1909년에 미국정신위생협회가 탄생하였다. 정신위생협회에서는 정신병원의 문제점들을 지적하였고 이를 위한 개선방안도 제시하면서 정신질환에 대한 여러 생각들을 바꾸어 나갔다. 요약하면 정신보건은 정신적 질환을 예방하고 조기에 치료하여 그 부정적 효과를 감소시키며, 궁극적으로는 정신이 건강한 상태로 유지하는 것을 의미한다. 이를 위해서 병원의 설비를 확충하고 여러 가지 치료법들을 개발하는 것을 목표로 삼는다. 좀 더 적극적으로는 정서적 안정의 지속과 심리적인 안녕을 촉진시키기 위한 교육행위까지도 포함하는 것이 정신보건의 개념이 되었다. 이후 정신보건의 개념은 정신위생과 통합되어 이 책에서 논의하고자 하는 정신건강이라는 용어로 대체되었다.

4) 정신건강 개념으로의 정착

최근에는 정신건강이 사회적으로 대단한 관심의 대상이 되고 있다. 의료 분야뿐만 아니라 심리학과 사회학, 복지 차원에서의 예방적 개념이 높아졌으며, 특히 교육 분야에서는 정신건강은 예방적 차원에서 유아기부터 관심을 가지고 접근할 때 가장 효과적이라는 생각이 팽배해졌다. 따라서 유아교육과정에서 유아의 정신건강을 직접 교육하는가 하면, 유아의 교육을 맡게 되는 유아교사를 배출하는 사범대학에서는 정신건강이라는 과목을 필수과목으로 채택하고 있다.

그러나 이들이 영유아의 정신건강을 위하여 어떻게 접근해야 하는지에 대한 문제는 아직 정립되어 있지 않아서 사회복지 측면의 접근, 심리치료적 접근, 또는 생활지도 측면의 접근 등 여러 가지가 혼용되어 있으므로 좀 더 분명한 정리가 필요하다.

5) 우리나라의 정신건강

우리나라에서는 고대부터 근대에 이르기까지 샤머니즘의 영향을 많이 받아 민간신앙에서 정신장애를 다루었다. 정통 한의학이 발전하면서 한의학적 측면에서 심적 질환을 다스리기도 하였으나 대부분의 백성들은 정신적으로 문제가 생기면 우선 굿을 하거나 동네마다 있는 무당 등을 찾아 민간요법으로 귀신 쫓는 의식을 행하였다. 14세기를 전후하여 세종대왕이나 정조대왕 같은 임금들이 애민정신을 가지고 백성들의 아픔에 관심을 가졌던 기록은 있으나 인간의 질병이 신체적인 것과 정신적인 것으로 분리되어 다루어지지는 않았다.

근현대에 이르러 6·25 전쟁을 겪으면서 전 국민이 전쟁의 소용돌이에 휘말리며 엄청난 희생을 겪을 수밖에 없었다. 전쟁의 참화로 인하여 신체적으로나 정신적으로 허약해진 사람들은 소위 '미친 사람'이 되어 거리를 헤매기도 하였다. 국가는 이들 수많은 정신이상자들이 더 이상 거리를 돌아다니는 것을 방관할 수 없게 되자 수용소나 병원 같은 곳으로 이들을 수용하여 치료하는 시도를 하였지만 전쟁의 포화 속에 모든 시설들이 파괴되었고 의료 시설조차 충분하지 않은 상황에서 그들이 잘 보호받고 치료되기보다는 격리 수용 형태라는 표현이 더 적합했을 것이다.

완전히 '미쳐버린 사람'도 있었지만 절대 다수의 국민이 전쟁의 트라우마를 겪으며 가정과 국가를 재건해야 하는 열악한 사회환경에서 정신건강이 심도 있게 다루어질 수는 없었다. 나라가 점차 안정이 되면서 1980년대 이후로는 본격적으로 정신건강에 대한 관심이 생기기 시작했고 차츰 국가적 차원의 법적 제도가 만들어지기 시작했다. 일반 국민들의 정신건강에 대한 확장된 인식은 1990년대에 들어오면서 복지정책의 시작으로 확대되기 시작했다. 짧은 기간에 국가 건설이 이루어지고 산업화와 국제화를 겪으면서 차츰 정신건강의 중요성이 인식되기 시작한 것이다. 특히, 최근 들어 사회적, 교육적으로 경쟁이 심화되면서 사람들은 고립이나 불안을 경험하게 되었고 점차 정신건강 문제가 사회적인 이슈가 되어 가고 있다.

그러나 일반인들의 정신건강문제에 초점을 맞추기보다는 질병 차원의 정신장애에 더 많은 관심이 집중되었는데, 1990년대부터는 외국으로부터 유입된 심리학 연구에 따라 심리치료와 정신장애를 다루는 정신의학이 정신건강과 혼용하여 이해되는 경향이 짙었다.

3. 정신건강의 정의에 대한 다양한 접근

정신위생에서부터 발전되어 온 정신건강이란 건강한 정신, 즉 정신적 건강의 향상을 의미하는 것이다. 즉, 정신건강을 정의하면 '정신을 건강하게 유지하고 증진하는 상태, 혹은 적극적 행위이며, 일상생활을 언제나 독립적이며 자주적으로 처리해 나갈 수 있고, 스트레스에 대한 통제력을 갖추고 원만한 개인생활, 사회생활을 할 수 있는 상태'를 말한다(강문희, 장연집, 정정옥, 1998; 권석만, 2013; 김기태, 황성동, 최송식; 2016; 김지현, 권오균, 이정서, 2009; 박애경, 김미원, 2011; 이영호, 2009; 전석균, 2016; 조대경, 이관용, 김기중, 1994).

1) 정신건강의 범위

정신건강에 대한 좁은 의미와 넓은 의미를 유추해보기 위하여 다양한 연구들을 살펴본 결과 정신건강에 대한 좁은 의미는 개인의 마음과 몸이 건강하다는 것으로 요약된다. 가장 단순하지만 명확한 것으로서 이를 추구하는 것은 정신건강에 대한 일차적인 목표가 될 것이다.

그러나 좀 더 넓은 의미의 정신건강은 육체 · 정신 · 사회 · 윤리 · 철학 차원에서 주장하는 건강의 개념이 모두 포함된다. 다시 말해서 정신건강은 육체적 질병이 없는 것을 포함한 안정된 정서상태를 바탕으로 사회생활을 원만하게 유지하며 주변 환경에 수월하게 적응하는 것을 의미한다. 정신이 건강해야 신체의 건강은 물론 행복하고 성공적인 삶이 가능하다는 생각은 정신건강에 대한 현대인들의 인식을 바꾸는 중요한 계기가 되었고, 이것이 현대사회 정신건강의 원리를 가장 명백히 설명하는 개념이라고 하겠다.

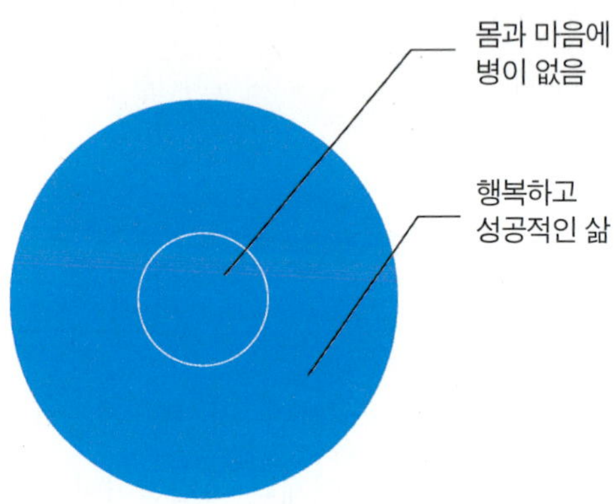

[그림 1-3] 정신건강의 좁은 의미와 넓은 의미

그러므로 정신건강을 위한 활동의 의미를 두 가지로 분류해 보면 다음과 같다. 정신적 혹은 정서적으로 고통을 겪는 사람들이 본래의 상태를 회복하고 다시 평범한 삶으로 돌아갈 수 있도록 도와주는 의미에서의 정신건강 활동과 정신이 병들지 않도록 적극적으로 예방하는 넓은 의미의 활동이다. 협의의 정신건강 활동이라면 우선 정신질환이 발병한 후 그 증상을 조기에 발견하고 환자가 고통을 이겨낼 수 있도록 다양한 치료적 방법을 제공하는 의료적 범주라면 광의의 정신건강 활동은 주로 사람들의 정신적 역량을 높이는 데 초점을 맞춘다. 그리고 문제가 발생하지 않도록 사전에 교육을 실시하거나 다양한 예방정책들을 실행하는 것이다.

2) 정신건강과 웰빙

최근에는 전통적인 정신건강의 개념에 '웰빙(well-being)'이라는 개념이 추가되고 있다(권진숙, 김정진, 전석균, 성준모, 2014; 임창재, 2006; 장휘숙, 2008, 정옥분, 2004). 웰빙은 여러 가지 뜻으로 해석되지만 대부분의 경우에는 웰빙이라는 용어 그대로 사용된다. 웰빙은 쉽게 말하면 안녕한 상태를 말한다(오세진 외, 2005: 102). 여기서 말하는 안녕한 상태는 어떻게 해야 잘 사는 것인가에 대한 문제와 관련이 있다. 과거 사회에서는 경제적으로 부유한 것이 최고로 좋은 삶이었다. 그런데 현재 주위를 둘러보면 부유하지만 행복하지 않은 사람들이 너무나도 많다. 즉, 이제는 더 이상 경제적으로 부유한 것을 좋은 삶의 절대적인 기준으로 삼지 않는다. 현대 정신건강에서 웰빙은 삶의 질을 추구하는 것이다. 특히, 웰빙은 물질적 가치보다는 신체와 정신이 건강한 삶을 사는 것을 중시하는 생활 패턴을 의미하기 때문에 정신건강과 상당히 많은 가치를 공유하고 있다. 또한 어떻게 하면 잘 사는 것인가에 대한 질문은 끊임없이 현대의 삶의 가치체계에 의문을 부여한다. 특히, 청년 실업과 고령화 사회로 대두되는 현대사회의 문제점은 건강한 삶의 정의를 많이 바꾸어 가고 있다. 삶에 대한 근원적인 혼란은 다양한 종류의 정신적인 사회문제를 야기하고 있는데, 대표적으로 우울이 있으며, 정신적인 갈등상태에서 오는 고립형, 은둔형 사람들의 경우에는 정신건강과 무관하지 않고 왕따나 학교폭력과 같은 문제도 역시나 정신건강과 관련이 있다.

최근에는 인간이 어떻게 하면 잘 사는 것인가에 대한 근원적인 질문에서 YOLO (You Only Live One)라는 현상이 확산되고 있는데, 이는 한 번 뿐인 인생인데, 미래를 준비하느라 현재의 삶을 모두 소진하여 달려왔으나 현재의 삶의 만족스럽지 않은 것에서 오는 허탈감에서 기인한 현상으로서 진정으로 자기 자신이 원하는 삶을 사는 것이 건강한 삶이라는 의미의 사회적 현상으로 보인다.

3) 협회와 학회 차원에서의 정의

(1) 미국정신위생협회(National Committee for Mental Hygiene)

정신건강에 대해 가장 적극적으로 정의를 내리고 있는 곳이 바로 미국정신위생협회이다. 앞서 설명한 대로 정신위생의 개념을 정신건강으로까지 발전시켰으며 따라서 가장 명확하고 확실한 정의를 제시하고 있다. 미국정신위생협회의 정의는 다음과 같다(이영실, 이윤로, 2009; 조대경, 이관용, 김기중, 1994).

> 정신건강이란, 다만 정신적 질병에 걸려 있지 않은 상태만이 아니고 만족스러운 인간관계와 그것을 유지해나갈 수 있는 능력을 의미한다. 이것은 모든 종류의 개인적 · 사회적 적응을 포함하여 어떠한 환경도 대처해 나갈 수 있는 건전하고, 균형 있고, 통일된 성격의 발달을 의미한다.

(2) 서울대학교 교육연구소의 정의

한편, 서울대학교 교육연구소에서 제시하는 정신건강의 정의는 다음과 같다(서울대학교 교육연구소, 1999).

정신건강이란 정신 질병의 대립 개념으로서 정신병리가 없는 상태이며 최적의 정신기능을 발휘할 수 있는 상태, 즉 정신기능의 모든 하위영역이 조화되는 이상적인 상태이다. 통계적 개념에서는 인간행동과 정신기능의 정상분포곡선에서 중간 부분을 건강한 것으로 본다. 즉, 인간 정신기능의 생리적·심리적·사회적 측면이 상호 심각한 갈등 없이 고유기능을 발휘하고 사회집단과 현실적 적응을 하고 있는 것을 의미한다.

공식적이고 권위 있는 기관에서 내리는 정의는 한 국가의 정책 방향을 결정하거나 사회의 분위기를 주도하기 때문에 상당히 중요한 것이라고 할 수 있다. 다만, 여기서 내리는 정의는 대부분 누구나 알 수 있도록 명확하고 객관적으로 제시되어야 한다.

4) 법률 차원에서의 정의

정신건강에 대한 법률은 앞서 소개한 학회 차원의 정의와 더불어 국가 차원에서 정신건강에 대해 어떻게 생각하고 있는지를 직접적으로 드러내주는 중요한 문서이기 때문에 이를 알아보는 것이 도움이 된다.

(1) 유럽과 미국의 정신건강 관련 법

유럽 각국에서는 이미 오래 전부터 이러한 내용을 담은 기초적인 법률을 제정하였다. 미국도 1948년에 국민정신건강법을 제정하였다. 1963년에는 정신보건법도 제정하였는데, 여기에는 각 지역사회에서 정신건강에 대해 공동으로 책임을 지고 정신질환을 어떻게 예방하고 치료할 것인지, 그리고 완치된 사람들을 어떻게 사회적으로 적응하게 것인지에 대한 내용이 담겨 있다.

(2) 우리나라의 정신건강 관련 법

우리나라의 경우에는 1995년에 정신보건법이 제정되어 지금에 이르고 있다. 정신보건법에서는 보건위생의 한 분야로 정신을 지정하고 정신건강을 위한 기초적인 시스템을 구축해야 함을 규정하고 있다. 이처럼 각 국가별로도 정신건강이 국가 경쟁력에 중요한 역할을 한다는 사실을 깨닫고 이를 보장하기 위해 여러 노력을 기울이고 있다는 사실을 알 수 있을 것이다.

5) 학자들의 정의

이번에는 학자들의 의견을 살펴보도록 하자. 정신건강에 대해 수많은 학자들이 정의를 내리고 있다. 따라서 그들을 모두 소개할 수 없기에 여기에서는 익히 알려진 대표적인 학자들의 정의를 제시하기로 한다(강문희, 장연집, 정정옥, 1998; 권석만, 2008; 김지현, 권오균, 이정서, 2009; 박선환, 박숙희, 이주희, 2008; 이무석, 2008; 장연집, 강차연, 손승아, 안경숙, 2012).

(1) 프로이드(Freud, 1856~1939)

우선 정신 분석학의 창시자인 프로이드는 건강한 사람의 조건을 원초아, 자아, 초자아가 잘 혼합된 사람으로 보았다. 만 5세 이전에 성격이 거의 형성되므로 이 시기의 경험이 정신에 큰 영향을 미친다고 하였다. 그러나 프로이드는 근본적으로 인간을 부정적인 관점에서 보는 경향이 있다. 인간은 끊임없이 죽음을 지향하는 타나토스적 존재이기 때문에 이를 극복하기 위하여 성적 에너지(sex libido)인 에로스를 추구하는 것이 정신 역동의 근원이라고 본 것이다. 그러므로 이로 인해 생기는 정신 장애를 치료하고 극복하기 위하여 정신분석 차원의 심리치료적인 접근을 시도하였다.

그는 정신건강에 대해 '사랑할 수 있고 생산적인 일을 할 수 있는 일종의 능력과 같은 것'이라고 주장한다. 세 가지 무의식구조가 잘 통합되어 어느 한 편에 치우치지 않으며 스스로 본능을 잘 조절하는 것이 정신건강의 핵심능력으로 보았다. 프로이드는, 특히 초기 시기인 영유아기를 평생 동안 지속되는 정신건강의 결정적 시기로 강조하였다. 그는 성격이 5세까지 거의 완전하게 형성되기 때문에 부모와의 교감이 잘 이루어지고 결핍 없이 적절한 지원을 받아야만 정신건강을 보장할 수 있다는 주장을 펼쳤다.

(2) 융(Jung, 1875~1961)

융은 정신분석학회의 일원이었으나 나중에는 독자적으로 분석심리학을 체계화하였다. 그는 성격을 정신이라고 불렀다. 인간이 가지고 있는 성격 그 자체가 정신이라고 본 것이다. 프로이드와 달리 융은 인간을 긍정적이며 창조성을 가진 존재로 이해하였으며 인간 정신의 구조와 체계를 의식, 개인 무의식, 집단 무의식으로 규명하였다. 따라서 정신적으로 건강한 사람은 의식과 무의식의 통합을 이루어 개성화되는, 즉 자기실현을 하는 사람이라고 하였다.

따라서 융이 주장했던 정신건강이란 일종의 성격이론으로 설명한다. 즉, 정신건강은 건강한 성격으로 나타난다고 보았다. 또한 융은 무의식에 바탕을 둔 목적성과 창조성을 강조하였다. 따라서 건전한 성격이란 의식의 세계와 무의식의 세계가 통합되고 양쪽이 균형 있게 발달하는 것임을 강조하였다. 성격과 정신건강은 과거의 무의식적 경험에 의해 결정될 뿐만 아니라 미래에 대한 목적의식으로도 결정된다고 보았다. 따라서 융은 정신을 마음의 구조체계와 더불어 성격 유형으로 설명하고 있다.

(3) 아들러(Adler, 1870~1937)

건강한 사람은 건강한 성격을 가진 사람으로 보았다. 즉, 인간은 자기성장을 추구하는 존재로서 열등감을 극복하고 우월감을 획득하기 위하여 끊임없이 노력하는 존재로 본 것이다. 다시 말해 정신이 건강한 사람은 근본적인 열등감을 극복하고 우월성을 추구하는 가운데 정신적으로 성장한다는 것이다.

(4) 에릭슨(Erikson, 1902~1994)

정신적으로 건강한 사람의 조건은 연령별 발달 단계마다 반드시 습득해야 하는 척도를 달성하는 것으로 보았다. 즉, 태어나서 초기에는 기본적인 신뢰감을, 이후 자율성, 주도성, 근면성, 자아정체성, 생산성, 자아통합과 같은 척도를 단계마다 잘 극복함으로써 정신적으로 건강하게 성장하는 것으로 본다.

(5) 올포트(Allport)

올포트는 각 개인의 정신적, 신체적 체계 안에서 그의 특징적 사고와 행동이 정신건강을 결정한다고 보았다. 정신이 건강한 사람은 무의식적 힘에 의한 통제나 지배를 받지 않으며 무의식적 갈등에 의해 조정되지도 않는다. 이것은 다르게 이야기하면 정신이 병약한 사람은 무의식의 영향을 많이 받는다는 의미로도 해석할 수 있다. 건강한 정신을 가진 사람은 지각과 인식이 효율적이고 정확한 것이 특징이며 과거에 속박받지 않으며 현재와 미래를 의도하고 추구한다고 하였다.

(6) 설리번(Sullivan)

설리번은 정신건강이란 인간관계와 아주 밀접한 관계가 있다고 보았다. 즉, 정신을 관계의 맥락 측면에서 강조하였다. 정신건강은 다른 사람과의 의사소통 및 감정교환에 의해 결정된다고 보았고 따라서 한 개인이 타인에 대하여 어떠한 자각과 태도를 가지고 있는지를 강조했다. 특히, 정신적으로 건강한 사람들은 타인과 현실적이고 통합적인 관계를 맺으며 행동한다고 보았다. 그리하여 궁극적인 만족과 안정은 정확한 지각과 자기 자신 및 타인에 대한 신념을 가질 때에만 이루어지는 것으로 보고 있다.

(7) 야호다(Jahoda)

야호다는 정신건강이라는 용어를 개인이 자신의 환경을 적극적으로 극복하고 성격의 통합성과 일관성을 나타내 보이며 자기 자신뿐만 아니라 주위 세계를 현실적으로 지각할 수 있는 것을 지칭하는 것이라고 주장하였다. 그는 추가적으로 정신이 건강한 사람은 타인에게 과중한 요구를 하지 않고 효율적으로 기능하는 사람이라고 설명하였다.

(8) 매슬로우(Maslow)

매슬로우는 인간은 자신을 점진적으로 향상, 발전시키려는 욕구를 가지고 있다고 보았다. 그 욕구는 초기에는 기본적인 생리적 욕구를 해결하고자 하는 것에서 시작되어 성장과정을 통하여 안전에 대한 욕구, 소속과 사장에 대한 욕구, 자아존중의 욕구 단계를 거쳐 궁극적으로는 자아실현의 단계에 도달하고자 하는 것이라고 주장한다.

그러므로 건강한 사람이란 자아실현을 하는 사람이라고 보았으며, 자아실현을 성취한 사람의 특징으로는 자신과 타인을 있는 그대로 수용하고 현실과 바람직한 관계를 형성하는 사람, 자연스럽고 솔직하며 자율적으로 자신의 삶을 즐기는 사람, 독창적이며 도덕적 윤리의식이 강한 사람이라고 정의하였다.

(9) 로저스(Rogers)

로저스는 현상학자로서 인간은 현재의 삶이 중요하며 인간 내부의 창조성과 목적성에 대한 신뢰를 강조한다. 즉, 인간은 스스로를 건강하게 발전시키려는 능동적이며 긍정적 존재라고 보는 것이다. 따라서 로저스는 건강한 사람이란 자기 자신을 있는 그대로 표현하고, 이를 통해 자아실현을 하며 그에 따른 감정의 결과를 책임질 수 있는 사람이라고 정의하였다.

(10) 세리그만(Seligman)

사람의 성격 중 부정적인 측면보다는 긍정적인 측면을 강조하여 주목할 것을 주장한다. 인간이 가지고 있는 긍정적인 성격을 강조하여 성장할 수 있도록 했을 때 정신적으로 건강하다는 긍정심리학을 창시하였다. 지금까지 제시한 학자들의 공통점은 인간의 정신을 체계적으로 분석하여 이론을 정리하고 있으나 결국 모든 인간은 정신적으로 완벽하게 건강할 수는 없고 그러기 때문에 이들에게 정신적 문제가 생겼을 때 나타날 수 있는 정신 병리적 측면에 주목하려는 경향이 있으며 이는 전 세계적으로 정신건강 분야에 지대한 영향을 미쳤었다.

그러나 최근 들어 정신건강을 바라보는 시각이 지금까지는 장애 중심, 치료 중심적인 질병 모델에 치중해 왔던 것에서 예방 활동을 더 중시하는 성장 모델로 전환되어 가는 경향이 확산되기 시작하였다. 정신건강에 있어 성장 모델이라 함은 예방에 초점을 맞춘 '성장 지향적 예방 모델'을 말한다(권석만, 2009: 478).

20세기는 전 세계적으로 정신건강 분야에 있어 심리적인 질병과 그것을 치료하는 데 몰두한 경향이 없지 않다. 그러나 이것은 일반적인 사람들의 정신건강이라고 말하기에는 무리가 있다. 이미 정신적인 결함을 보이는 사람들에게는 반드시 필요한 것이 질병 모델로서의 정신건강이고 그렇기 때문에 이것을 극복하기 위하여 질병적 준거를 제시해주는 DSM-5와 같은 기준이 필요했다. 그리고 자연스럽게 이러한 질병 모델을 통한 정신건강 분야의 접근이 주를 이루어 온 것이 사실이다.

그러나 긍정심리학의 창시자인 마틴 셀리그만(Martin Seligman)은 이러한 질병 모델에 근거하여 오랫동안 정신장애 예방을 위해 노력했으나 그것에 한계를 느끼고 더 이상 질병 모델은 정신건강의 예방에 적절하지 않음을 천명하였다. 셀리그만 뿐만 아니라 많은 학자와 임상가들도 더 이상 질병 모델이 정신건강의 예방에 적합하지 않다는 결론에 도달하게 되었다(권석만, 2009: 477). 왜냐하면 이미 손상된 정신의 결함을 치료하는 것으로는 정신건강을 꾀할 수 없다고 보는 것이다.

지난 23년간 모래놀이 심리치료 전문가로 활동하며 정신장애를 다루어 왔던 필자의 경험으로도 정신장애의 치유 활동 이전에 그러한 상태가 되지 않도록 예방 활동이 선행되어야 한다는 안타까움을 경험하였다.

물론 정신장애를 가진 사람들이 정신 의학적 치료나 심리치료 등을 통하여 증상이 완화되고, 새로운 삶을 살게 되기도 하나 문제는 증상이 자주 재발된다는 것이다. 그러나 성격이 긍정적이고 명랑한 사람들은 일시적으로 정신적 문제에 직면했다고 해도 적절한 치료적 개입을 통하여 이를 완전히 극복하는 경우를 볼 수 있었다. 이것은 사람들이 가지고 있는 기질이나 사고의 전환이 일반인의 정신건강에 영향을 미친다는 증거가 될 수 있다.

최근의 연구 결과들을 살펴보면 긍정적 정서 경험이 인간의 잠재능력을 발휘하게 할 뿐만 아니라 정신건강 측면에서도 예방적 효과를 불러온다는 견해가 많다(Fava & Ruini, 2003; Frisch, 2006; Seligman et al., 2006; 권석만, 2009: 480).

권석만(2009)은 '소극적 의미의 건강은 질병이나 장애가 없는 상태를 뜻하지만, 적극적 의미의 건강은 개인이 행복하고 자신의 능력과 환경을 활용하여 최대한 번창한 삶을 사는 것'이라고 하였다(p. 480).

융(Jung)은 정신적으로 건강한 상태를 무의식의 깊은 내면에 있는 자기(self)와 의식에서의 자아(ego)가 통합하여 균형을 이룸으로써 진정한 자기를 깨달아 가는 개성화라고 하였다. 이것은 성격의 균형을 찾고 인격적으로 성숙해가는 과정, 즉 자기실현이 되는 상태라고 볼 수 있다(조희순, 2014: 18). 즉, 인간의 긍정적인 측면인 정신적으로 성숙한 상태로서 행복감과 만족감을 느끼며 생활하는 것이 건강한 상태라는 것이다. 셀리그만(2002)은 정신건강을 진정으로 행복하고 충분히 만족한 삶, 즉 즐거운 삶, 적극적인 삶, 의미 있는 삶이라고 하였다.

셀리그만의 견해에 따르면 정신건강을 위해서 중요한 것은 각 개인이 가지고 있는 긍정적인 장점과 성품을 계발하여 삶 속에서 발휘할 수 있게 해주는 것이다. 셀리그만(2002)은 이것을 '긍정예방(positive prevention)'이라고 하였다(권석만, 2009: 496 재인용).

최근 정신건강의 새로운 모델로서 제시되고 있는 '성장 모델(growth model)', 즉 '성장 지향적 예방 모델'은 첫째, 개인의 자기실현을 통한 행복 추구를 목표로 한다. 정신적 성숙을 통한 자기만족이라고 하겠다. 둘째, 한 개인이 가지고 있는 긍정적 성품과 장점을 최대한 발휘할 수 있도록 한다. 말하자면 자존감을 높여 주는 것이다. 셋째, 성장 모델은 정신장애를 예방하는 데 초점을 맞춘다. 다시 말해, 정신적인 면역을 키워주어 스트레스나 불안감에 취약하지 않도록 저항력을 키운다. 넷째, 무엇보다도 정신이 건강하려면 신체적 건강이 뒤따라 주어야 한다.

6) 종합

여러 학자들의 성격에 관한 정의를 토대로 종합해보면 정신적으로 건강한 사람은 자기가 처해 있는 환경에 잘 적응한다. 자신과 타인에 대한 믿음과 함께 적극적이며, 긍정적으로 만족과 행복을 누릴 수 있는 사람이라고 정의할 수 있을 것이다.

정신건강에 대한 여러 가지 정의들을 살펴보면 세부적인 내용이 조금씩 다르기는 하지만, 기본적인 가정은 동일하다. 결국 여기서 제시하고 있는 정신건강이란 정신적으로 병적 증세가 없는 것을 기본으로 한다. 그러면서 생활이나 업무에서 자신이 가진 능력을 최대로 발휘하고 다른 사람과도 조화를 이루어 살아나갈 수 있는 능력을 포함한다. 단순히 몸과 마음에 질병이 없는 것만으로는 건강의 개념에서 부족하다는 것을 확인하였다. 즉, 성숙한 인격을 갖추어야만 정신이 건강하다고 이야기할 수 있다. 정신이 건강한 사람은 자신과 타인을 존중하고, 한계를 바르게 이해하고 있으며, 자기실현의 욕구를 갖고 성취감이나 목표를 향해 노력하는 자존감이 높은 사람이라고 할 수 있다. 그러므로 정신적으로 건강한 사람이란 내적 자기와 현실적인 자아가 서로 교류를 통하여 진정한 자신의 진면목을 인식하고 받아들임으로써 자기실현을 통해 인격적 성숙을 꾀하는 사람이다. 또한 이를 통하여 자신이 얼마나 소중한 존재인지를 깨닫고 높은 자존감을 획득함으로써 자신과 타인을 사랑할 수 있는 사람이라고 정의할 수 있다(조희순, 2014: 20). 다음의 도식을 통해 정신건강에 대한 의미를 생각해보도록 하자.

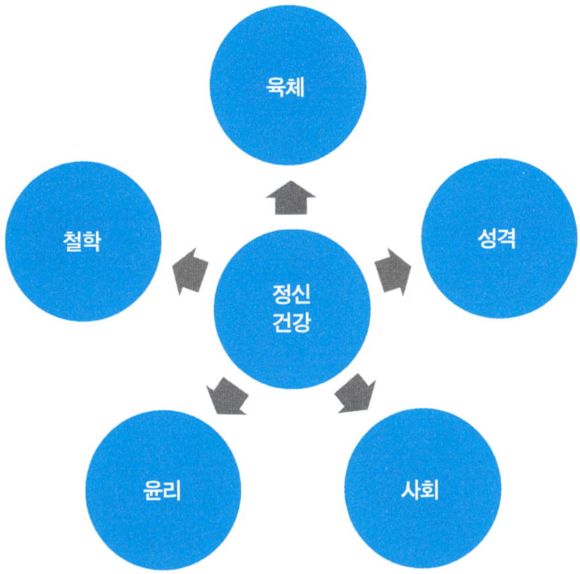

[그림 1-4] 정신건강을 구성하는 다양한 개념들

이처럼 정신건강에는 많은 개념들이 포함되어 있기 때문에 정신건강을 유지하고 가꾼다는 것은 상당히 중요한 문제이며 앞으로 이 책에서 끊임없이 제기하게 될 학습의 목표라고 할 수 있을 것이다. 정신건강의 정의에서 우리가 알 수 있는 것은 육체와 정신의 균형에 관한 문제이다. 그리고 이러한 상태를 밑거름으로 삼아 자기 주변의 문제들에 적극적으로 대처하는 것도 중요한 과제이다. 분명한 사실은 정신건강 문제는 앞으로도 더 증가될 것이고 이로 인한 사회·경제·문화적 파장도 더욱 커질 것이라는 점이다. 따라서 정신건강에 대한 개념을 이해하고 어떻게 하면 균형 잡힌 건강한 정신을 유지하기 위해 노력할 수 있을지에 관하여 끊임없이 연구하는 과정은 더욱 중요하게 될 것이다.

Chapter 02

정신건강의 요인

1. 개인적 요인
2. 환경적 요인

영유아의 삶의 질을 결정하는 정신건강은 크게 두 가지의 요인으로 나누어 볼 수 있다. 그것은 개인적 차원의 요인과 그 개인을 둘러싼 환경적 차원의 요인이다.

정신건강과 관련하여 주목할 점은 완전히 동일한 개인은 없다는 사실이다. 개인과 환경과의 끊임없는 상호작용의 결과로 영유아마다 정신건강의 상태가 상당히 다르다는 사실에 주목하도록 하자. 그 이유는 한 개인의 정신건강은 내적으로 스스로 발달하는 한편 주변 환경의 영향을 아주 강하게 받기 때문이다. 모든 요인들이 복합적으로 영유아의 정신과 성격을 구성한다. 따라서 정신건강을 간단하게 설명하기란 쉽지 않다.

즉, 영유아에게 중요한 주제는 정신건강이다. 일반적으로 한 개인의 평생 동안 정신건강 여부가 초등학교 입학 전에 이미 결정된다는 주장이 설득력을 얻고 있다. 인간의 발달적 측면에서 볼 때 영유아기는 급격한 발달을 맞는 시기인 동시에 성격이 형성되는 결정적인 시기라고 할 수 있다. 그리고 앞서 언급했듯이 영유아의 정신건강문제 역시 생물학적인 발달과 주변 환경의 영향을 동시에 고려해야 한다는 점에서 복잡한 문제가 아닐 수 없다. 이에 영유아의 정신건강을 구성하는 두 가지 중요한 요소에 대해 자세히 알아보고, 각 요인들을 적절하게 발달, 충족시키는 방법에 대해 알아보도록 하자.

1. 개인적 요인

개인적 요인은 정신건강과 관련하여 주변 자극과는 상관없이 영유아 내부에서 찾을 수 있는 요인들이다. 개인적 요인은 과학적 실험과 증명이 가능한 생물학적 요인과 눈으로 관찰할 수 없는 정신을 다루는 심리학적 요인으로 나누어진다. 두 요인은 개인 내부에서 일어나는 변화로서 정신건강을 설명하는 핵심요인으로 널리 알려져 있다.

1) 생물학적 요인

정신건강에서 생물학적 요인이란 쉽게 말하면 우리 뇌에 저장되어 시간이 흐름에 따라 자연스럽게 발현되는 정신적 내용을 말한다. 정신건강에 대한 생물학적 설명에 따르면 우리는 이미 정신건강에 대한 몇 가지 원인을 잠재하고 있으며 그 결과 외부와 어떠한 상호작용을 하지 않더라도 성장하면서 특정한 정신건강의 결과를 보이게 된다. 즉, 결정론적 입장에서 정신건강을 설명한 것이라고 할 수 있다.

(1) 유전

생물학적 요인을 구성하는 것은 대부분은 유전이다. 유전은 정신이 유전자에 의해서 결정되며 이것은 유전자를 통해 다음 세대로 전해지면서 정신의 구조 또한 전달된다고 설명한다. 물론 유전이 정신건강에 어떠한 영향을 주는지에 대해서 아직 완벽한 결론이 내려진 것은 아니다. 왜냐하면 인간의 정신은 관찰할 수 없고 인간의 유전자 역시 통제하는 데 한계가 있기 때문이다. 이러한 정신건강과 유전의 상관관계를 검증하기 위해 심리학계에서는 주로 쌍생아를 대상으로 연구가 진행되어 왔다. 이러한 연구에서는 정신분열증, 조울증, 신경증, 충동성과 같은 정신질환에서 이란성 쌍생아들보다 일란성 쌍생아들이 일치하는 경우가 더 많다고 보고되었다(최경숙, 2006). 추가적으로 성, 체중, 언어, 만성질환, 지능에도 유전이 영향을 미치고 이것이 정신건강에 영향을 준다는 이론도 설득력을 얻고 있다. 이러한 간접적인 영향에도 유전이 관여하고 있다고 할 수 있다. 이러한 간접적인 요인은 발달장애, 자폐증, 정신분열증, 양극장애, 그리고 주의력결핍과잉행동장애 등과 관련되는 것으로 보고된다.

이러한 연구 결과만 놓고 본다면 정신건강에 유전이 어느 정도 영향을 끼친다는 사실을 알 수 있다. 그렇다고 하더라도 우리는 유전이 정신과 관련이 있겠다고 짐작할 뿐 구체적으로 어떠한 유전자가 어떠한 과정을 통해 정신을 구성하고 영향을 끼치는지에 관해서는 알 수 없다(대한신경정신의학회, 2005). 추가적으로 유전은 신체 건강을 통해 간접적으로도 정신건강에 영향을 준다. 즉, 유전이 특정한 질병이나 신체적 증상을 일으키고 이로 인해 정신적 고통을 일으키는 것이다. 예를 들어, 유전으로 인해 몸의 한 부분이 기형이 되거나 남들과 뚜렷하게 비교되는 결점이 나타날 경우 이는 장기적으로 정신건강에 해로울 수 있다.

(2) 뇌

뇌에 관한 이론은 인간의 정신 구조에 대해 가장 과학적이고 적극적으로 접근하려고 하는 방법이다. 뇌가 인간을 생각하게 할 수 있도록 만들어주고 모든 정신의 근원이 되는 인체기관이라는 사실은 이제 누구나 다 알고 있다. 그러나 뇌의 어느 부분이 어떤 정신기능을 담당하고 있는지에 관해서는 아직도 많은 부분이 밝혀지지 않았다. 다만 몇몇 부분의 경우 임상적인 실험을 통해 그러한 기능을 할 것이라고 예상되고 있다.

인간의 뇌는 일차적으로 중추신경과 연결되어 있고 이것은 몸의 각 부분 구석구석에서 들어오는 정보들을 전달하고 명령을 내린다. 뇌는 크게 후뇌와 중뇌, 전뇌로 구분된다.

① 후뇌

후뇌는 뇌의 뒤쪽에 있으며 연수, 교뇌, 소뇌, 망상체 등으로 구성되어 있다. 이 부위는 혈압과 심장박동, 호흡 등 생명 유지 활동에 필요한 기능을 하고 있다. 후뇌는 인간이 생존하는 데 반드시 필요한 부위로서 이 부분이 손상을 받으면 곧바로 생명에 지장을 준다. 망상체는 주의 집중을 조절하는 기능을 수행한다. 중요한 일을 할 때 긴장하고 각성하는 것도 망상체의 역할이다. 소뇌는 신체균형과 운동을 담당한다. 소뇌가 손상되면 복잡하고 정교한 작업을 하는 것이 어려워진다고 한다. 우리가 음주를 했을 때 몸을 가누기 힘든 것도 알코올이 소뇌에 영향을 미치기 때문이다.

② **중뇌**

중뇌는 가운데에 위치하고 있으며 운동, 반응, 시각, 청각 등을 관장한다. 중뇌 역시 대부분의 동물들이 가지고 있는 것으로서 반사행동과 같이 기초적이지만 인간에게 꼭 필요한 행동들을 수행한다.

③ **전뇌**

전뇌는 인간에게서 가장 많이 발달한 부분이다. 인간만이 할 수 있는 복잡하고 정교한 행동과 정신기능을 담당한다. 전뇌는 구성도 상당히 복잡한데, 시상과 시상하부, 변연계, 대뇌피질 등으로 되어 있다. 시상은 시각, 청각, 촉각, 후각 등을 통해 입수한 정보를 수용하여 그것을 통합하고 처리한다. 그리고 뇌의 다른 부위로 전달해 주기도 한다. 시상과 시상하부는 흥미롭게도 욕구를 처리하는 기관이다. 여기서 인간의 동기가 발생한다고 알려져 있다. 그리고 호르몬도 관장하기 때문에 없어서는 안 될 중요한 기관이다. 변연계는 정서를 조절하고 기억, 동기에 관여한다. 변연계 역시 정신건강에서 빼놓을 수 없는 기관인 것이다. 변연계는 정서를 조절하기 때문에 변연계에 문제가 생기면 갑자기 분노를 참지 못하게 되거나 공격행동을 보이게 될 수도 있다고 한다. 대뇌피질은 인간의 뇌 겉면에 드러나 있다. 면적도 가장 넓고 하는 일도 가장 많다. 인간이 할 수 있는 고도의 생각, 인식, 운동, 기술, 상상력, 언어 등을 담당한다. 대뇌피질은 부위에 따라서 맡고 있는 기능이 조금씩 다르다. 뒷부분을 후두엽이라고 하는데, 후두엽에서는 시각정보를 주로 담당한다. 그리고 신체의 균형을 인지하거나 운동을 조절하기도 한다. 옆 부분은 측두엽이라고 한다. 여기서는 청각정보를 처리한다. 그리고 측두엽은 변연계와 연결되어 있어 측두엽이 손상되면 정서에도 영향을 준다. 뇌의 앞쪽은 전두엽이다. 근육 운동, 감각 정보 등과 관련되어 있다.

(3) 호르몬

뇌와 함께 호르몬의 영향도 살펴보도록 하자. 호르몬은 우리의 신체적, 정신적 상태를 조절하는 물질이며, 몸 안에서 호르몬이 부족하거나 과다할 경우 여러 가지 문제를 일으킨다. 다음에 제시되는 호르몬들은 감정과 정서에도 많은 영향을 끼치는 것들이다.

① **도파민**

도파민은 혈압이나 운동기능을 조절하는 1차적인 기능 이외에도 쾌감이나 즐거움 등을 전달하는 물질로서 정신건강에 중요한 역할을 담당한다. 쉽게 이야기하면 도파민은 행복감을 발생시킨다고 알려져 있다. 도파민이 몸 안에서 제대로 합성되지 못하면 제대로 움직이지 못하고 감정도 잘 느끼지 못하는 파킨슨병에 걸리게 되고, 너무 과다하게 되면 환각을 보거나 환청을 듣게 된다. 우리 삶 주변에서 도파민과 가장 관련이 깊은 것은 게임이나 인터넷 중독이다. 더 심각하게는 도박 중독도 해당된다. 인간이 이러한 장면에서 성취를 얻는 순간 많은 양의 도파민이 분비된다. 인간은 많은 양의 도파민이 주는 쾌감을 기억하고 더 추구하려고 하는데, 이것이 중독인 것이다. 이처럼 도파민은 인간의 정신건강에 굉장히 직접적이고 원초적인 영향을 준다.

② **노르에피네프린**

스트레스를 불러일으키는 호르몬이다. 그렇다고 해서 완전히 부정적인 기능만 하는 것은 아니다. 인간에게는 적당한 긴장과 각성이 반드시 필요한데, 노르에피네프린은 이것을 가능하게 만들어 주는 호르몬이다. 적당히 분비되면 집중력과 반응 속도가 빨라지고 행동의 효율성을 높여 준다. 물론 과다하면 스트레스로 인하여 신체가 손상되고 더 나아가서는 정신건강에 좋지 않은 영향을 준다. 너무 부족하면 나른해지고 몸에 힘이 없으며 행동을 할 의지를 잃는다.

③ 세로토닌

세로토닌은 조절 호르몬이다. 뇌 안에서 도파민과 노르에피네프린의 균형을 맞춘다. 세로토닌도 정서에 관해 직접적으로 관여한다. 적절히 분비된다면 인지적 능력도 올라가는 것으로 알려져 있다. 그러나 부족할 경우 앞서 설명한 호르몬들의 균형이 깨지기 때문에 문제가 생긴다. 예를 들어, 도파민과 노르에피네프린 조절에 실패하여 과다 분비되면 그 사람은 충동을 이기지 못하고 정서가 오락가락하게 된다. 실제로 우울증과 세로토닌이 큰 관련이 있는 것으로 알려져 있다.

④ 엔돌핀

엔돌핀은 우리 몸에서 만들어 내는 일종의 마약이자 마취제라고 할 수 있다. 굉장히 힘든 운동을 하거나 출산과 같은 극단적인 고통을 경험할 때 엔돌핀이 분비된다. 엔돌핀은 고통의 전달을 차단하여 고통을 감소시키고 기분을 좋게 만들어준다.

(4) 기질

기질을 사전적으로 정의하면 개인이 선천적으로 타고난 반응의 강도와 기간이라고 할 수 있다. 같은 자극을 주더라도 개인마다 반응하는 정도가 각기 다르다. 우리 주변에서 똑같은 말에 A는 아무렇지 않지만 B는 마음에 큰 상처를 받는 것을 볼 수 있다. 이것은 선천적으로 타고난 기질이 다르기 때문이라는 것이 기질요인을 주장하는 학자들의 의견이다. 기질요인에 따르면 각기 자극에 반응하는 정도가 다르기 때문에 성격이 다르게 형성되고 사람들과의 관계도 제각기 다르다. 또한 기질은 아주 특별한 경우가 아니면 영구적이기 때문에 한 개인의 평생 동안 영향을 준다. 즉, 기질이란 한 사람을 다른 사람과 뚜렷하게 구분해주는 심리적 경향성을 말한다.

정신건강의 측면에서 바라볼 때 기질은 신체의 특징을 성격적으로 설명한 것이다. 정신을 설명하기 위해 인간의 기질을 연구하려는 시도는 아주 오래전부터 있어왔다. 고대 그리스의 의사이자 과학자인 히포크라테스(Hippocrates)는 사람의 체액을 혈액,

흑담즙, 황담즙, 점액으로 구분하고 그중에서 어느 것이 신체 내에서 활발히 움직이는가에 따라 성격이 결정된다고 보았다.

이와 유사하게 크레츠머(Kretschmer)는 인간의 정신적·심리적 활동, 성격이 체형에 따라 다르다는 주장을 하였다. 인간의 정신건강이 생물학적 조직이나 구조에 따라 달라진다고 본 것이다. 그는 체질을 비만형, 투사형, 비장형 세 가지로 구분하였다. 이들 체질은 각각 순환성, 점착성, 분열성의 기질을 가지며 몸의 형태에 따라 다른 정신질환을 가진다고 하였다. 크레츠머의 이론은 많은 비판에도 불구하고 인기를 얻었다. 이에 영감을 얻은 셀던(Sheldon)은 연구를 계속하여 인간의 몸을 외배엽과 내배엽으로 구분하여 성격을 더 자세히 설명하기도 하였다.

한편, 인간의 기질과 관련하여 마지막으로 소개할 학자는 올포트이다. 그는 인간에 대해 이야기할 때 사용되는 약 2만 개의 형용사를 전부 분석하여 성격을 구분하고 인간의 기질을 분류하였다. 올포트는 어떠한 사람이라도 완전하게 같은 사람은 없고 동일한 심리학적 상황 또는 자극에 대해 똑같은 반응을 하는 사람도 없다고 하였는데, 이것은 현재의 기질을 설명하는 기초적인 주장이었다는 점에서 의미가 있다. 그는 수량적인 연구보다는 질적인 연구를 중시했으며 인간의 의식을 성격 구성의 가장 큰 요인으로 보았다. 또한 인간의 행동에 있어서 자아의 역할을 강조하였다. 이것은 나중에 소개하게 될 정신분석이론에서 강조하는 자아와는 조금 다른 방향이라고 할 수 있다. 그는 인간의 정신과 성격에 대해 행동적인 용어로 정의하였다. 즉, 성격은 각 개인의 정신·신체적 체계 내에서 그의 특징적 사고와 행동을 결정해 주는 역동적 조작이라고 정의하였다.

이처럼 기질은 한 개인의 성격을 이루는 기본 단위이자 인간의 정신건강의 다양성을 설명해 주는 중요한 요소이다. 정신건강에서는 각 개인이 지닌 기질 자체를 문제삼지 않는다. 대신 대인관계 속에서 서로의 기질이 얼마만큼 잘 맞느냐를 더 중요하게 생각한다. 영유아의 경우 부모와 기질이 얼마나 잘 맞느냐에 따라 그들이 받게 될 애정과 돌봄의 양이 정해진다. 가령 성격이 급하고 적극적이며 굉장히 활동적인 부모가 정반대의 기질을 지닌 아이를 양육하게 된다면 그 사이에 문제가 발생할 가능성이 높다고 생각할 수밖에 없을 것이다. 그리고 이러한 과정 속에서 자란 아이의 정신건강이 온전히 기능한다고 생각하기도 어려울 것이다. 이처럼 정신건강에 대한 생물학적 요인에 관한 입장에서는 한 개인이 타고나게 될 정신건강의 원인들에 주목하며 그것을 밝혀 적절한 처방을 내리고자 한다.

2) 심리적 요인

정신건강을 구성하는 심리적 요인은 한 개인이 형성하는 무의식과 성격을 알아보는 것과 관련이 있다. 앞에서 설명한 생물학적 요인이 정확한 실험 설계와 과학적인 연구를 통해 결과를 도출할 수 있는 것이라면, 심리적 요인은 인간의 정신과 무의식의 세계에 대해 설명하는 정신분석심리학과 관련이 있다. 심리적 요인에 관해서 우리가 그것을 명확히 눈으로 관찰한다거나 증명해보일 수는 없다. 그럼에도 불구하고 심리적 요인이 중요한 까닭은 그것을 설명하는 학자들의 의견이 우리들에게 굉장히 설득력을 가지기 때문이다. 우리는 무의식을 눈으로 볼 수 없으나 무의식에 대해 공감하고 그것이 성격과 정신건강에 큰 영향을 끼칠 것이라는 것도 잘 알고 있다. 이러한 심리적 요인에는 정신분석과 관련된 심리학자들이 등장한다. 이들의 이야기를 자세히 들어보도록 하자.

(1) 성충동에서 비롯되는 본능

본능은 정신건강에 가장 기초적인 영향을 준다. 이와 관련하여 정신건강의 심리적 요인에서 가장 먼저 등장하는 것은 프로이드이다. 그의 이론은 인간의 무의식적 동기나 소망, 갈등을 다루기 때문에 심층심리학이라고도 하며 인간의 심리적 과정과 움직임을 다루므로 정신역동이론이라고도 한다. 프로이드의 이론은 정신결정론과 무의식적 동기에 기반을 두고 있다. 정신결정론이란 개인이 생각하거나 느끼는 모든 것에 의미와 목적이 있으며 그 결과 역시 개인의 경험에 의해 이미 결정되어 있다는 것이다. 무의식적 동기는 인간의 마음을 의식, 전의식, 무의식으로 구분한 것에서 출발한다. 그는 마음의 구조를 빙산에 비유하였고 인간이 관찰할 수 있는 정신은 빙산의 일부분일 뿐 대부분은 무의식 속에 침잠하여 존재한다고 보았다. 인간의 행동에는 반드시 원인이 있는데, 그 원인을 이루는 것이 바로 무의식적 동기이며 이는 성본능과 공격성이 주된 요소가 된다고 주장하였다. 특히, 프로이드는 인간의 기본적 성격구조가 초기 영유아기, 특히 만 5세 이전의 경험에 의해 결정된다는 결정론적 인간관을 제시하였는데, 이것은 많은 지지와 비판을 한 번에 받게 된다. 그는 정신건강에 영향을 미치는 성격이 본능, 자아, 초자아 세 가지 구조로 구성되어 있다고 보았다.

우선 본능은 성격의 원형이며 본질적인 체계이다. 출생부터 타고나는 것이며 정신에너지의 저장고이다. 본능은 일생 동안 그 기능과 분별력이 유아적인 수준에 머물러 있으며 외부 세계와도 단절되어 있다. 법칙, 논리, 이성 또는 가치에 대해 잘 알지 못하며 시간이나 경험에 의해서도 변하지 않는다. 본능은 고통을 피하고 쾌락을 추구하는 쾌락 원칙에 입각하여 작동한다. 본능적 충동을 만족시켜 주고 긴장을 감소시켜 줄 수 있는 대상에 정신에너지를 투입하는 대상 선택을 하는 것이다. 본능은 아주 단순하지만 명쾌한 1차적 사고를 한다.

자아는 외부 세계의 직접적인 영향에 의해 수정된 본능의 일부분이다. 성격의 여러 부분 중에서 조직적이고 합리적이며 현실 지향적 체계로서 성격의 집행자이며 경영자로서의 역할을 수행한다. 자아는 본능과 초자아 사이의 갈등을 조정하여 본능을 통제하는 데 사용된다. 자아는 본능적 충동을 충족시켜 줄 수 있는 바람직한 대상과 방법이 발견될 때까지 정신을 제어하는 것이다. 본능이 무작정 방출되는 것을 막고 만족을 잠시 미룰 수 있는 것은 자아의 역할 때문이다. 이것을 현실 원칙이라고 한다. 자아는 2차적 사고과정을 하게 되는데, 이것은 긴장 감소를 위해 수립한 행동 계획이 실현 가능한지를 판단하는 것을 뜻한다. 이것을 현실 검증이라고 한다. 현실 검증을 통해 충동을 더욱 잘 지배할 수 있게 되고 우리는 환상과 현실을 구분할 수 있게 된다.

초자아는 성격의 도덕적인 부분이며 심판자이다. 자아와 함께 작용하며 개인이 자신의 행동을 통제할 수 있게 해준다. 성격발달이 이루어지는 기초이고 성격에 에너지를 공급하는 작용을 한다. 초자아는 혼자서 발달하지 않는다. 대신 부모나 양육자의 말이나 행동 등에 담겨 있는 가치, 신념, 행동 등을 내면화하는 과정에서 형성된다. 초자아는 자아이상과 양심이라는 두 개의 하위체계로 구성된다. 자아이상은 부모가 도덕적으로 바람직한 것이라고 간주하는 것으로서 부모의 칭찬에 의해 형성되는 부분이다. 이에 비해 양심은 부모가 도덕적으로 나쁘다고 간주하는 것으로서 부모의 처벌에 의해 형성된다.

한편, 인간의 심리적 발달단계는 다음과 같다. 우선 구강기가 있다. 출생 후 약 1년까지를 이야기한다. 이 시기 영아의 생존 및 쾌락 획득과 밀접한 관련성을 지닌 신체 부위는 입, 입술, 그리고 혀이다. 영아의 성감대는 구순영역에 집중되며 빨기와 삼키기가 긴장을 감소시키고 쾌락을 성취하는 주된 전략이 된다. 구강 수동적 단계는 부모의 보살핌에 전적으로 의존한다. 이 시기에 좌절과 방임을 경험하게 되면 수동적이고 미숙하며 안정감이 없고 타인 의존적 성격을 갖게 된다. 구강 공격적 단계에서 영아는 치아가 나기 시작하고 좌절을 경험할 때 깨물고 싶은 충동을 느끼게 된다. 이 시기에 좌절과 방임을 경험할 경우 성인이 되었을 때 논쟁적이고 비판적이며 상대방을 비꼬거나 타인을 이용하고 지배하려고 한다.

구강기 다음에는 항문기로 이어진다. 약 3세까지를 이야기한다. 성감대가 구순영역에서 항문영역으로 옮겨간다고 해서 항문기라고 부른다. 이 시기의 영아는 신경계의 발달로 괄약근을 조절할 수 있기 때문에 자신이 원하는 대로 배변이나 배뇨를 조절할 수 있게 되며 변의 보유 및 배설과 관련된 행동을 중심으로 성격이 발달된다.

이 시기에 배변훈련이 시작되면서 영아의 본능적인 충동이 점점 외부요인에 의해 규제된다. 여기서 부모와의 많은 상호작용이 일어나게 된다. 배변훈련을 할 때 영아는 즉각적인 만족을 구할 것인지 혹은 늦출 것인지 갈등한다. 이때 본능적 욕구의 옳고 그름에 대해 부모의 의견을 따르고 내면화하면서 초자아가 발달되기 시작한다. 이 시기에 너무 많은 통제를 받는다면 소극적이고 억압적인 성격이 되며 반대로 너무 방치당한다면 굉장히 무감각하고 게으른 성격이 된다.

세 번째 시기는 남근기로서 대략 6세까지를 보고 있다. 유아가 자신의 성기를 만지고 자극하는 데서 쾌감을 느끼는 시기이다. 이 시기부터 본능, 자아, 초자아가 분리되어 각각 작용하기 시작한다. 남근기의 유아는 이성의 부모에게 성적 관심을 가지게 되면서 성적 동일시를 추구한다. 즉, 남성답게, 여성답게 행동하려고 한다. 여기서 남아와 여아는 각자 다른 경험을 하게 되는 것이 특징이다. 남아는 어머니를 사랑하여 소유하고 싶어 하나 아버지의 보복을 두려워하며 거세 불안을 경험하게 된다. 이에 따라 남아는 어머니에 대한 욕망을 무의식 속으로 억압해버리고 보다 순수하고 고귀한 사랑으로 승화시킨다. 또한 아버지에게 느꼈던 적대감도 억압하고 아버지와 동일시함으로써 아버지와의 경쟁적 관계를 해결한다. 여아의 경우 자신이 남근이 없다는 것을 알게 된 후 거세된 것이 어머니의 탓이라고 보고 어머니를 미워하게 된다. 그리고 자신에게 남근이 있었으면 하는 남근 선망을 하게 된다. 그러다 자신이 남근을 갖는 것이 불가능하다는 사실을 인식하고 어머니와 동일시를 이룬다.

네 번째는 잠복기이다. 이 시기는 약 10년간 지속된다. 사춘기가 되기 전까지 유아기의 성적 에너지가 무의식 속으로 잠복하는 성적 정숙기라고 이야기할 수 있다. 이 단계에서는 이성에 대한 관심이 상대적으로 낮아지며 동성의 또래집단과의 관계가 친밀해지고 놀이를 통하여 삶에 필요한 여러 가지 사회적 기술을 습득하게 된다. 그렇다고 해서 성적 관심이 아예 없는 것은 아니기 때문에 각별한 주의가 필요하다.

마지막 시기는 성기기로서 사춘기부터 성인으로서 발달이 완료되는 시점까지를 말한다. 심한 생리적 변화가 특징이며 따라서 격동적 단계로 불리기도 한다. 사춘기에는 생식기관이 극적으로 발달하고 성별에 따라 남성, 여성 호르몬의 분비가 많아지면서 2차 성징이 발달한다. 그리고 억압되었던 성적 관심이 다시 되살아난다. 그러나 앞서 경험했던 남근기와 다른 점은 그들의 성적 쾌락을 불러일으켰던 원천이 조정되고 성숙된다는 점이다. 즉, 단순히 상대편 성에 대한 관심이 증가하는 것뿐만 아니라 그러한 성적 에너지가 결혼과 가정 구성, 직업에서의 성취, 취미생활 등으로 옮겨가면서 다양한 모습으로 나타나게 된다.

프로이드의 이론을 정신건강과 관련지어 생각해보면 그 시사점은 명백하게 드러난다. 생물학적 요인과 마찬가지로 인간에게 무의식의 영역은 발달과 함께 필연적으로 드러나게 되며 인간의 정신영역은 3개로 고정되어 서로가 영향을 주고받게 된다는 것이다. 그리고 이러한 무의식은 잠재되어 평생 동안 한 개인의 정신건강에 영향을 끼치게 된다.

(2) 성격

성격이 형성되는 과정과 그 결과도 정신건강에 영향을 준다. 이것은 융이 주장하였으며 분석심리이론이라고 명명하였다. 그는 인간 정신의 구조를 파헤치는 한편, 정신이 얼마나 역동적인지를 설명한 학자이다. 융은 처음에는 프로이드의 무의식에 깊이 공감하여 정신 분석에 관하여 프로이드를 지지하는 연구를 수행하였다. 그러나 시간이 지날수록 자신만의 생각을 펼쳐나가기 시작한다. 프로이드의 성욕 및 정신생물학적 결정론을 거부한 융은 의식이 무의식과 균형을 이루는 것이 심리적으로 건강한 상태라고 생각하였다. 이에 따라 융의 분석심리학은 의식 세계와 무의식 세계가 융화되어 양쪽이 모두 자유롭게 발달되도록 허용되어야 한다고 주장한다. 또한 무의식의 영역과 관련이 깊은 고고학, 연금술, 점성술, 신화, 동서철학, 천문학, 종교에 대해 관심을 보였다. 그는 인간이 내향적인지 외향적인지에 따라 구별할 수 있다고 주장했다. 그의 개념은 성격을 구체적인 특성으로 조명하여 성격에 대한 이해를 확대시켰다. 융의 이론은 인간발달 중 특히 성인기, 노인기의 발달에 관심을 두고 있어 인간행동과 발달에 대한 이해를 넓혔다고 할 수 있다.

융이 가장 중요하게 생각한 개념은 개성화였다. 그는 자아가 무의식의 개성화 과정에 관여한다고 주장할 정도였다. 개성화란 개인의 의식이 다른 사람으로부터 분리되는 과정을 의미한다. 내가 다른 사람과 다르다는 의식을 갖게 되는 것이 곧 개성화의 시작이며 의식이 증가하면 개성화도 증가한다. 자아란 의식의 견해를 나타내므로 의식적인 지각, 기억, 사고, 감정이 자아를 이루게 된다. 이때 자아가 의식의 문지기 역할을 하므로 감각이든 관념이든 기억이든 자아에 의해 의식으로 인지되고 받아들여지지 않으면 보이지도 들리지도 생각나지도 않는다. 자아는 선택적이라는 사실을 알 수 있다. 또한 사람들마다 자아의 형태와 기능이 다르다. 자극을 받아들일 것인지 말 것인지 그 사람의 자아가 결정한다. 가령 감수성이 풍부한 사람의 자아는 감성적이고 멋진 그림을 더 잘 받아들일 수 있을 것이다. 이처럼 개성화에 따른 자아의 변화가 중요하다고 할 수 있다.

그는 페르소나라는 개념도 주창하였다. 페르소나는 가면이라는 뜻으로서 개인이 외부 세계에 내보이는 이미지, 즉, 개인이 사회적 요구에 대한 반응으로 내보이는 사회적 모습이라고 정의할 수 있다. 사회에 적응하기 위해서는 어느 정도 페르소나가 필요하고 실제로도 우리는 많은 페르소나를 몸 안에 지니고 있으면서 그것을 상황에 맞게 내어 보인다. 다만, 개인이 사회적 역할에만 사로잡혀 자아와 페르소나가 동일시되어 버리면 정신건강에 좋지 않은 영향을 끼칠 수 있다.

아니마, 아니무스는 인간을 여성성과 남성성으로 나누어 그 속의 무의식을 분석한 결과 나타난 것이다. 양육, 감정, 예술 및 자연과의 일치 등에 대한 역량은 여성적 원리이고 사고, 영웅적 주장, 자연의 정복은 남성적 원리이다. 융은 인간이 생물학적으로 양성의 기질을 가지고 있으며 심리적으로도 양성적 기질을 지니고 있다고 생각하였다. 그러나 유전적인 성차와 사회화로 인해 남성에게 여성적 측면이, 여성에게 남성적 측면이 억압되고 약화되는 것이다. 무시된 측면들은 무의식 속에 존재하는데, 무의식 속에 존재하는 남자의 여성적인 면이 아니마이고 여자의 남성적인 측면이 아니무스인 것이다. 융은 무의식 속에 숨어버린 반대편 성의 목소리를 듣는 작업도 중요하다고 역설하였다.

또 다른 개념으로서 원형이 있다. 원형의 예시는 출산, 죽음, 권력, 마법, 영웅, 신, 악마, 대지, 나무, 태양, 달, 바람, 강 등이 있다. 사람마다 다르고 그 종류는 무한하다. 원형이라는 것은 우리가 직접 경험하지 않았음에도 불구하고 무의식과 의식의 영역 속에 이미 새겨져 있는 이미지들을 뜻한다. 이러한 원형들은 나중에 실제의 경험과 합쳐서 우리의 기억을 구성한다.

마지막으로 제시할 융의 개념은 집단 무의식이다. 집단 무의식은 모든 인류에게 공통적으로 유전되어 온 특정 개념을 뜻한다. 즉, 유전학에서 착안한 것이라고 할 수 있다. 이것은 인간정신의 가장 밑바닥에 존재한다. 융은 아주 멀리 떨어져서 서로 만날 기회가 없는 지역에서 나타나는 신화의 내용이 비슷하다는 것을 발견하고 그 이유에 대해 고민하였다. 그러다가 먼 옛날 인류의 역사가 시작될 때부터 기억과 정신의 일부분이 누적되어 전해지는 것이 아닐까 하는 생각을 하게 되었고 그것을 집단 무의식이라는 개념으로 설명하였다. 진화와 유전이 인간 육체의 역사에 대해 설명하듯이 정신의 역사를 설명하는 것이 집단 무의식이다. 즉, 융은 인간의 마음이 진화에 의해 미리 형성되어 있었다고 주장하였다.

융 역시 정신건강의 기본적인 틀이 인간의 내부에 존재하고 그것이 성장과정에 따라 발현되는 것이라고 보고 있다. 특히, 집단 무의식은 유전과 거의 동일한 방향에서 인간의 정신을 설명하고 있다. 다만, 각 개인의 주체적인 의지가 중요하다. 융은 무의식과 의식 사이에서 균형을 잡으려는 노력이 필요하다고 주장한다.

(3) 열등감과 생활양식

아들러(Adler)가 제안한 열등감과 생활양식도 정신건강과 관련이 있다. 아들러의 이론은 개인 심리학이라고 부를 정도로 개인과 밀접한 관련이 있다. 아들러 역시 프로이드와 함께 공부하다가 후에 그의 곁을 떠나서 개인 심리학을 창시하였다. 다만, 다른 이론들과 다른 점은 인간의 성격이 결정적이지 않고 굉장히 유동적인 것으로 보았다. 즉, 유전이나 환경적 요인보다는 각 개인의 주관적 결정에 의해 창조된다고 보았다. 인간을 열등감에서 우월감으로 끊임없이 전진하는 존재로 생각하였으며 한 개인을 전체로 조망하고자 노력한 심리학자이다.

그는 각 개인의 성격은 거의 대부분이 자신의 주관적 선택에 의해 만들어진다고 이야기한다. 물론 유전적 요인과 환경적 요인이 성격 형성에 조금 영향을 주기는 하지만 그것보다는 각 개인이 지닌 창조적 힘이 인간의 본성을 결정하는 데 더욱 중요하다고 생각하였다. 그의 말을 빌리자면 창조적인 능력에 의해 인간은 인생 목표를 직시할 수 있고 스스로 결정을 내리며 그들의 목적과 가치와 일치되는 여러 삶의 방식을 선택할 수 있는 합리적인 존재인 것이다. 개인의 일상적인 삶의 모습은 객관적 사실에 근거하여 이루어지는 것이 아니라 개인이 그 사실을 어떻게 지각하고 어떻게 반응하는가에 따라 달라질 수 있다.

아들러가 제시한 개념은 다양하다. 우선 가장 유명한 것으로 열등감이 있다. 인간은 신체적 약점이나 결함을 가진 경우 열등감을 갖게 되고 연습이나 훈련을 통해 이를 보상하려는 노력을 한다. 인간은 신체적으로 부족한 점, 질병, 부상 그리고 각 개인이 주관적으로 느끼는 열등감도 중요하게 생각하고 그것을 보상하고자 한다. 심지어 아들러는 극단적으로는 모든 개인의 성장과 발달이 열등감을 극복하려는 시도에서 나온다고 하였다. 여기서 중요한 것은 열등감이라는 것이 약점이나 비정상이 아니고 모든 인간에게 공통적으로 존재하는 아주 자연스러운 요소라는 점이다. 다만 열등감 그 자체가 위대함을 낳는 것이 아니고 열등감이 노력, 재능, 용기를 높이고 이것이 성과로 연결된다고 보았다.

열등감 개념을 들며 아들러가 하고자 하는 이야기는 결국 인간이 향상의 동기를 가지고 있다는 것이다. 마이너스에서 플러스로, 아래에서 위로, 미완성에서 완성으로 나아가는 데서 정신건강의 바람직한 형태가 나타난다. 인간이 우월을 추구하려는 성향은 미리 타고났다고 보았다. 인간이 태어날 때부터 우월을 추구하려고 하고 자신의 잠재력을 끌어내는 것을 목표로 한다는 주장은 상당히 신선한 충격을 가져다주었다. 우월에 대한 추구는 보편적인 것으로서 정상적인 사람이나 그렇지 못한 사람 모두가 가지고 있으며 우월의 목표는 파괴적 경향이나 건설적 경향을 모두 취할 수 있다. 그는 우월을 향한 추구는 개인과 사회 두 가지 수준에서 일어나므로 개인으로서 완성을 향해 노력하고 또 사회의 일원으로서 사회의 문화를 완성하기 위해 노력한다고 주장하였다. 우월 추구에서 같이 설명되는 개념이 사회적 관심이다. 이것은 우월의 추구 개념이 너무 결정론이라는 비판에 반박하기 위하여 아들러가 제시한 개념이다. 인간이 열등감을 극복하고 우월하려는 욕망은 선천적으로 타고난 것이긴 하지만 사회적 관심을 통해 의식적으로 개발하는 것이 필요하다. 적절한 지도와 훈련으로 사회적 관심이 결실을 맺을 수 있도록 도와야 하는데, 사회적 관심의 발달에 가장 큰 영향을 주는 사람이 부모이다. 부모 중에서 어머니의 역할은 다음과 같다. 성숙한 사회적 관심을 발달시키고 이를 격려하는 역할을 수행하여 자녀로 하여금 사회적 관심을 갖도록 하는 긍정적 역할이 있다. 만일 어머니가 자기 자녀에만 몰두해 있다면 자녀에게 사회적 관심을 갖도록 가르칠 수 없다. 또한 어머니가 남편에게만 관심이 있고 자녀와 사회를 기피한다면 자녀는 자신이 쓸데없는 존재이며 어머니에게 배신당했다고 느낀다. 따라서 어머니가 자녀에게 무심코 하는 행동들이 그들의 자율성이나 협동능력의 결핍을 초래한다는 점에서 사회적 관심이 중요하다고 할 수 있다. 아버지의 역할도 간과할 수 없다. 아버지는 부인, 일, 사회에 대해 긍정적 태도를 지니고 그것을 행동으로 실천해야 한다. 또한 그는 자녀들과의 관계에서 성숙한 사회적 관심을 보여 주어야 한다. 아버지와 정서적 격리를 경험한 자녀는 사회적 관심이 매우 낮은 상태에서 개인적인 우월감을 위한 목적만을 추구하게 된다. 또 권위주의적인 아버지의 밑에서 자란 자녀는 사회적 우월감이 아닌 권력과 개인적인 것을 추구한다. 가장 최악의 경우는 부모의 결혼생활이 불행한 경우로서 자녀는 사회적 관심을 발달시킬 수 있는 기회를 갖지 못한다.

아들러가 주장한 개념 중 독특한 것이 바로 생활양식이다. 생활양식은 5세 정도에 형성되며 그 이후에는 큰 변화가 일어나지 않기 때문에 중요한 것이라고 보았다. 개인의 독특한 생활양식은 한 개인이 생각하고 느끼고 행동하는 모든 것의 원인이 된다고까지 하였다. 형성된 생활방식은 개인의 외부 세계에 대한 전반적인 태도를 결정하기 때문이다. 아들러는 사람들의 생활양식을 크게 지배, 획득, 회피, 긍정의 4가지로 구분하였다. 지배형은 독단적이고 공격적이며 활동적이지만 다른 사람들의 안녕에는 관심이 없고 외부 세계에 대해 지배하려는 태도를 가지며 인생의 중요한 순간마다 공격적이고 반사회적인 방법으로 대처해 나간다. 획득형은 기생적인 방법으로 외부 세계와 관계를 맺으며 다른 사람에게 의존하여 대부분의 욕구를 충족하는 생활 유형이다. 가능한 많은 것을 다른 사람으로부터 얻어내려 한다. 주체의식이 별로 없다. 회피형은 성공을 바라기보다는 실패하는 것을 더 두려워하므로 인생의 모든 문제를 회피함으로써 한 치의 실패 가능성조차도 모면하려 한다. 마지막 긍정형은 심리적으로 건강한 사람의 표본을 말하는데, 사회적 관심과 활동수준이 모두 높다. 이들은 사회적인 관심이 많아서 자신과 타인의 욕구를 동시에 충족시키는 한편 인생과업을 완수하기 위해 기꺼이 다른 사람들과 협동한다. 이들은 직업, 우정, 사랑과 같은 문제에도 상당히 신경을 쓰고 원만하게 해결하려고 노력한다.

아들러의 이론 중에서 마지막으로 설명할 내용이 창조적 자아이다. 창조적 자아는 아들러 이론에서 가장 긍정적이며 희망적인 부분이라고 할 수 있다. 그는 개인의 창조적인 힘에 의해 생활양식이 발달한다고 주장한다. 즉, 각 개인은 자기 자신의 생활양식을 창조할 자유를 가지고 있다. 인간은 자신의 존재와 행동에 대한 책임을 져야 한다. 창조적인 힘은 그의 인생목표와 그 목표를 추구하는 방법을 결정하며 사회적 관심의 발달에도 공헌한다. 창조력은 지각, 기억, 상상, 환상, 꿈에도 영향을 주어 각 개인을 자주적인 사람이 되게 만든다. 인간은 운명의 희생물이 아니라 운명을 통제한다. 창조적 자아는 목표를 바르게 보고, 결정하며, 선택하고, 개인의 목표와 가치관에 부합하는 모든 종류의 배려를 나타내는 능력이라고 할 것이다.

(4) 자아 개념

설리번(Sullivan)은 정신건강에서 자아 개념을 주장함으로써 정신건강의 개인적 요인의 한 부분을 설명하고 있다. 그는 정신 분열 환자의 연구로부터 폭넓게 끌어낸 통찰들을 바탕으로 정신건강에 대한 자신의 주장을 펼쳐 나간다. 그것이 대인관계이론이다. 성격이 사람 안에 있는 것이 아니라 개인 간 상호작용에서 계속적으로 나타난다고 한 것이다. 그럼에도 불구하고 설리번의 이론을 정신건강의 개인적 요인으로 분류한 이유는 다음의 자아 개념에 관한 독특한 주장 때문이다.

설리번은 자아 개념에 대해 다음과 같이 이야기한다. 자아 개념이란 개인이 자신에 대해 어떻게 생각하고 받아들이고 있는가에 대한 개념, 자기 정체에 대한 자신의 인식이라고 할 수 있다. 개인이 지니고 있는 자아 개념은 그의 행동을 결정하고 환경에 적응할 수 있을지 없을지에 대해 중요한 영향을 줄 뿐만 아니라 그의 성격과 정신건강에도 직접적인 관련이 있다. 우리는 여기에 대한 사례를 많이 찾아볼 수 있다. 자기 자신에 대해 지니고 있는 생각과 신념에 따라 개인의 일상생활에 대한 태도가 달라지고, 이것은 다양한 결과를 초래한다. 때문에 자아개념은 개인의 정신건강에 영향을 준다고 말할 수 있는 것이다. 예를 들어, 공부를 할 때 자신이 아무런 쓸모가 없다고 생각하는 사람은 그렇지 않은 사람들과 비교했을 때 더 심한 스트레스를 느낄 것이다. 그리고 비현실적으로 행동하고 주변에 잘 적응하지 못하여 의기소침하며 생활에 자신감을 잃어가게 될 것이다. 반면에 자신을 긍정적으로 평가하면 자존심이 높아지고 우울증과 같은 정신질환에 더 잘 대응할 수 있다. 대체적으로 긍정적인 자아 개념은 개인의 적응에 도움이 되며 자아 개념이 긍정적일수록 정신건강상태가 좋다. 또한 긍정적이며 높은 자아 개념을 소유한 사람은 자신의 생활 또는 대인관계에서 잘 적응하고 자아실현을 위해 노력한다. 결론적으로 자아 개념은 정신건강과 육체적 건강 모두에게 영향을 준다.

자아 개념에서 주목할 특징은 앞서 설명한 다양한 심리적 구조들이 한번 구축되면 잘 변하지 않거나 심지어는 불변하는 것에 비해 자아 개념은 일생 동안 끊임없이 변한다는 것을 들 수 있다. 자아 개념은 다양한 요구에 의해 계속 재조직된다.

2. 환경적 요인

지금까지 정신건강에 영향을 주는 개인적 요인에 대해 살펴보았다. 개인적 요인은 정신건강을 효과적으로 설명하는 설득력 있는 이론이었다. 그러나 우리는 완전히 개인적 요인만으로 정신건강을 설명할 수 없다는 것을 알고 있다. 한 개인의 정신, 성격, 행동, 사고방식에 대해 이야기할 때 항상 그의 주변을 둘러보게 된다. 이것이 환경적 요인이다. 환경적 요인에는 크게 가정, 또래, 교육현장의 세 가지 요소가 있다. 하나씩 차근차근 살펴보도록 하자.

1) 가정

가정은 한 인간에게 가장 영향을 많이 주는 장소이다. 가정이란 인간이 태어나서 접하게 되는 최초의 사회이자 삶의 장이며 최초로 인간관계를 맺기 시작하는 원초적인 생활공동체라고 할 수 있다. 가정은 인류가 탄생하면서 지속되어 왔다. 인간의 삶이 시작되고, 발전하고, 끝을 맺는 모든 과정이 가정과 함께 한다. 즉, 인간의 전 생애에 걸친 기본적 삶의 구심체가 바로 가정이다. 가정이 정신건강에 영향을 줄 것이라는 생각은 어쩌면 당연한 것인지도 모른다.

(1) 정신건강에서 가정의 중요성

가정은 인간이 태어나서 처음으로 다른 사람들과 어울려 살아가며, 언어와 생활습관 문화를 배우고 사랑을 체험하면서 하나의 완숙한 인간으로 성장해 가는 삶의 모태이다. 가정환경은 정신건강의 여부가 결정되는 최초의 장소로서 인간은 평생 동안 이곳에서 가장 많은 시간을 보내면서 기본적인 생활양식, 행동양식, 가치관 등을 형성하고 가족들과 인간관계를 맺는다. 이를 통해 성격 및 행동발달을 성취한다. 즉, 가정에서 인간으로서의 성장과 발달을 위한 가장 기초적인 양육과 교육이 시작된다. 또한 가정의 환경은 한 개인에게 가장 강력하고 오랜 기간 동안 영향을 미친다. 가정은 그들이 다양한 능력과 흥미를 가질 수 있는 기초와 동기유발을 제공하는 중요한 환경이 되는 동시에 인지적, 신체적 발달과 자아 형성, 무의식의 형성 등에 결정적인 영향을 미친다. 가정환경은 부모가 자녀를 양육하는 태도와 지원하는 물적 자원으로 결정된다. 한편, 가정에서의 교육은 학교교육을 받는 기간에도, 학교교육이 끝나 성인이 되었을 때에도 지속된다. 그러므로 한 사람이 어떤 인간으로 성장하느냐는 가정에 1차적인 책임이 있다고 할 수 있다. 선천적으로 부정적인 기질을 가진 사람일지라도 가정의 분위기가 긍정적이고 허용적이라면 그의 성격이 바뀔 수도 있음을 짐작할 수 있을 것이다.

(2) 가정의 기능

정신건강과 관련하여 가정이 가지는 특정한 기능들이 있다. 가정은 그들의 구성원들을 위해 그리고 가정이 포함되어 있는 더 큰 사회를 위해 고유한 기능을 수행한다. 여러 이론들을 종합하여 가정이 담당하는 기능들은 다음과 같이 세 가지로 요약할 수 있다.

① 인간관계의 기초

가정은 인간관계에 대해 기초적이지만 중요한 구조를 제공한다. 특히, 가정에서 얻을 수 있는 인간관계는 친밀성이다. 친밀성은 일차적인 인간의 욕구이다. 우리는 가정과 친밀성을 유지함으로써 정서적 안정과 지원을 얻는다. 선행 연구들은 원만한 결혼생활을 하고 있는 사람들이 이혼했거나 별거상태에 있는 사람들 혹은 결혼하지 않은 사람들보다 더 건강하고 더 낮은 사망률을 나타낸다고 보고한다. 즉, 가정에서 정신건강의 기초적인 요소인 친밀성을 발견할 수 있다. 사회가 산업화되고 복잡해질수록 사람들은 가정에서 친밀성을 발견하려고 노력한다. 가정은 한 개인이 무조건적으로 수용될 수 있는 거의 유일한 공간이다. 가정 밖에서 개인들은 대부분 역할로 지각되어 버린다. 그렇기 때문에 타인과 개인적 수준에서 친밀성을 공유하는 것은 쉬운 일이 아니다. 가정에서 친밀성을 공유하며 정신건강의 기초를 다지게 되는 것이다.

② 신체적 · 재정적 지원

가정은 정신건강을 뒷받침해주는 신체적 · 재정적 지원을 담당한다. 우리가 정신건강에서 간과하기 쉬운 점은 정신건강과 물질적 지원이 상당히 관계가 깊다는 점이다. 물론 이것이 경제적 부유함을 의미하지는 않는다. 다만, 최소한의 경제적 여건이 뒷받침되어야만 정신건강을 논할 수 있게 된다. 인간이 배고프고, 춥고 고통받는 상황에 있다면 아무리 정신건강에 관련된 좋은 이론을 가져오더라도 소용이 없다. 가정은 이것을 해결해주는 가장 기초적인 단위이다. 자녀가 부모의 무조건적인 사랑을 받는 데에는 경제적인 지원도 포함된다. 이를 위해 가정은 기본적으로 역할이 나누어져 있다. 가정은 하나의 소비단위이면서도 중요한 생산단위이다. 가정 내에서 이루어지는 역할 수행은 임금으로 지불되지는 않지만 엄연히 인간의 생산단위이고 이것은 정신건강의 기초를 이루는 중요한 기능을 수행한다. 자녀양육이나 청소, 설거지, 빨래, 집수리를 위한 목공일, 요리 활동 등의 활동을 생각해보자. 이 많은 활동들 중에서 하나라도 제대로 수행되지 못한다면 정신건강은 물론이고 신체건강도 위협받게 될 것이다.

③ **지위와 사회적 역할 부여**

우리는 일생 동안 두 개의 가정 속에서 생활한다. 하나는 우리가 자식으로서 성장한 부모의 가정이고 또 다른 하나는 우리가 결혼을 통하여 형성한 가정이다. 우리는 부모의 가정 내에서 아들이나 딸, 형제나 자매의 역할을 수행하고 이 역할은 우리의 일생을 통하여 계속된다. 부모 혹은 형제자매는 새로 태어난 구성원에게 걷고, 말하고 자신을 돌보는 방법을 가르치며 특정 문화에 맞도록 인간답게 살아갈 수 있는 각종 기술을 습득시키는 사회화를 담당한다. 이러한 가정의 사회화 기능은 인간을 인간답게 만드는 중요한 역할을 한다. 그들이 성인이 되고 결혼에 의해 새로운 가정이 형성되면 남편이나 아내의 새로운 가정 역할이 부과된다. 이를 통해 사회로부터 진정한 성인의 지위를 획득하도록 돕는다. 우리가 초기 가정에서 배운 지식과 행동은 그대로 결혼으로 형성된 가정으로 옮겨간다. 가정은 개인의 인종과 사회 경제적 수준 및 종교를 결정한다. 그리고 이것은 사회 속에서 특정한 지위를 획득하도록 만들어 준다. 우리는 가정 속에서 동일시를 통하여 우리가 소속한 계층의 생활방식을 학습하고 문화적 가치와 기대를 형성한다. 가정의 한 구성원으로서의 다양한 역할 수행을 통하여 우리의 개인적 및 사회적 정체감의 많은 부분들이 형성된다.

(3) 현대 가정의 변화

가정이 변화하면서 그 변화가 정신건강에 다양한 영향을 끼치고 있다. 짧은 시간 동안 가정의 구성과 개념에 많은 변화가 있었다.

① **가정의 개념 변화**

산업화가 진행됨에 따라 가정의 규모에 커다란 변화가 생겼다. 농경사회에서의 가정은 사회생활의 구심점이자 행동의 중심점이었지만 산업화 및 도시화로 인한 취업과 농촌과 도시 간 이동이 잦아지면서 급격히 변화하기 시작하였다. 불과 몇 십 년

만에 대가족은 거의 사라지게 되었고 소규모의 핵가족으로 변화가 촉진되었다. 가정과 떨어져 살거나 심지어는 가정이 해체되는 경우도 많다. 특히, 산업사회에서는 노동의 상품화로 어느 정도 경제적 부는 증가했지만 그로 인한 가정 해체 요인도 증가하여 많은 가정이 분리되었다. 또한 최근 사회가 지식, 정보사회로 변형되면서 가정의 형태도 다양하게 변했다. 즉, 단순히 규모만으로 따질 수 없는 다양한 가정의 형태가 출현하고 있는 것이다. 2인 가구, 1인 가구가 늘어나는 것은 물론이거니와 가정의 구성도 다양해지고 있으며 이에 대한 대중들의 인식도 바뀌어가고 있다. 이제 가정이 반드시 혈연관계이어야 할 필요는 없으며, 결혼이나 출산과 같은 방식이 아닌 다른 방식으로 가정을 구성하는 경우도 잦아졌다. 이에 대한 대표적인 예시는 바로 한부모가정의 등장이다. 한부모가정은 부 또는 모의 사망이나 실종, 또는 부모의 이혼과 같은 특정한 사유에 의해 어느 한쪽 부모와 그 자녀가 살게 되는 경우이다. 이 경우 자녀들은 자신의 의지와는 상관없이 새롭게 구성된 가정구조에서 생활하게 된다. 이것은 가정을 이루는 구성원 전체의 정신건강에 영향을 준다.

② 가정의 기능 변화

가정의 개념 변화는 가정의 고유한 기능까지 변화시키고 있다. 도시화와 산업화의 결과로 출현한 핵가족제도에서는 가정 간의 유대감이 좀 더 느슨하다. 자녀들은 결혼을 통해 모두 독립하기 때문에 이제는 자녀가 더 이상 부모의 노후 보장처가 되지 못하게 되었다. 또한 부모들도 자신의 삶을 중요하게 생각하고, 양육에 대한 현실적인 부담 때문에 자녀를 적게 두는 경향이 증가하고 있다. 이러한 가정의 소수화, 부부 중심화는 가정 간의 상부상조기능을 약화시키고 있다. 대가족제도에서는 집안의 모든 어른이 자녀를 양육하고 교육시켰으나 핵가족에서는 부모가 모두 수행하게 되었다. 반대로 자녀의 입장에서는 성장과정에 있어서 큰 변화가 생겼다. 그들은 본래 주로 부모와 그 가정에 의해 기본적인 생활이 영유되었다. 그러나 사회 및 가정의 구조 변화로 인해 부모나 가정이 전적으로 자녀의 양육을 책임지기가 어렵게 되었다.

가정에서 부모와 지내는 시간이 줄어들고 혼자 있는 시간이 늘어났다. 추가적으로 부모의 역할을 대신하여 다양한 유아, 청소년 교육기관이 등장하였다. 이것을 가정관리의 외부화 현상이라고 한다. 또한 영유아의 인권을 최대한 보호하려는 추세에 따라 점차적으로 부모의 권한이 제한되고 있다. 부모라고 해서 자녀들에게 사회적으로 용인되지 않는 체벌이나 교육방식을 사용할 경우 혹은 법적 책임을 지지 않고 방임할 경우 큰 처벌을 받고 있다.

③ 여성의 역할 변화

경제 상황이 변화되고 여성 스스로 자신의 욕구를 충족시키려고 하는 분위기가 형성되었다. 이에 따라 이제 여성이 가정을 벗어나 일을 하는 것이 거의 일반화되었다. 이러한 현상은 전 세계적으로 비슷하게 나타나고 있다. 이에 따라 여성은 기존의 가정에서 맡고 있던 아내로서의 역할, 어머니로서의 역할에 추가로 직장에서의 역할까지도 맡고 있는 실정이다. 즉, 이러한 관계가 남성과 여성이 가정의 일을 동등하게 나누어서 분담하는 것이 아니라는 점에서 문제가 제기되고 있다. 여성이 사회적 활동을 활발하게 하고 있음에도 여전히 가정에서의 역할이 변화가 없다는 점은 개선해야 할 과제이다.

(4) 부모와 자녀의 관계

정신건강을 설명할 때 가장 많이 언급되고 가장 많은 영향을 끼치는 부분이 바로 부모와 자녀의 관계이다. 인간은 나이가 들면 당연히, 자연스럽게 부모가 되는 것으로 생각하지만 부모와 자녀 간의 혈연적 연결은 생물학적 관계를 뜻할 뿐이다. 부모가 된다는 것의 의미는 단순하게 생각해서는 곤란하다. 특히, 부모와 자녀의 관계는 시대와 사회에 따라 극명하게 다르기 때문에 이에 대해 올바르게 이해하는 것이 필요하다. 부모에 대한 사회의 기대와 요구, 그리고 아이를 바라보는 사회의 관점 등이 부모와 자녀의 관계를 결정하고 그것은 가정의 정신건강에 큰 영향을 끼친다.

오늘날 가정에서 부부간의 애정이 점점 더 강조되어 가고 있기는 하지만 자녀를 출산하고 양육하는 부모의 역할은 여전히 가정생활에서 가장 큰 비중을 지니고 있다는 것을 부인하기는 어렵다. 또한 부모와 자녀의 관계는 모든 인간관계의 기본이 된다는 점에서 더욱 중요하다고 하겠다.

몇 년 전까지만 하더라도 부모는 완벽하고 자녀는 미숙하다는 신화에 바탕을 두고 부모와 자녀에 대해 일방적이고 운명적이며, 생물학적 유대관계라는 관점이 있기도 하였다. 그러나 지금 현재 부모와 자녀의 관계는 일방적이 아닌 쌍방적 관계이며 운명적 관계가 아닌 선택적 관계이고 생물학적 유대관계가 아닌 애정관계라는 새로운 관점이 설득력을 얻고 있다. 즉, 부모는 무력하고 연약하게 태어난 자녀의 생존을 위해 물리적 환경을 적절히 제공해 주어야 하며, 뿐만 아니라 건전한 자아를 가진 성숙한 사회인으로 성장할 수 있도록 도와주어야 한다. 이처럼 생물학적 유기체적인 존재가 인간다운 인간으로 성장하는 데에는 부모와 사랑을 주고받는 상호작용이 커다란 기반이 된다. 가정 내에서 부모와의 상호관계를 통해 자녀의 인격이 기본적으로 형성될 뿐 아니라 사회적 성원으로 살아가는 데 필요한 문화, 즉 사회적 가치나 규범, 지식, 기능을 습득하는 사회화 과정이 일어난다. 현대사회에서 학교나 매스컴, 또래집단 등이 자녀들의 인격 형성과 사회화에 점차 많은 영향을 주고 있기는 하지만 부모가 자녀에게 미치는 영향은 보다 근본적이고 지대하다. 역으로 부모는 부모로서의 역할을 수행하는 과정에서 자신의 정체감을 발전시키며 자녀와의 관계를 통해 부모 또한 인격적으로 성숙해지며 성장해 간다. 이는 한 인간의 발달단계에서 다른 사람이 맞물려 두 사람이 상호작용하는 동안 긍정적이든 부정적이든 간에 서로 자극을 주고받는 발달적 상호작용이 일어남을 의미하고 이것은 서로의 요구와 반응이 어울리고 변화되어 나아가게 된다.

부모와 자녀의 관계는 다른 인간관계에 비해 다음과 같은 다섯 가지의 독특한 특성을 지닌다.

① 부모와 자녀는 대부분의 경우에 생의 첫 부분부터 관계가 시작된다

가정의 관계가 끝나는 경우는 특별한 경우가 아니면 대부분 사망에 따른 것이다. 따라서 모든 인간관계의 기본적인 바탕이 되고 아주 오랜 시간 동안 지속된다.

② 부모와 자녀는 한 번 구성되면 되돌릴 수 없으며 서로에게 영향을 준다

부모와 자녀는 그 존재만으로도 함께 살아가는 것이며 같은 경험을 한다. 따라서 그들의 운명이 상당히 공유된다는 특징이 있다.

③ 부모와 자녀의 관계는 한 측면에서만 살펴보는 것이 불가능하다

여러 가지 측면에서 다양하게 살펴보아야만 완전히 이해할 수 있다.

④ 부모와 자녀의 관계는 다른 곳에서는 찾아볼 수 없는 비타산적이고 헌신적이라는 특성을 갖는다

부모는 자녀를 양육하는 데 대가를 요구하지 않는다. 자녀 역시 부모에게 헌신하는 것에 대가를 원하지 않는다.

⑤ 부모와 자녀 사이에는 교육이 많이 발생한다

자녀는 부모의 모든 행동을 보고 학습한다. 부모 역시 자녀에게 지식과 행동을 가르치는 데 관심을 보이며 자녀가 성장하는 것에 만족한다.

한편, 이러한 부모와 자녀 간의 상호작용은 다양한 수준에서 이루어진다. 우선 목소리를 듣고 모습을 보며 피부가 서로 닿는 접촉이 이루어지는 감각적 상호작용 수준이 있다. 또 기쁨과 사랑과 증오 등을 상호 느끼고, 그러한 분위기에 따라 성격이 형성되고 변화되어 타인 관계에 영향을 주는 정서적 상호작용 수준이 있다. 또한 생각을 주고받고 판단, 평가, 가치가 상호 교환되며 토론과 논쟁을 통하여 지적 성장이 이루어지는 지적 상호작용 수준이 있다.

(5) 올바른 부모와 자녀관계

단순히 부모가 무엇인지에 관한 지식을 얻고 대화기술을 조금 배운다고 해서 온전한 부모로서 역할을 할 수 있는 것이 아니다. 부모가 올바른 자녀지도를 하려면 궁극적으로 한 인격자로서의 인간이 되려고 노력해야 한다. 자녀교육의 기본적인 목표는 자녀로 하여금 자신의 행동에 대한 자유와 책임을 받아들여 자유로운 분위기에서 자율적 결단을 내리게 하며 자신의 결단에 대하여 책임을 다하게 하는 것이라고 볼 수 있다. 부모도 자녀가 소유하고 있는 자유와 책임을 인정하는 것이 필요하다. 그것이 전제되지 않는다면 자녀를 지도할 수 없다. 그러므로 부모의 사명은 자녀를 도와서 그들이 충분히 받아들이기를 회피해 왔던 자유와 책임을 받아들여 자유로운 선택을 하였을 때 오는 결과를 불확실하고 불안하지만 신뢰하도록 격려해 주는 것이다. 그렇지 못할 때 자녀는 무능하게 되어 부모에게 의존하는 종속적인 인간이 되기 쉽다. 올바른 관계를 정립하기 위하여 다음의 원칙들을 생각해보도록 하자.

① 부모가 먼저 깨우쳐야 한다

부모는 자녀를 만나면서 끊임없이 나는 지금 무엇을 하고 있는지, 누구의 욕구를 채우고 있는지, 내 행동은 자녀에게 어떠한 영향을 미치고 있는지 등의 질문을 하면서 자녀를 만나야 한다. 부모가 자녀에게 무엇인가를 요구할 때에는 자녀가 변화하고자 하는 동기를 얼마나 강하게 가지고 있는가도 고려해야 한다. 자녀가 부모로부터 애정을 제대로 받지 못하는데, 과도한 요구를 받는다면 분명 그것은 거부 반응으로 나타날 것이다. 그러나 부모의 입장에서는 자녀가 어떤 기분을 느끼고 있는지 알 길이 없다. 따라서 부모가 먼저 자신의 감정을 솔직하게 표현하고 자녀에게 이해시키려는 노력이 필요하다는 것이다. 더 쉽게 말하면 부모는 권위와 소유의식을 버리고 자녀를 하나의 인격체로 존중하려는 마음을 가져야 한다. 그 순간 자녀들과의 긍정적인 관계를 형성할 수 있는 한 가지 기초를 형성하게 된다.

② **자녀가 스스로 결정할 수 있도록 도와야 한다**

부모의 중심 기능은 자녀들에게 그들 자신들의 장점을 깨닫게 해주고 그 장점들을 사용하지 못하게 방해하는 요소들을 발견하게 하며 그들이 되기 원하는 인간이 어떤 존재의 인간인가를 분명히 밝혀 주는 것이다. 자녀가 겪는 어려움에 대한 문제해결은 부모의 일차적인 기능이 아니며 오히려 부모는 자녀가 솔직히 자기의 행위와 삶의 스타일을 직시하고 자기들이 원하는 대로 자기들의 삶의 본질을 수정하는 방법을 스스로 결정하도록 도와주어야 한다. 부모는 자녀들을 지지해주고 온정을 베풀지만 때때로 도전과 대결할 수 있을 만큼의 힘을 길러주어야 한다. 그러므로 부모의 본질적인 기능은 자녀에게 솔직하고 직접적인 피드백을 주는 것이다. 이때 부모는 자녀와의 관계에서 자기 자신을 기꺼이 드러내 보일 수 있어야 한다. 서로의 관계가 진실하게 이루어지려면 자녀에 대한 선입견에서 벗어나야 한다. 이 말은 자녀를 지금 이 순간의 모습으로 만날 수 있어야 한다는 것이다. 자녀에 대한 지금까지의 기존 정보로 만나거나 자신의 가치를 가지고 만나게 되면 자녀를 한 인간으로 만나는 것이 아니라 자녀가 지금까지 보여준 여러 가지 성향, 즉 학교 성적, 선악에 관련된 행위, 교우관계, 생활습관 등 어느 부분으로 만나게 된다. 이러한 만남은 자녀와의 진실한 관계를 방해하게 한다. 부모가 진실한 모습으로 다가갈 때 자녀는 부모로부터 받은 피드백을 관찰하고 검토하여 자기에게 합당한 것을 발견하며 그 피드백에 기초하여 자기의 결단을 내릴 수 있는 것이다.

③ **자녀와 인간으로서 마주해야 한다**

자녀는 스스로가 존중받고 믿음을 받을 때 최대한의 능력을 발휘한다. 또한 자신이 무엇을 원하는지에 대해서도 자각하기 시작한다. 현재 많은 자녀들이 가지고 있는 불행은 자신의 인생에 있어서 당연히 선택의 주체가 되어야 함에도 불구하고 그것을 완전히 포기하고 부모가 선택해 주는 대로 삶을 살아가는 데 있다. 이러한 현상은 결국 부모의 잘못된 양육태도 때문이다. 자녀가 스스로 문제를 해결할 수 있으려면 부모는 자녀에 대한 책임을 다 하되 영향력을 행사하지 않아야 한다. 즉, 진정한 부모가 되기 위해서는 궁극적으로 부모와 자녀가 사람 대 사람으로 서로 가깝게 결속할 수 있어야 한다. 그렇다고 자녀가 완전히 부모의 말을 듣지 않을 것이라는 걱정을 할 수 있겠으나 이미 자녀는 부모의 존재를 따라하려고 노력한다. 단지 부모는 인간적인 분위기를 조성하여 자녀에게 현재의 생활을 보다 깊이 체험하고 즐길 수 있는 능력을 키워주는 것이 필요하다는 이야기이다. 부모는 자녀들에게 자신이 소중한 사람이라는 것을 확신시켜 주어야 하며 또한 자녀들에게 자신의 참 모습을 보여 주고 서로의 마음을 나누는 순간들을 많이 만들어 주어야 한다.

④ 부모는 자녀의 행동에 관심을 보여야 한다

자녀들이 언제나 바른 행동을 하지는 않는다. 오히려 부모의 마음에 들지 않는 행동을 할 때가 더 많다. 여기에 대해서 부모는 적극적인 관심을 표현할 필요가 있다. 그러나 여기에도 조건이 있다. 그것은 단순한 행위에만 초점을 맞추어서는 안 된다는 점이다. 즉, 자녀가 왜 이러한 행동을 하게 되었는지에 관한 해석적인 접근이 필요하다. 이 과정은 매우 많은 인내심을 요구할 것이다. 그렇다고 하더라도 궁극적으로는 자녀 스스로 자기 행동의 의미를 해석하도록 격려하는 것이 중요하다. 여기서 중요한 과업이 자녀의 이야기를 많이 듣는 것이다. 자녀는 부모가 자기 이야기에 귀를 기울이고 있다는 사실 하나만으로도 자신이 존중받고 있음을 알고 자신을 가치 있는 존재로 느끼게 된다. 자녀가 자신을 소중한 존재로 느끼면 느낄수록 부모에게 자연스럽게 중요한 것을 이야기할 것이고 부모는 자녀에 대해 많이 알게 될 것이다.

2) 또래

지금까지 정신건강의 환경적 요인 중에서 가정에 대해 살펴보았다. 이제부터는 인간이 두 번째로 맞이하게 되는 환경적 요인인 또래에 관해 알아본다. 영유아는 성장하면서 가정과는 다른 형태인 또래라는 집단과의 접촉이 증가한다. 또래는 영유아가 사회화되는 과정에서 매우 중요한 역할을 한다. 또래는 가정 다음으로 많은 생활을 하면서 만나게 되므로 이들과의 관계가 정신건강에 큰 영향을 준다. 최근 들어서는 부모의 맞벌이 경향이 심해지고 있고 가정 밖에서 지내는 시간이 많아지면서 자연스럽게 또래와의 상호작용이 많아지고 있다. 따라서 또래와의 관계 속에서 정신건강이 변화하는 과정을 관찰하는 것이 중요한 과제 중 하나라고 하겠다.

여기에서는 또래관계에 대한 의미와 중요성, 또래에 영향을 미치는 요인들, 부모와 또래관계, 또래관계에 있어서 발생되는 몇 가지 문제 및 또래관계 촉진을 위한 방법들에 대한 기본적인 개념들을 중점적으로 살펴볼 것이다.

(1) 또래의 의미

사전적으로 살펴보았을 때 또래라는 단어는 사회적으로 동등한 자들이라는 의미를 갖는다. 또래에서 가장 중요한 요소는 일단 나이이다. 거기에 덧붙여서 행동의 수준, 사회에서 차지하는 위치, 취미, 흥미, 능력 등이 비슷할 때 또래라고 칭한다. 또래는 주로 영유아에게 사용하는데, 또래집단이라는 말이 대표적으로 활용된다. 영유아들은 또래집단에서 또래들과 상호작용하면서 사회적 능력이 향상된다. 그리고 가정에서는 쉽게 할 수 없는 새로운 활동이나 배려, 리더십 등을 시도해볼 수 있게 된다. 또래는 그 특성상 자신보다 약간 높거나 낮은 수준을 가진 사람들이 대상이 된다. 따라서 자신에게 없는 능력이나 행동을 배우고 자신이 가진 능력을 가르쳐주기 쉽다.

또래는 현재의 영유아들에게 더 의미가 있는 인간관계이다. 왜냐하면 앞서 설명한 핵가족화와 맞벌이로 인하여 영유아가 가정 밖에서 또래들과 지내는 시간이 대단히 많아졌기 때문이다. 자연스럽게 그들의 일상생활 및 발달에 미치는 또래관계의 영향이 더 큰 비중을 차지하게 되었다. 영유아들은 또래관계에서 기초적인 사회적 기술들을 습득하고 내면화시키기 때문에 또래들을 잘 사귀고 잘 지내는 것이 중요하다.

또래는 비슷한 발달을 하는 비슷한 연령의 집단이다. 그러므로 또래가 가지는 발달적 특징을 살펴볼 필요가 있다. 유아기는 인지발달 측면에서 보면 피아제가 이야기하는 전조작기 시기에 속한다. 이 시기 유아들의 특징은 자기중심적이고 물활론적인 사고를 하며, 비논리적인 사고를 하다가 차츰 연령이 증가함에 따라 친사회적이며, 집단 활동을 좋아하고 구체적인 사고단계로 전환이 되어 간다. 또한 에릭슨이 말하는 심리사회적 발달단계에서 보면 이들은 양육자를 통하여 세상을 인식하고 받아들이는 신뢰 대 불신뢰의 시기를 거쳐 배변훈련기를 통하여 자율성을 취득하고 차츰 주도성 획득을 통하여 자발적이고 독립된 개체로 성장되어 간다.

(2) 또래의 영향

영유아의 정신건강에 또래가 미치는 영향은 매우 크다. 또래와의 관계는 성인의 지시나 교육에 따르는 일방적인 관계가 아니다. 오히려 서로의 의견을 자유롭게 교환하는 수평적인 관계이다. 상호작용을 통해 다양한 지식과 기술을 습득하고 또래를 사회적 비교의 준거로 삼아 자신을 평가하며 또래로부터 다양한 사회적 지원을 제공받는다는 점에서 또래와 효과적으로 관계를 형성하고 유지하는 능력을 습득, 또래의 행동을 관찰, 모방하는 것은 매우 중요하다고 할 수 있다. 또래와의 상호작용을 통해 사회적 역할과 규범을 배우고 사회적 조망을 발달시키며 사회적 기술을 연습하고 이러한 관계를 계속 유지한 영유아는 이후 학교생활에 대해 더 긍정적이고 행복하다고 느끼는 것으로 밝혀졌다(정옥분, 2004: 221).

또한 또래는 친구들에게 동조하고자 하는 욕구가 크기 때문에 서로 간의 자발적인 압력을 통해 행동의 지침을 제공해주고 영유아의 사회적 기술습득을 도와준다. 즉, 다른 사람과 관계를 형성하기 위해 의사소통하고 자신과 타인의 행동을 조율하며 협동하는 기술을 배우게 되는 것이다. 그리고 영유아는 또래와의 상호작용을 통해 자신의 생각을 비교해 보고 자아 개념 등의 발전, 즉 자아 개념 및 개인적 정체감의 발달을 이루게 된다.

구체적인 또래의 역할을 살펴보면, 또래는 가정 간의 수직관계와는 다른 유연성을 지닌 동등한 관계로서 서로에게 행동에 대한 동기를 제공하며 모델이 되고 스스로의 성취에 대한 기준으로서 기능한다.

① 행동에 대한 동기

이것은 영유아가 또래들의 인정을 받고 싶어 한다는 것을 뜻하는 것이다. 한 영유아에게 또래는 굉장히 매력적인 역할을 갖는다. 그리고 또래관계에서 서로의 행동에 대해 보상과 벌을 주면서 사회화를 이루게 된다는 점에서 또래의 역할을 찾을 수 있다. 또래가 보여 주는 호의적인 반응에 따라 스스로의 행동을 더 강화하거나 아니면 소거한다. 만일 자신의 행동이 또래에게 많은 호응을 받는다면 그 행동은 의심할 여지없이 반복적으로 일어나게 될 것이다.

② 모델로서의 또래

영유아는 또래의 행동을 관찰함으로써 많은 행동과 사고방식을 배운다. 그것은 긍정적이거나 부정적인 행동의 구별이 없다. 친구에게 양보하거나 도움을 주는 좋은 행동을 모방하는 것은 물론, 친구의 것을 빼앗거나 때리는 반사회적 행동까지도 그대로 모방한다. 시기와 장소도 제한이 없다. 어린이집, 유치원, 놀이터 등의 장소에서 언제 어디서든 또래의 행동은 관찰과 모방의 대상이 된다. 즉, 또래는 거의 모든 삶의 과정에서 서로에게 영향을 주고받는다.

③ 성취의 기준

성취의 기준으로서 또래의 역할도 중요하다. 보통 우리는 스스로 해야 할 행동을 결정하거나 판단을 내릴 때 자신과 비슷한 사람을 대상으로 삼는 경우가 많은데, 이것이 또래 성취 기준이다. 발달 정도나 능력, 흥미 등이 비슷하다면 더욱 그러한 현상이 강해진다. 또래가 어떻게 행동하는지는 영유아의 행동 범위를 결정하는 데 강력한 통제요인이 된다.

(3) 또래관계에서 드러나는 갈등과 정신건강

또래관계에서 우리가 주의 깊게 보아야 할 점은 바로 갈등관계이다. 함께 노는 영유아들은 금방 갈등이 생기고 풀리고 한다. 갈등은 생활을 집단적으로 하게 되면서 필연적으로 나타나게 되는 현상이다. 갈등을 통해 영유아는 일상에서 나타나는 문제를 해결하는 기술을 배운다. 갈등이 부정적인 영향만 있는 것은 아니다. 오히려 갈등에 대처하는 방법을 배우는 기회라는 측면에서 좋은 점을 찾을 수 있다.

① 소유의 개념과 갈등

가장 흔하게 드러나는 또래 간의 갈등은 바로 소유와 관련된 갈등이다. 이 시기의 영유아는 자신을 중심으로 생각하며 자신이 가지고 놀고 싶은 장소나 물건을 사용하는 데 다른 사람을 생각하지 않는다. 반면에 자기 소유의 장난감을 빼앗기고 싶어 하지 않는다. 이 과정에서 소유 갈등이 생긴다.

② 힘의 과시

발달의 속도 차이로 다른 영유아보다 유난히 힘이 센 경우가 있다. 또는 선천적으로 힘이 강할 때도 있다. 이 경우 힘이 또래관계에 그대로 적용되기도 한다. 자기 마음대로 놀려고 하거나 다른 영유아에게 물리력을 행사하는 것이다. 또래관계에서 힘이 부족한 영유아는 힘 센 영유아의 말을 주로 따르는 경향이 있다. 이 과정에서 갈등과 스트레스가 발생한다.

③ 집단의 구성

파든(parten)이 관찰한 영유아들의 놀이특성을 살펴보면 영아들은 주로 혼자 놀이를 하던 것에서 차츰 병행놀이, 연합놀이 형태로 사회적 놀이 양상을 띠어 간다. 그렇게 성장한 유아들은 협동놀이를 선호하게 되면서 규칙 있는 게임을 통한 친사회적 놀이를 즐기게 된다. 영유아들은 자신의 성향과 잘 맞는 주변 또래와 소집단을 형성한다. 교실 내에서도 이러한 소집단이 몇 개로 나누어진다. 문제는 각 소집단에 또 다른 영유아가 들어가고자 할 경우이다. 어떤 영유아들은 쉽게 집단에 속하고 거부감 없이 융화되지만 가끔 집단에 들어가는 것을 거부당하는 경우가 있다. 물론 영유아들의 삶에서 자연스러운 행동이기는 하지만 이것은 자칫 왕따와 같은 문제로 발전할 수 있기 때문에 주의가 요구된다.

④ 놀림

마지막 갈등은 한 영유아가 다른 영유아를 놀리는 경우이다. 대부분 이러한 상황은 장난과 놀이로 간주된다. 대체적으로 이름이나 신체적 특징을 가지고 별명을 지어 놀리는 상황이 주로 발생하는데, 어떤 경우 이것을 거부하고 싫어하는 데도 불구하고 계속적으로 놀림을 받게 되면 심한 스트레스와 열등감으로 발전할 수 있다. 또래관계에서 놀림으로 인한 상처를 받지 않도록 세심한 주의가 요구된다.

(4) 또래 갈등의 해결 대안

또래 간의 갈등은 사소하지만 꾸준하게 발생하고 눈에 잘 띈다. 그 이유는 영유아들은 자기중심성 때문에 또래들과의 관계에서 상대방의 관점을 잘 이해하지 못하고 갈등이 일어났을 때 의견을 조정하는 기술이 성인에 비해서 조금 부족하기 때문이다. 따라서 대인관계에서 종종 어려움을 겪는 것이다. 하지만 영유아들이 다양한 갈등 상황들을 극복해 나가는 과정을 잘 수행하게 되면 우리 삶에서 꼭 필요한 사회적 능력을 획득하게 된다. 따라서 또래 갈등을 무조건 피하려고만 하지 말고, 적절하게 대처할 수 있도록 도와주어야 한다.

갈등이 발생했을 때에는 절대 신체적, 물리적 힘을 사용하지 않도록 지도해야 한다. 그 다음으로 중요한 것이 영유아 스스로 해결방법을 찾도록 유도해주는 것이다. 성인의 입장에서 생각할 수 있는 방법들은 많다. 언어적 해결, 질서 강조, 갈등 상황에서 잠시 분리 등이 있다. 하지만 이러한 방법을 무조건 영유아에게 적용하려고 하면 반작용이 일어나게 된다. 그리고 영유아가 스스로 문제를 해결하지 못하게 되면 갈등이 발생할 때마다 부모와 교사에게 의존하게 된다. 따라서 문제를 해결해 볼 기회를 제공하는 것이 필요하다.

또한 문제가 일어났을 때 그 자리에서 곧바로 해결하려고 시도해야 한다. 그 이유는 영유아가 발달수준상 논리적인 사고를 하는 것을 힘들어하기 때문에 행동이 일어나자마자 그에 대한 피드백이 주어지는 것이 좋다. 자신이 그 행동을 한 것이 잘 한 것인지, 아니면 잘못된 것인지를 이해하는 것은 그 행동이 일어난 직후에 아는 것이 효과적이다. 시간이 지나버리고 나면 생활지도의 효과가 떨어진다. 갈등을 해결하기 위하여 다음의 세 가지 요소를 중점적으로 검토해보도록 하자.

① 문제의 본질 파악

영유아들은 우리가 생각하지 못한 이유로 갈등을 일으키고는 한다. 그것이 잘못되었다는 것은 아니다. 그러나 양육자와 교사들이 원인을 잘못 파악한 채 지도를 하면 그 문제가 더욱 커지고 영유아들이 불필요한 상처를 받게 될 수 있다. 따라서 무엇 때문에 또래집단에 갈등이 생겼는지를 확실히 이해해야 한다.

② 다양한 해결방법

이것은 앞서 말했듯이 부모나 교사가 제안하기도 하고, 영유아들이 스스로 제시할 수도 있다. 이 과정에서 그들을 다그치지 않도록 한다. 감정이 격해져 있는 상황이라면 조금 진정시키고 상대방에 대한 배려와 관심, 진정한 친구관계 등에 대해 쉽게 설명해주고 이 과정을 다시 진행하는 것도 좋다. 중요한 것은 갈등 당사자들이 공감할 만한 해결책들을 선택하게 하는 데 있다. 무엇보다도 교사가 영유아들의 이야기를 들어주는 것이 중요하다. 각자의 입장을 교사가 들어주는 것만으로도 문제해결이 될 수 있으며, 아이들은 이때 공정함을 배우게 된다.

③ 해결 여부 확인

단순히 해결책을 선택하는 것만으로는 부족하다. 영유아들의 주의집중력과 인내력, 지속력 등을 고려하여 교사가 계속적으로 또래집단을 점검해야 한다. 또래 갈등은 조기에 제때 해결해야 왕따, 폭력과 같은 더 큰 문제들을 예방할 수 있다. 궁극적으로는 또래 갈등에 잘 대처하는 것이 영유아의 정신건강에 긍정적인 영향을 줄 것이다.

3) 교육현장(유치원, 어린이집)

영유아의 정신건강에 영향을 끼치는 요소 중 세 번째로 제시할 내용은 교육현장에 관한 것이다. 여기서 말하는 교육현장은 영유아들이 다니는 유치원 및 어린이집과 같은 유아교육기관을 뜻한다. 영유아의 정신건강을 이야기할 때 교육현장의 역할을 빼놓을 수 없다.

(1) 교실환경

영유아들을 위한 좋은 환경, 그중에서도 정신건강에 영향을 주는 환경의 조건들은 다음의 요소들을 고려해야 한다. 특히, 생물학적 요인 부분에서 살펴보았듯이 정신건강은 물질적·신체적 건강이 뒷받침되어야 한다. 이러한 점에서 교실환경은 중요한 역할을 담당한다고 할 수 있다. 특히, 교육기관은 영유아의 사회화에 중요한 기능을 담당하는 곳으로서 다른 어떠한 장소보다 영유아들을 배려한 세심한 공간 설계가 요구된다. 여기에는 다양한 종류의 공간이 있을 것이다. 운동장과 같은 경우는 학생들의 수에 알맞게 어느 정도의 큰 규모를 유지하고 어떠한 기구들이 제공되어야 할 것인지 결정해야 한다. 그리고 교실의 경우에는 수업의 공간, 놀이의 공간, 사적인 공간 등에 얼마나 공간을 할당할 것인지를 고민해야 한다. 만일 교실환경이 답답하고 영유아들이 생활하기에 불편하다면 그것이 심리적 상태에 영향을 줄 수밖에 없을 것이다. 일차적으로 안전과 위생은 물론이거니와 편안하고 안정된 분위기가 되어야 한다.

① **넓고 명확한 공간**

교실환경에 있어서 가장 중요한 것은 인원에 맞는 넓이이다. 영유아들이 최대한 자유롭고 충분하게 움직일 수 있을 만큼의 넓은 공간이 좋다. 공간의 구성은 단순하고 명확해야 한다. 교실이 복잡하고 산만하다면 영유아들의 집중도가 현저하게 떨어진다. 물건이 어디에 있는지, 나가는 문과 들어오는 문은 어디인지가 확실하게 드러나야 한다.

② **자연물**

한편, 교실과 교실 주변에 자연물을 두는 것도 바람직하다. 교실 안에 흙이나 풀을 갖다 둘 수 없다면 교실과 가까운 바깥에 작은 정원을 조성하는 것이다. 여기서 틈틈이 학생들이 다양한 활동을 실시한다면 정서 순화에 도움이 된다.

③ **알맞은 크기**

교실의 구조물은 성인의 기준이 아닌 영유아의 기준에 맞추어 적절한 크기로 구성되어야 한다. 단순히 책상과 의자만의 문제가 아니라 놀잇감을 비롯한 영유아들이 조작할 수 있는 모든 것이 알맞은 크기여야 한다.

④ **안전과 건강**

안전과 건강을 고려하는 것도 중요하다. 교실 공간을 구성할 때에는 가구나 교구가 친환경적인지, 오염되지는 않았는지도 고려해야 한다. 영유아들이 등원하기 전에 반드시 청결상태를 확인해야 한다. 또한 교구나 교실 내 중간에 있는 모서리 등 위험한 요소는 없는지 살펴보고 미리 안전에 대한 대비책을 세워두는 것이 필요하다.

⑤ **영유아 전용 공간**

영유아가 다른 사람들의 눈치를 보지 않고 휴식할 수 있는 공간이 있으면 좋다. 영유아들에게도 자신만의 공간은 필요하다. 개개인에게 모두 공간을 제공해 줄 수는 없겠지만 교사나 다른 영유아들을 신경 쓰지 않아도 되는 공간이 있어야 한다.

좋은 공간은 마음을 편안하게 하고 심리적으로 안정감을 준다. 그리고 계속 그 공간에 머물고 싶게 만든다. 따라서 교실 공간을 적절하게 구성하는 것은 영유아의 정신건강을 구성하는 또 하나의 요소라고 말할 수 있다.

(2) 교사

부모와 자녀 간의 관계만큼이나 중요한 것이 교사와 학생들의 관계이다. 영유아들이 교육현장에서 만나는 교사는 제2의 부모라고 할 정도로 영유아들과 밀접한 관련을 맺게 된다.

다만, 교사들은 항상 모든 영유아들과 동일한 의사소통을 하지 않는다. 교사들과 밀접하게 연관되어 교사와 의사소통이 매우 활발한 영유아도 있고, 단순히 교사의 관심만을 추구하는 일방적인 영유아도 있다. 한편으로는 교사들과 의사소통이 많이 일어나지 않는 영유아들도 존재한다. 이러한 사실은 교사의 관심 정도가 영유아가 정신구조를 구성해 나가는 데 어느 정도 역할이 있다는 점을 시사한다.

좋은 교사를 만나는 것이 영유아들의 긍정적인 정신건강을 강화하는 데 중요한 역할을 한다는 사실에는 의심의 여지가 없다. 교사는 영유아의 정신건강을 위해 다른 사람(부모 혹은 또래)과 상호작용을 하도록 돕고 자신의 충동성과 공격성을 조절하고 감정을 표현할 수 있는 기회를 제공해야 한다. 또한 교사는 영유아가 독립심을 개발하고 성공과 실패에 의연하게 대처할 수 있도록 도와주어야 한다. 이러한 기술은 자기를 통제하는 가장 기초적인 방법들로서 중요한 역할을 한다. 초기에 교사들의 도움을 받아 마음을 통제할 줄 알게 되는 영유아들은 평생 동안 자신의 정신건강에 대해 잘 관리할 수 있게 된다. 그만큼 영유아에게 있어 정신건강이란 앞으로 맞닥뜨리게 될 환경에 대처하는 방법을 배우는 것과 관련이 깊다. 그러므로 교사는 항상 세밀한 관찰을 통하여 영유아 한사람 한사람을 각각 고유의 개체로써 상호작용하여야 하며 이를 통해 영유아의 자존감이 성장할 수 있도록 해야 한다.

① **긍정적 관계 유지**

우선 교사와 영유아는 친교관계를 유지해야 한다. 교사가 단순히 지식 전달을 하는 것만으로는 영유아의 잠재성을 끌어내는 것이 불가능할 뿐만 아니라 정신건강에도 별로 도움이 안 된다. 교사와 영유아가 인격체로서 만나야 한다. 또한 교사가 영유아를 자신의 지도를 받아야 하는 낮은 존재로 보아서는 곤란하다. 교사는 영유아를 보면서 자신도 배울 점을 찾아야 한다. 그러기 위해서는 많은 대화가 필요할 것이다. 많은 현실적인 제약과 어려움이 있겠지만 궁극적으로 교사들은 영유아들의 삶을 이해하고 그들에게 진정으로 필요한 것이 무엇일지에 대해 고민하는 과정이 요구된다.

② **교사의 정신건강**

또 다른 중요한 것이 있다. 그것은 바로 교사 자신의 정서적 상태이다. 교사의 상태가 영유아의 정신건강에 지대한 영향을 미친다. 교사는 스스로 마음이 건강한 상태에서 자신이 하는 일이 가치 있다고 생각해야 한다. 특히, 영유아들의 능력과 더불어 능력의 한계도 잘 알고 있어야 한다. 교사는 현실적으로 가능한 목표를 설정하고 영유아와 효과적으로 의사소통을 해야 한다. 교사의 현재의 마음상태, 그리고 그것이 표현된 행동과 반응에 의해 교실의 분위기가 형성된다. 이는 다시 영유아의 행동에 직접적으로 영향을 준다. 영유아의 행동을 조롱하거나, 협박하거나, 위협하거나, 지시하는 행동은 매우 부적절하며 영유아의 정서발달에 부정적인 영향을 준다. 대신 상호 협동, 존중, 믿음, 수용, 독립심 등을 지지하는 정서적 분위기가 반드시 필요하다.

4) 대중매체

대중매체는 TV와 컴퓨터, 스마트폰으로 대표되는 것으로서, 주변에서 일상적으로 찾을 수 있다. TV에서는 성인뿐만 아니라 영유아들을 위한 프로그램을 항시 방송하고 있으며, 컴퓨터와 스마트폰은 영유아들도 익숙하게 활용하는 경우가 늘어날 만큼 대중화되었다. 특히, 부모와 또래, 교사 등 사회적 상호작용의 범위가 아직은 그리넓지 않은 영유아들에게 더 큰 영향력을 미치고 있다는 점에서 중요하다. 특히, 영유아의 정신건강과 관련해서 생각해본다면, 부모만큼 많은 시간을 접하는 것이 대중매체이기 때문에 더 주의 깊게 살펴볼 필요가 있다.

(1) TV

TV는 대중매체 중에서도 가장 대표적이고 일상적으로 접할 수 있는 수단이다. 많은 부모들이 TV를 통해 자녀에게 처음으로 가치 있는 정보를 전달하거나 재미있는 프로그램을 소개한다. 일반적으로 TV는 영유아들에게 다음과 같은 긍정·부정적 효과를 지니고 있다(채경선, 김주아, 2007: 151).

① 언어의 발달을 촉진

만일 영유아가 적절한 시기에 언어적 발달을 도와줄 대상을 찾지 못한다면, TV는 나름대로 훌륭한 언어적 도구가 될 수 있다. 만일 부모가 맞벌이 등을 이유로 자녀와 많은 시간을 보내지 못할 때, TV에는 그것을 대체할 만한 여러 프로그램이 존재한다. TV의 학습 효과는 언어적 발달을 보조할 수 있을 것이다.

② 학습의 동기부여

TV를 통해 학습에 대한 흥미를 높일 수 있다. 어린이집과 유치원에서 수업을 할 때 가장 좋은 것은 실물자료를 보여 주거나 실제 현장에 가는 것을 꼽을 수 있다. 하지만 현실적으로 그러한 수업은 매일, 자주 이루어지기가 힘들다. 이때 현장감을 불러일으키고 학생들의 주의 집중을 도모할 수 있는 방법이 바로 TV이다. 영유아는 일반적으로 TV에서 제시되는 여러 가지 학습요소들에 많은 관심을 보이며, 이것은 적극적인 학습으로 이어진다.

③ 정보 전달

TV 매체를 영유아의 교육 측면으로 접근하였을 때 또 다른 중요한 영향력은 다름 아닌 정보의 전달과 관련되어 있다. TV가 전달할 수 있는 정보의 양은 무궁무진하다. 특히, 영상을 전달한다는 점은 TV가 거의 독보적으로 지닌 장점이다. TV를 통하면 일상적인 수업에서 거의 구현이 불가능한 내용도 가르칠 수 있다. 가령, 꽃이 피는 장면 등을 보여 주고자 할 때, 또는 위험한 실험 내용을 가르쳐야 할 때 TV의 활용은 극대화된다.

④ **상상력 차단**

TV는 시각적으로 많은 양의 정보를 집중적으로 전달한다는 점에서 장점이 있지만 한편으로는 영유아들의 생각을 차단한다는 점에서 문제점이 지적되고 있다. 구체적인 정보를 접하는 영유아들은 정보를 추론하거나 상상하는 능력이 차단당한다. TV의 아주 사실적이고 구체적인 정보들은 영유아의 고정관념을 확대시키기도 한다.

⑤ **폭력성에 대한 학습**

TV 프로그램에서 점차적으로 자극적이고 폭력적인 장면을 많이 방송하고 있다. 이것은 영유아를 위한 프로그램에서도 마찬가지이다. 폭력적인 것을 자주, 많이 접하게 되면 그들은 거기에 무감각해지고 당연한 것으로 받아들이게 된다. 이러한 부정적인 효과는 경계해야 한다.

(2) PC

급속한 정보화 시대로의 흐름에 맞추어 영유아들도 PC를 접하는 기회가 많이 늘어나고 있다. 특히, 우리나라는 인터넷의 보급률도 아주 높은 편이어서 인터넷을 활용한 정보 처리 활동도 상당히 높아지고 있는 추세이다. 이에 따라 유치원에서도 PC와 인터넷을 활용한 교육이 증가되고 있다. 대중매체의 하나로서 PC가 영유아들에게 갖는 중요성은 다음과 같다.

① **학습 효과**

PC는 TV와 달리 사용자의 조작에 따라 얼마든지 다르게 활용할 수 있다는 특징을 가지고 있다. 특히, 인터넷과 결합된 PC는 제공할 수 있는 정보의 양이 무한대로 늘어나며, 사고력과 문제해결력을 길러준다는 점에서 의미를 갖는다. 단순히 교사가 일방적으로 자료를 제시하는 것보다는 PC의 프로그램이나 인터넷을 통해 영유아들이 직접 필요한 학습자료를 얻도록 도와주게 되면 효과가 극대화된다.

② 놀이와 사회성 증진의 수단

이제 PC가 각 가정 및 개인의 수준에까지 보급됨에 따라 영유아들도 PC를 가지고 놀이의 수단으로 많이 활용하기 시작하였다. 특히, PC로 할 수 있는 놀이와 게임의 경우 대부분 인터넷으로 연결되어 온라인 형태로 제공되는 것들이 많다. 따라서 영유아들은 처음으로 온라인상에서 다른 사람들과 만나고 대화를 나누게 되기도 한다. 이것은 다른 방법으로는 성취할 수 없는 귀중한 경험이 아닐 수 없다. 더구나 4차 산업으로 대변되는 미래의 학습 형태는 이와 같은 활동이 많아질 수밖에 없으므로 무조건적인 반대만 할 것이 아니고 건전하게 활용할 수 있는 사고의 전환이 필요하다.

③ 부정적 효과

영유아들에게 PC 사용이 좋지 않은 효과를 불러오기도 한다. 영유아의 발달단계에서는 실물과 현장자료가 꼭 필요하다. 하지만 PC에서 제공할 수 있는 것은 오로지 가상의 화면과 상징적인 기호들뿐이다. 따라서 그들의 발달에 좋지 못한 영향을 미칠 가능성이 있다.

또 다른 종류의 부정적 효과로는 아동을 수동적으로 바꿀 위험성이 존재한다는 것이다. 이 시기 영유아들은 야외 활동이나 아동 주도의 적극적인 신체 활동이 요구된다. 하지만 PC는 이러한 요구를 충족시켜 주지 못한다.

(3) 스마트폰

2010년 이후 급속도로 보급된 것이 바로 스마트폰이다. 10년도 채 되지 않은 짧은 기간 동안 스마트폰은 남녀노소 가릴 것 없이 가지고 다니는 물건이 되었다. 스마트폰은 작은 PC라고 할 수 있을 정도로 그 활용도가 무궁무진하다. 영유아들에게도 스마트폰은 아주 익숙한 물건이 되었다. 개인별로 가지고 있는 경우는 별로 없으나 부모님이나 형제자매의 스마트폰을 통해 많이 조작하는 활동을 하게 된다. 예를 들면, 식당에서 부모가 식사를 하는 영유아의 주의를 끌기 위해 스마트폰의 영상을 재생시키는 장면을 흔히 볼 수 있다. 이러한 현상에 따라 다양한 효과들이 발생하고 있다. 다만, 스마트폰과 영유아의 정신건강에 어떠한 관계가 있는지는 아직 정확하게 밝혀지지 않았다. 추후 많은 연구가 필요한 부분이라고 하겠다.

Chapter 03

스트레스와 정신건강

1. 스트레스의 정의
2. 영유아의 스트레스

제3장에서는 영유아의 스트레스를 다루어보도록 한다. 정신건강과 관련하여 스트레스에 대해 알아보는 것은 반드시 필요한 과정이라고 할 수 있다. 특히, 정신건강과 스트레스에 관한 문제는 남녀노소, 장소와 시대를 막론하고 굉장히 중요한 이슈 중의 하나였다. 일반적으로 스트레스에 대해 우리들은 굉장히 부정적인 생각을 가지고 있는 경우가 많으나 사실 스트레스는 그 자체로는 가치중립적인 하나의 개념일 뿐이다. 오히려 스트레스는 많은 사람들이 삶을 적극적으로 살아가게 만들어 주는 원동력이 되기도 한다. 그럼에도 불구하고 스트레스에 대해 조심해야 하는 이유는 그것이 지속적으로 너무 과다하게 영향을 주게 되면 인간의 삶에 막대한 피해를 입히기 때문일 것이다. 특히, 현대인들에게는 스트레스를 일으키는 원인도 굉장히 많지만 그것이 일상화되고 있다는 것에 주목해야 한다(김순규, 2008: 67). 스트레스 요인이 과거보다 많이 발생하기도 하지만 그보다도 현대인들이 스트레스를 이겨내는 힘이 과거보다 많이 약화되어 있는 것도 문제이다.

한편, 영유아의 스트레스도 간과할 수 없는 현실이다. 지금까지 스트레스 이론은 대부분 성인들의 스트레스를 중점적으로 다루어왔다. 심지어 영유아들은 스트레스를 느끼지 않는다고까지 생각을 하였다. 그러나 영유아들도 분명히 스트레스를 느끼고 있다. 실제로도 영유아들은 항상 스트레스 장면에 놓여 있다고 분명히 말할 수 있다. 주변을 둘러보면 아주 어린 영유아부터 청소년에 이르기까지 그들이 많은 긴장 상황에 직면하고 있는 장면을 아주 쉽게 관찰할 수 있을 것이다.

스트레스에 관해 발달적 측면에서 살펴보면 영유아의 스트레스는 기초적인 욕구와 관련이 있다. 즉, 욕구가 충족되지 않은 영유아는 스트레스를 받는다. 욕구는 단순히 의식주뿐만 아니라 더 넓게는 부모와 같은 대인관계에서의 욕구까지도 포함한다. 이것은 영유아가 균형 잡힌 생활을 해야 한다는 것을 의미한다. 부모와의 의사소통이 부족한 영유아는 다른 것으로 욕구를 채운다고 할지라도 스트레스를 받게 된다. 물론 욕구가 정상적으로 채워지고 있는 영유아들도 스트레스를 받는다. 다만, 더 중요한 것은 스트레스를 어떻게 해결하느냐에 달려 있다. 성숙하고 올바른 방법을 통하여 스트레스를 이해하고 그것을 해결하는 것이 더 중요하다. 특히, 영유아기에는 급격한 발달이 이루어지므로 환경과의 끊임없는 소통도 이루어져야 한다.

부모의 양육태도도 영유아의 스트레스에 영향을 준다(장현갑, 강성균, 1996). 만일 부모가 영유아를 너무 과잉보호한다면 그 영유아는 욕구가 부모에 의해 자주 좌절되고 수동적으로 생활하기 때문에 주눅 들기 쉽고 두려움이나 공포에 민감해진다. 부모가 영유아에게 신경을 쓰지 않아도 문제가 된다. 부모의 사랑을 느끼지 못하는 영유아는 욕구 불만이 더욱 심해져 수동적이고 공격적으로 변한다. 짜증이 많고 충동적이며 산만한 모습을 보여 주기도 한다.

한편, 사회의 문화적 수준이 높아지면서 한 개인에게 요구되는 지적, 육체적, 관심이 높아졌고 이것은 각 개인에게 스트레스로 작용하고 있다. 특히, 교육적 활동이 늘어나면서 영유아의 관심과 흥미와는 상관없는 집중적인 학습시간이 상대적으로 많아지고 있고 이것은 스트레스를 높이는 중요한 원인으로 지목받고 있다. 한편으로는 인간관계 측면에서 스트레스를 바라볼 수 있다. 일단 영유아와 직접적인 관련이 있는 부모들이 많은 스트레스를 받고 있으며 부모의 스트레스는 영유아들에게 많은 영향을 준다. 그리고 주변 또래 친구들이 스트레스를 받으면 그것은 자연스럽게 영유아에게도 영향을 준다. 경쟁과 보이지 않는 비교와 같은 요소들이 영유아들을 좌절시키고 스트레스에 잠기게 만들고 있다. 지금부터는 영유아의 스트레스에 관련된 여러 개념적 정의들을 살펴보고 스트레스의 증상과 그 대처방안에 대해 살펴보도록 한다.

1. 스트레스의 정의

1) 스트레스의 개념에 대한 이해

스트레스라는 용어는 라틴어에서 유래된 것으로서 어려움, 곤란, 역경 또는 고생을 의미한다. 그리고 놀랍게도 스트레스에 관한 개념은 본래 과학에서 출발한 것이다. 인간이 아닌 물체에 가해지는 힘이나 에너지를 스트레스라고 정의하였다(장휘숙, 2006). 구체적으로 물리학과 공학 분야에서 먼저 스트레스라는 용어를 사용했는데, 여기서의 스트레스에 관한 정의는 물리적인 힘과 힘에 저항하는 것과 관련 있는 말이다. 이것이 의학으로 전해지게 되었고 의사들은 스트레스를 사람에게 영향을 미치는 일종의 영향력이라는 단어로 활용하였다. 정신건강에서 본격적으로 스트레스라는 용어를 도입한 것은 사람들의 행동적, 정서적 반응을 일으키는 요인을 설명하기 위해서였다. 결론적으로 스트레스라는 용어는 눈에 보이지는 않지만 인간에게 영향을 주는 어떠한 것으로 바뀌었다. 더 구체적으로는 인간이 느끼는 압박감과 그로 인한 근육의 긴장, 흥분 등을 의미하게 되었다. 최근에는 기존의 개념에 더하여 정서 상태까지도 스트레스라고 이야기한다. 또한 자극과 그 자극이 일어나는 상황까지도 스트레스에 포함시킴으로써 아주 광범위한 정의를 내리고 있는 실정이다. 그만큼 스트레스라는 개념은 명확하게 우리에게 인식되지 않지만 분명히 그것이 존재한다는 사실만큼은 알 수 있는 개념이다.

스트레스를 이해할 때 중요한 것은 스트레스를 객관적으로 측정하는 것이 상당히 어렵다는 사실이다. 사람들은 같은 사건을 경험하더라도 전혀 다른 반응을 나타낸다. 그것은 사람들마다 스트레스를 느끼는 정도가 다르기 때문이다. 스트레스의 개념은 외부적 상황과 내부적 기준에 의해 복합적으로 구성된다. 일반적으로 우리는 사건 자체를 스트레스라고 생각하기 쉬우나 그것이 스트레스의 원인이 아니고 오히려 사건에 대한 개인의 주관적 해석이 스트레스를 결정하는 주 요인이 될 수도 있다.

이제 개념적으로 스트레스를 이해해보도록 하자. 스트레스는 크게 외부적으로 인간에게 압력을 주어 생리적 반응(긴장, 흥분, 각성, 불안, 초조) 등을 일으키는 스트레스 요인과 그것에 반응하여 본래의 평안한 마음상태로 돌아가려고 하는 스트레스 반응으로 나누어볼 수 있다.

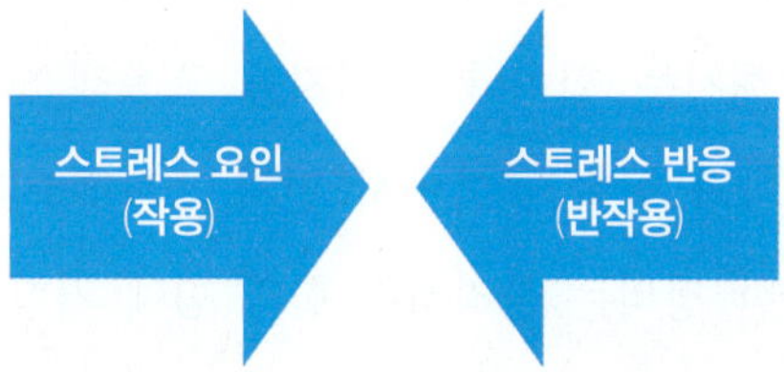

[그림 3-1] 스트레스의 두 가지 개념

일종의 작용과 반작용으로 이해하면 좋을 것이다. 인간이 스트레스 요인을 접하게 되면 본능적으로 신체에 변화가 일어나게 되고 우리는 의식적, 무의식적으로 본래의 상태로 되돌아가기 위해 스트레스 요인과 맞서 싸우거나 아니면 정반대로 완전히 숨어버리게 된다. 이러한 과정은 지극히 정상적인 것이지만 그 균형이 무너지게 될 때 문제가 발생한다. 스트레스 요인이 너무 높게 되면 그 사람이 아무리 노력해도 계속 긴장과 불안상태에 놓이게 되므로 좋지 않다. 반대로 스트레스가 별로 없음에도 불구하고 평형상태를 유지하려는 노력만 계속된다면 이것 또한 좋지 않다. 즉, 정신건강을 위해 스트레스가 적절한 수준으로 유지되는 것이 가장 바람직하다(장현갑, 강성균, 1996).

2) 스트레스에 관한 3가지 관점

이제 스트레스 개념을 설명하는 관점들을 살펴보도록 하자. 스트레스의 개념을 이해하는 관점은 크게 세 가지로 나누어볼 수 있다. 첫 번째는 스트레스를 개인에게 부담을 주는 외적 사건과 자극으로 보는 입장이다. 두 번째는 스트레스를 그러한 상황과 자극에 반응하는 개인의 마음으로 보는 입장이다. 세 번째는 자극과 반응에 대한 역동적인 상호작용의 관점으로 바라보는 것이다. 각각의 관점들을 자세히 살펴보도록 한다.

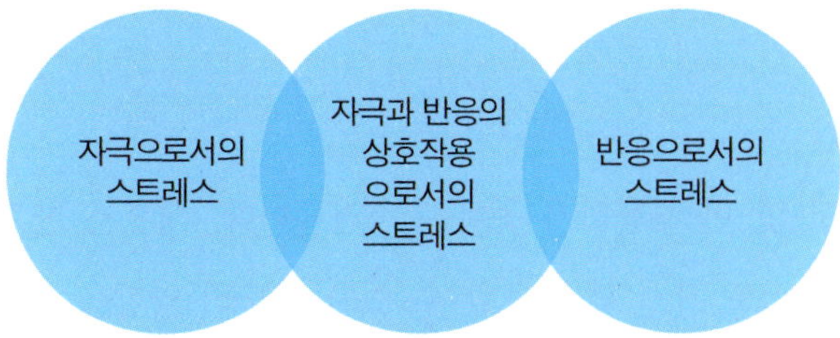

[그림 3-2] 스트레스의 개념에 관한 세 가지 관점

(1) 자극으로서의 스트레스

스트레스를 일종의 자극으로 보는 관점은 가장 일반적이고 보편적인 입장이다. 초기에는 반응으로서의 스트레스를 많이 활용하였지만 시간이 지남에 따라 스트레스를 정의할 때 자극으로서의 스트레스 개념이 더 많이 받아들여지게 되었다. 앞서 설명했듯이, 자극으로서의 스트레스는 개인이 스트레스 반응을 일으키게 만드는 여러 가지 상황이나 직간접적인 압력을 의미한다. 자극에 초점을 둔 입장은 스트레스를 사람들에게 부정적인 결과와 긍정적인 태도를 유발하는 그 무엇인가로 이해한다. 즉, 스트레스를 자극으로 보는 관점은 외부의 환경적인 자극을 스트레스로 본다. 스트레스는 우리 주변의 환경 속에 잠재해 있으면서 항상 영향을 끼치면 우리가 스트레스 환경에 의해서 구조화되어 있다고 판단한다.

이 관점에서는 스트레스를 객관적으로 측정해볼 수 있다는 장점을 가지게 된다. 어떠한 개인이 한정된 기간 동안에 충격적이거나 괴로운 상황을 얼마나 많이 경험하는가를 세어보면 스트레스의 총량을 셀 수 있고, 이 수치를 다른 사람과 비교해볼 수도 있다. 즉, 다른 사람보다 스트레스 상황이 많이 발생한다면 스트레스를 많이 받는다고 이야기할 수 있는 것이다. 이러한 입장에서 스트레스는 개인의 특성과는 무관하게 발생하고 주어진 기간 내에서 경험하는 객관적인 사건의 수가 스트레스 지수로 표현된다. 자극을 스트레스로 바라보는 관점에서는 스트레스를 세 가지 종류로 구분하고 있다.

① 중대한 사건

우리의 일생에서 몇 번 경험하지 못하는 사건들이다. 대부분 한 개인의 인생 방향을 바꾸어놓거나 적어도 잠시 멈추게 할 수 있을 정도의 영향을 끼친다. 대표적인 예시로서 태풍, 홍수, 지진, 가뭄과 같은 천재지변이 있다. 전쟁과 테러, 화재, 붕괴 사고 등도 중대한 사건 속에 포함된다. 중대한 사건들은 통제가 불가능하며, 개인의 생활환경을 완전히 바꾸어놓기 때문에 스트레스의 강력한 요인이 된다.

② 개인과 가족, 집단단위로 영향을 주는 사건들

이것은 주로 대인관계와 관련이 깊다. 한 개인이 사망하는 것, 불치병에 걸리는 것, 결혼 및 이혼과 같은 가정에서의 변화, 전학과 시험, 직장에서의 해고와 승진 등의 변화 등이 대표적인 예시이다. 이것은 아주 사소하게 생각될지는 모르지만 한 개인에게 많은 스트레스를 주는 요인으로 지목된다. 특히, 가족 차원에서 발생하는 사건들은 거의 영속적으로 개인에게 영향을 미치기 때문에 중요한 요인이라고 할 수 있다.

③ 일상적인 스트레스 요인들

우리는 생활 주변에서 이러한 사소한 요소들을 쉽게 찾을 수 있다. 도서관에 공부를 하러 갔는데, 어떤 사람이 코를 골며 자고 있다면 이것은 작은 스트레스 요소가 될 것이다. 이 외에도 버스 오래 기다리기, 자신이 원하지 않는 수업 듣기, 재미없는 이야기 들어주기 등 우리가 스트레스를 느낄 만한 사소한 자극들은 얼마든지 존재한다. 유아들의 경우는 예기치 않은 동생의 출현으로 퇴행을 겪는다거나 육아를 담당하는 양육도우미의 잦은 교체 등이 유아와 부모 모두에게 스트레스 요인이 된다. 다만, 형제와 관련된 스트레스는 차츰 적용이 되어가면서 일시적인 영향을 미칠 수 있으나 영유아기의 잦은 양육자 교체는 매우 민감한 사안으로 성장 이후까지 정서적 영향을 미칠 수도 있다.

(2) 반응으로서의 스트레스

반응으로서의 스트레스는 자극과는 반대 입장에서 스트레스를 이야기한다. 이것은 스트레스 이론이 제기된 초기부터 활용되었던 관점으로서 주로 의학적 관점을 반영하고 있다. 즉, 스트레스에 관한 가장 고전적인 입장이라고 할 수 있다. 스트레스를 신체 반응으로 정의하는 연구가 초기에 활발했던 이유는 스트레스로 인한 효과를 직접 눈으로 관찰할 수 있었기 때문이다. 즉, 스트레스 상태에서 한 개인이 어떻게 반응하는지를 관찰하고 이것을 결과로 설명하는 연구가 성행하였다. 스트레스가 일어나는 상황적 조건보다는 실제로 스트레스를 받았을 때 개인의 신체와 마음에 어떠한 변화가 일어나는지에 더 초점을 맞추는 입장이라고 할 수 있다.

반응으로서의 스트레스 관점에서는 스트레스로 인해 변화가 일어났을 때 각 개인이 어떻게 그것을 원래 상태로 돌려놓는지에 관하여 관심이 많다. 즉, 인체가 어떻게 항상성을 유지하는지에 관해 설명하려고 한다. 이 이론은 스트레스 반응이 일어나면 심리적으로나 신체적으로 불편하게 된다는 것에서부터 출발한다. 스트레스가 다가왔을 때 우리는 일반적으로 다음과 같은 과정을 거쳐 스트레스에 대응한다.

① 경보단계

이 단계는 스트레스를 마주했을 때 우리들이 보이는 여러 반응들이 포함된다. 우선 스트레스적인 상황이 되면 개인의 신체 내부에서는 교감신경계가 작동한다. 교감신경계란 위급한 상황에 재빠르게 대비하고 위험에서 벗어날 수 있도록 해주는 일종의 방어장치이다. 여러 신경과 운동기관에 작용하는 호르몬들이 다량 분비된다. 이에 따라 심장박동이 빨라지고 혈압이 증가한다. 뒤이어 호흡이 가빠지고 혈액이 온몸을 빠르게 순환하면서 신체가 빠르게 움직일 수 있는 여건을 조성한다. 경보단계의 예시는 우리가 긴장했던 순간들을 떠올려보면 쉽게 이해할 수 있을 것이다. 수능시험을 보기 전이나 중요한 발표를 앞두고 있을 때, 혹은 번지점프를 앞두고 있을 때 심장이 뛰고 숨이 제대로 쉬어지지 않는 경우가 있다. 이것은 신체가 스트레스 상황에 강력하게 반응하고 있다는 증거이다.

② 몰입단계

교감신경계가 우리를 각성상태로 만들고 나면 우리는 상황에 뛰어들어 과업을 수행한다. 비록 긴장과 떨림이 가시지는 않지만 적어도 그 행동을 수행할 때만큼은 무아지경이 된다. 잡념이나 다른 걱정들이 잠시 사라지면서 상당히 고무적이고 활동적이게 되는 효과를 불러온다.

③ 소진단계

스트레스에 대한 반응의 마지막 단계는 소진이다. 소진은 말 그대로 모든 기운을 다 쏟아내어 버리는 것을 말한다. 우리는 중요한 발표나 시험을 치루고 나면 온몸에 긴장이 풀리면서 지쳐버리게 된다. 심지어는 몸살이나 감기를 앓기도 한다. 이것은 우리 몸의 호르몬과 관련이 많다. 앞서 스트레스를 마주할 때 우리 몸은 교감신경계에 의해 비정상적으로 활성화되는데, 스트레스 상황이 끝나면 이를 보상하기 위해 부교감신경계가 활성화된다. 부교감신경계는 우리 몸을 안정시키고 힘을 풀어주는 역할을 하는데, 이 때문에 사람들은 지치고 쓰러질 것 같은 기분을 느끼게 된다.

이처럼 반응으로서의 스트레스는 우리가 어떻게 스트레스를 느끼는지에 대해 잘 설명하고 있다. 특히, 반응으로서 스트레스는 의학과 생물학에서 출발한 것이기 때문에 우리가 이해하기도 쉽다. 다만, 문제점으로는 이러한 의견에 따르면 우리의 모든 인체의 반응이 스트레스로 취급되기 때문에 어디까지가 스트레스적인 반응인가에 관한 논란이 존재하고 있다.

(3) 자극과 반응의 상호작용으로서의 스트레스

세 번째 관점은 스트레스를 자극과 반응의 조화로서 이해하고자 한다. 앞서 설명한 두 관점을 적절히 절충한 것으로서 스트레스에 대한 환경적 영향과 개인적 역량을 모두 다 중요하게 생각한다. 따라서 모든 사람들에게 스트레스를 일으키는 사건도 없고, 같은 사건이라고 하더라도 개인마다 반응하는 정도가 다르다고 생각한다. 또한 개인을 상당히 능동적인 요소로 묘사하기 때문에 반대로 우리가 스트레스를 관리할 수도 있다고 판단한다. 단순히 스트레스 환경에 대해 신체적으로 반응하는 것 이외에도 스트레스를 일으키는 환경 자체를 변화시키는 것도 반응이라고 본다. 직선적인 관계가 아니라 상호작용적인 측면에서 스트레스를 바라본다는 점에서 장점이 있으나 반대로 명확한 입장을 설정하지 않고 절충적으로만 설명하다보니 아직 많은 연구가 이루어지지 않은 부분이기도 하다.

3) 종합

이처럼 스트레스의 개념은 상당히 다양한 의미를 지닌다는 사실을 알 수 있다. 스트레스는 인간이 숙명적으로 안고 가야 할 삶의 일부이다. 스트레스를 이해하려는 노력은 생물학적인 측면에서부터 심리적인 측면까지 상당히 다양하다. 어느 입장이 꼭 옳다는 것은 아니다. 스트레스에 대한 이러한 논의가 스트레스의 큰 이미지를 형성하고 있다는 것이 중요할 것이다. 스트레스와 관련하여 우리가 앞으로 더 생각해야 할 점도 많다. 궁극적으로는 스트레스가 우리에게 해로운 영향을 끼치기만 하는

지에 대해서도 이야기해 보아야 한다. 적당량의 스트레스가 우리의 몸에 활력을 불어넣어주고 발달을 촉진한다는 연구 결과도 제시되고 있다. 스트레스가 전혀 없는 것이 반드시 건강에 좋은 것이 아니다. 스트레스가 완전히 없는 삶은 재미없는 권태로운 삶이다. 적절한 스트레스가 생활에 활력을 불어넣어 자신감을 심어주고 일의 생산성과 창의력을 높여줄 수 있다. 건강을 위협하지도 않고 긍정적인 효과를 극대화시킬 수 있는 스트레스를 최적의 스트레스라고 부른다. 따라서 영유아에게 있어 최적의 스트레스를 찾아주는 것이 필요하다. 아주 주의해서 사용한다면 동기를 발전시키는 하나의 촉매로서 기능할 수 있으리라고 생각된다. 그럼에도 불구하고 우리는 스트레스에 조심스럽게 접근해야 할 것이다. 갑자기 환경이 변화하거나 적대적인 사건들을 접할 때 우리는 좋지 않은 영향을 받게 된다. 따라서 궁극적으로는 그러한 상황이 오지 않도록 예방 활동을 하고, 우리 스스로도 급변하는 환경에 맞닥뜨렸을 때 스트레스에 훌륭히 대처하는 방법을 익혀야 할 것이다.

2. 영유아의 스트레스

지금부터는 영유아의 스트레스에 관해 좀 더 자세히 알아볼 것이다. 정신적으로 한창 성장하고 있는 영유아들에게 스트레스는 그들의 정신건강에 아주 큰 영향을 주는 요인이다. 영유아의 스트레스는 청소년이나 성인들의 스트레스와는 조금 다른 양상을 보인다. 따라서 이와 관련한 내용들을 살펴보면서 영유아의 정신건강과 스트레스의 연관성을 생각해보도록 한다.

1) 영유아의 스트레스의 원인

앞서 살펴본 스트레스의 개념을 바탕으로 영유아의 스트레스의 원인에 대하여 살펴보도록 하겠다. 영유아들이 스트레스를 느끼게 되는 상황은 성인의 경우와는 조금 다르다. 영유아는 신체적, 정신적으로 계속 성장한다. 성장이라는 것은 분명 긍정적인 의미이지만 한편으로는 그 과정에서 많은 갈등과 적응의 문제를 겪기도 한다는 점에서 불안정하다. 이것은 스트레스의 한 가지 요인이 될 수 있음을 뜻한다.

영유아를 외적으로 살펴본다면 또 다른 중요한 점을 찾을 수 있다. 그것은 영유아들이 절대 혼자서 성장하지 않는다는 것이다. 그들은 외부 사람들의 영향을 강하게 받는다. 영유아의 주변에 있는 부모, 교사, 또래 등 환경의 영향이 절대적으로 중요하다. 특히, 영유아들은 청소년과 성인이 되기 전까지의 삶의 대부분을 부모와 교사로 대표되는 성인들의 물적·정신적 도움을 받으면서 보낸다. 이것을 다르게 해석하면 영유아들이 겪는 스트레스의 많은 부분들이 부모를 비롯한 그 주변 사람들과 관련이 있다는 것을 의미한다. 따라서 여기서는 영유아들이 겪는 스트레스의 다양한 원인들을 하나씩 살펴보도록 한다.

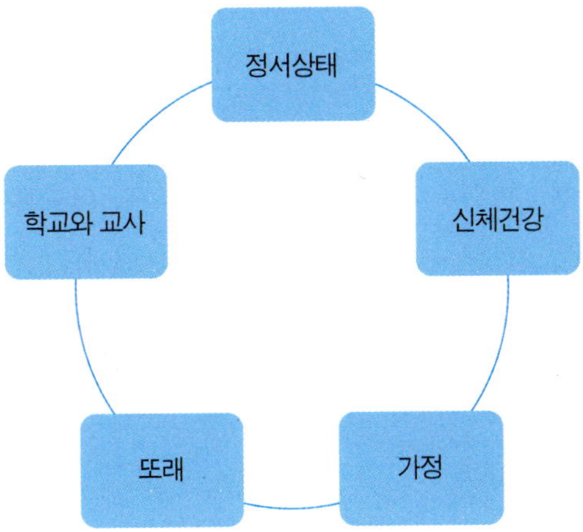

[그림 3-3] 영유아의 다양한 스트레스 원인

(1) 영유아의 정서상태

영유아 스트레스의 원인으로 가장 먼저 생각해볼 수 있는 것은 영유아의 정서상태이다. 영유아의 정서상태가 불안하다면 가벼운 자극도 상당한 스트레스로 다가올 수 있을 것이라는 예상을 충분히 해볼 수 있다. 이러한 입장은 반응으로서의 스트레스에 관한 입장에 주목한 것으로서 자극에 대한 영유아들의 준비상태가 스트레스와 관련이 있다는 것을 의미한다. 우리는 영유아들의 정서와 기분상태가 스트레스를 발생시킬 수 있을 것이라는 예측을 충분히 해볼 수 있다.

① 짜증

스트레스를 유발시키는 가장 단순하면서도 명확한 원인이다. 짜증을 내는 경우는 우선 욕구가 충족되지 않았을 때이다. 신체적으로 불편한 경우도 있고, 정서적으로 무엇인가 불편함을 느낄 때도 쉽게 짜증을 낸다. 작은 수준의 짜증은 우리로 하여금 문제를 해결하게 만드는 원동력이 되기 때문에 어느 정도 긍정적인 측면이 있지만 그것이 계속되거나 과도하게 되면 분노로 이어지기 때문에 주의해야 한다. 짜증이 누적되면 불안 증세로 이어지기도 한다. 일시적이라고 할지라도 짜증은 일에 집중할 수 없게 만든다. 욕구를 다 충족시켜서 짜증이 발생하지 않도록 하는 것은 별로 좋지 않다. 언제까지나 모든 욕구를 다 만족할 수 있는 것이 아니기 때문이다. 대신 그러한 장면마다 잘 개입하여 영유아 스스로 짜증이 발생하더라도 잘 대처할 수 있게끔 지도하는 과정이 스트레스를 조절하는 데 더 적절하다.

② 공포감

공포감도 스트레스를 일으키는 원인으로 들 수 있다. 공포란 무서움을 뜻하는 것이다. 공포는 좋은 점과 나쁜 점을 동시에 가지고 있다. 공포 증상이 없는 사람은 무모하고 위험한 일을 거리낌 없이 수행하기 때문에 위험에 처할 확률이 높아진다. 인간의 역사를 살펴볼 때, 이것은 생존에 불리하게 작용하였고 대부분의 사람들은 어느 정도 공포심을 가지는 방향으로 진화하였다. 즉, 공포란 위험을 미리 인식하고 그것을 피해서 안전해지려는 본능과 관련이 있다. 아주 정상적이고 당연한 심리적 상태이지만, 문제는 그것이 과도할 때이다. 가벼운 공포도 영유아들을 긴장시키고 떨리게 만들지만, 그것이 과도하다면 문제가 발생할 수 있다. 간혹 몇몇 영유아들은 자신을 둘러싼 주변의 모든 것에 공포를 느끼는 경우가 있다. 그리고 한 번 공포감에 휩싸일 때 그 영향력이 너무나도 커서 아무것도 하지 못하는 영유아도 있다. 이들에게는 공포감이 스트레스에 과도한 영향을 미친다고 할 수 있을 것이다. 공포는 어느 정도 상징적인 의미를 지닌다. 즉, 물건이나 상황 자체가 무섭다기보다는 그로 인해 자신의 마음속에 떠오르는 생각이 공포심을 만들어 낸다. 예를 들어, 영유아들이 귀신의 집에 가서 공포심을 느끼는 이유를 들 수 있다. 그들이 공포를 느끼는 것은 정말로 귀신이 있어서 그런 것이 아니고 어두운 곳에 들어갔을 때 그동안 무섭다고 생각했던 모든 것이 상상으로 떠올라서 그런 것이다. 이처럼 공포는 상징적이다. 영유아들이 주로 공포를 느끼는 요소는 동물, 건물 높은 곳, 엘리베이터, 귀신, 죽음, 어두움, 상상 속의 괴물 등이 있다. 이러한 요소들은 스트레스를 발생시킨다. 따라서 영유아가 공포를 느낄 때 그것이 생각보다 무섭지 않음을 가르치는 과정이 필요하다고 하겠다.

③ 불안

불안도 스트레스를 일으키는 중요한 원인이다. 물론 불안에도 다양한 원인이 존재함을 유의해야 한다. 불안한 영유아들은 스트레스에 취약한 상태가 된다. 똑같은 말이라고 하더라도 안정된 영유아는 그것을 장난으로 받아들이고 쉽게 넘어가지만 불안한 영유아는 심하게 고통을 받는다. 쉽게 몸이 긴장하고 경직되며 깜짝깜짝 놀라는 경우가 잦다면 불안한 상태라는 징후이므로 불안의 원인을 찾아보는 데 주력해야 한다. 가장 대표적인 것은 격리불안이다. 영유아의 거의 모든 불안은 부모로부터의 분리에 대한 두려움으로부터 출발하기 때문이다. 격리불안은 부모가 영유아들의 곁을 잠시라도 떠났을 때 영유아들이 경험하게 되는 두려움으로 정의된다. 대표적인 사례로는 잠을 잘 때가 있다. 영유아들은 잘 때 부모와 떨어져 있는 것에 상당히 불안해한다.

④ **질투**

그 다음으로 질투를 들 수 있다. 질투심을 느끼는 영유아는 스트레스를 받는다. 질투에 대해 정의해보면, 질투는 심리학적인 용어로서 자신이 좋아하는 물건이나 사람을 얻으려는 노력이 좌절될 때 생기는 부정적인 감정을 말하는 것이다. 질투심의 특징은 그 지속기간이 굉장히 길다고 한다. 영유아의 질투는 성인이 되어서도 계속된다. 심리학에서는 질투라는 감정이 초기 가족 간의 관계에서부터 출발한다고 한다. 부모의 사랑을 독차지하려는 마음, 그리고 형제간의 갈등 등이 질투심을 유발하고 이것은 계속적으로 영유아에게 스트레스를 준다. 프로이드는 이와 관련하여 여러 콤플렉스를 주장하였다. 동성의 부모에게 질투심을 느끼는 것, 그리고 동생에게 관심이 쏠리는 것에 대해 질투심을 느끼는 것을 콤플렉스라는 용어로 설명한 것이다. 물론 대부분의 경우 이것은 일시적인 현상이며 마음이 성숙해짐에 따라 질투심은 사그라지게 된다. 그러나 그것이 지속적으로 충족되지 않고 남아 있게 될 경우 만성적인 스트레스의 원인이 된다.

⑤ **분노**

영유아의 스트레스 요인으로 가장 강력한 것에는 분노가 있다. 분노란 주어진 자극에 비해 너무 과도한 반응을 보이는 것을 말한다(류창현, 2009). 예를 들어, 친구의 사소한 행동에 폭발적으로 화를 내는 장면을 상상해볼 수 있을 것이다. 울거나 신체적인 행동이 격해지고 폭력을 행사하기도 한다. 영유아가 분노를 보이는 이유는 우선적으로 정서를 조절하지 못하기 때문이다. 즉, 내적으로 안정상태가 붕괴된 것이다. 또한 욕구를 해결하고자 하는 마음이 너무 커지다보니 자신도 모르게 화를 주체

하지 못하게 된다. 분노는 대부분 일시적인 현상이지만 그 파괴력이 크기 때문에 항상 주목해야 한다. 심각한 경우는 불안이나 공포심 등이 조금씩 누적된 경우이다. 이럴 때는 분노를 유발하는 원인을 찾아서 제거해야만 스트레스를 풀어줄 수 있다. 이처럼 분노는 자기 자신에게도 큰 스트레스를 주지만 주변 사람들에게도 영향을 끼치기 때문에 항상 주의해야 한다.

(2) 신체건강

신체적인 건강은 정신건강과 스트레스에 강력한 영향을 준다. 건강이란 앞서 설명했듯이 영유아의 신체적인 상태를 말한다. 영유아들은 신체가 아직 완전히 성숙하지 않아 면역력이 약하다. 따라서 다양한 질병에 걸리게 되는데, 몸이 아프다는 것은 상당히 좋지 않은 자극이 계속해서 전달된다는 것을 뜻한다. 물론 다행스러운 것은 현재를 살아가는 영유아들이 어느 정도 질병이나 사고로 인해 피해를 입거나 사망할 가능성이 옛날에 비해 많이 줄어들었다는 사실이다. 영유아의 건강에 대해서 예전보다도 부모나 사회의 관심이 훨씬 증대되었다. 국가적으로도 무료 예방접종과 건강검진 등으로 영유아의 건강을 책임지려는 움직임을 보이고 있다. 그러나 여전히 건강문제는 영유아들에게 가장 큰 스트레스 요인 중 하나로 작용하고 있다.

특히, 질병을 가지고 통원치료를 받거나 입원하는 영유아들은 건강한 또래에 비해 스트레스에 대단히 취약하다. 왜냐하면 병원에서 이루어지는 여러 치료과정들이 통증을 유발하고, 그것이 공포심이나 불안으로 이어지기 때문이다. 또한 병원의 분위기는 영유아들에게 좋은 영향을 끼치지 못한다. 병원에서 영유아들이 경험하는 것들은 주로 아픈 환자들, 무채색의 병원 건물, 그리고 약 냄새 등이 있다. 이러한 환경은 영유아들에게 무의식적으로 스트레스를 부여한다.

(3) 가정

가정은 성인뿐만 아니라 영유아들에게도 가장 스트레스를 많이 주는 원인 중 하나이다. 직접적인 가정으로부터의 영향도 있지만 더 중요한 것은 가정의 변화이다. 가정의 구성원들이나 형태는 시간이 지남에 따라서 조금씩 변화한다. 이러한 가정의 변화는 영유아들에게 스트레스를 준다(민성길, 2015).

① 형제자매의 탄생

영유아들에게 직접적으로 스트레스를 주게 되는 가정의 변화에는 동생의 출산이 있다. 이전까지 관심을 독차지하던 영유아들에게 동생의 존재가 등장한다는 사실은 큰 충격이 된다. 동생이 태어나지 않았을 때부터 자신에 대한 부모의 관심은 조금씩 줄어들게 되며 동생이 태어나는 순간에는 일시적으로 모든 관심을 빼앗기게 된다. 이때 영유아들은 부모를 잃어버린 것과 비슷한 수준의 고통을 경험하게 되며 이 시기를 잘 보내지 못하면 분리불안을 일으키거나 동생을 질투하고 괴롭히는 문제행동으로 발전한다. 많은 성인들은 이러한 영유아의 행동을 영유아 자신의 문제로만 돌리지만 실은 스트레스가 발생하여 영향을 받은 것이다.

② 거주지의 이전

이사는 영유아에게 스트레스를 주는 다른 요소이다. 영유아에게 이사는 새롭고 낯선 곳으로 간다는 중요한 의미가 있다. 이것은 영유아로 하여금 긴장감을 심어줄 수 있다. 특히, 자신이 좋아하고 애착을 가지던 장소를 자신의 의지와는 상관없이 옮기게 되면 상당히 낙담하는 경우가 있다. 이때 영유아는 스트레스를 받는다. 한편, 영유아들은 이사 그 자체로 인한 것보다도 부모들이 새로운 환경에 적응하기 위해 자신들에게 관심을 덜 쏟게 되는 것에 대해서도 실망하고 스트레스를 받는다.

③ 경제 상황의 변화

가정의 경제적인 변화는 다른 요소들과 맞물려 영유아의 스트레스를 가중시킨다. 소득이 낮은 가정은 경제적인 어려움과 더불어 교육수준이 낮아지고 사회적으로 고립되어 다양한 스트레스를 만들어 낸다. 경제적 어려움이 직접적으로 영향을 준다기보다는 양육문제, 부부간의 불화와 같은 문제에 영향을 줌으로써 간접적으로 정신건강에 영향을 주는 것이다. 특히, 경제적 문제는 영유아 학대에도 영향을 많이 주고 있다.

④ 이혼

부모의 이혼은 영유아들에게 가장 큰 비극이고 강력한 스트레스의 원인으로 작용한다. 이혼은 그 과정도 고통스럽지만 이혼의 결과 부모들이 사회적, 정서적으로 분리되기 때문에 영유아가 느끼는 고통이 상대적으로 크다. 또한 이혼한 부모는 자녀를 교육하는 역할을 온전히 수행할 수 없게 된다. 이것은 영유아가 올바르게 성장하는 데 좋지 않은 영향을 준다. 부모의 사랑과 지도를 요구하는 영유아가 그것을 제때 충족하지 못할 때 그들이 받는 스트레스는 상당하다.

⑤ 가족의 사망

죽음은 가정의 변화에서 가장 충격적이고 영속적인 변화이다. 특히, 영유아는 죽음에 대해서 성인과 같이 생각하지 못한다. 어린 영유아들은 죽음을 일시적인 것으로 생각하고, 심지어는 죽음에는 반드시 책임이 있다고 여기기도 한다. 가장 최악의 경우는 가족이 죽은 것은 자기 잘못이라고 생각해버릴 때이다. 이 경우에는 누군가가 죽는다는 것을 모두 자신의 책임으로 생각해버리기 때문에 극심한 스트레스를 받게 된다.

⑥ 가정불화

대부분의 영유아를 둔 부부는 결혼초기로서 부부간의 적응시기이기도 하다. 아직 서로의 성격에 적응이 덜 된 상태에서, 또는 경제적인 문제, 가족문제, 양육방법 등으로 다툼이 잦게 된다. 이때 영유아들은 극도의 불안과 공포심을 갖게 된다. 무엇보다도 큰 문제는 영유아들이 부모의 다툼을 자신 때문이라고 생각하는데 이로 인한 스트레스를 부모들은 간과하기 쉽다.

(4) 또래

또래는 영유아와 생활 경험을 같이 하는 동료로서 긍정적인 역할을 하는 반면에 스트레스를 유발하는 주요한 원인이 되기도 한다. 그만큼 또래는 영유아의 발달 전반에 큰 영향을 준다. 스트레스를 발생시키는 주요한 사건들은 다음과 같다.

① 왕따

또래관계에서 다툼이나 일시적인 괴롭힘 등이 발생할 수 있다. 그러나 그 무엇보다 강력한 스트레스 반응을 일으키는 것은 왕따 문제이다. 유아동의 경우에 이러한 왕따 문제가 발생하지 않도록 유의해야 한다. 한 번 소외감을 느끼고 대인관계에서 손상을 받은 아동들은 스트레스에 취약하게 된다.

② 소유권 갈등

이 시기 영유아는 소유권에 대한 명확한 인식이 없기 때문에 놀이 상황이나 학습 상황에서 타인의 물건도 자신의 것이라고 생각한다. 심지어는 공동으로 사용하도록 되어 있는 물건들도 자신의 것이라고 우기는 등의 행동을 보이기도 한다. 사실 이것은 정상적인 행동으로서 전혀 문제될 것이 없지만, 소유권을 침해당하는 영유아의 경우에는 이것이 큰 스트레스로 작용한다. 따라서 이 시기 영유아에게는 장난감을 부족하지 않게 제공하는 등의 세심한 배려가 필요하다.

③ 학습 경쟁

최근 영유아는 과도한 학습으로 인해 스트레스를 받는 경향이 많아지고 있다. 물론 그들의 적절한 발달을 위해 양질의 교육 내용을 제공하는 것은 당연한 일이지만, 많이 뛰어놀고 에너지를 발산해야 할 영유아들이 학원이나 어린이집 등에서 많은 시간 학습하는 것이 문제점으로 지적된다. 특히, 맞벌이를 하는 부모들이 아동에게 보상의 차원에서 학습을 집중적으로 제공하는 경향이 있는데, 이것은 좋지 않은 결과를 낳을 수 있다.

(5) 학교와 교사

가정을 떠나서 처음으로 사회적 활동을 시작하는 장소가 보육시설, 어린이집, 유치원이다. 영유아에게 친숙한 가정환경을 벗어나 다른 장소로 이동하여 생활해야 한다는 사실 자체가 스트레스의 큰 원인이 된다. 낯선 장소에서 영유아들은 공간을 새롭게 탐색해야 하고, 자신이 위험에 처할지도 모른다는 불안감을 느끼기도 한다. 따라서 세심한 배려가 반드시 요구된다고 하겠다.

① 교구 및 놀이시설 부족

어색하고 불편한 어린이집에서의 생활을 그나마 활력 있고, 재미 있게 만들어 주는 것은 바로 다양한 교구와 놀이시설 덕분이라고 할 수 있다. 영유아들은 활발하게 공간을 활용하면서 불안감을 떨쳐내고 성공적으로 적응한다. 그런데 만일 하루 종일 뛰어놀 놀이시설이나 장난감이 없거나 부족하면 그들은 곧바로 지루함을 느끼게 된다. 원하지 않는 공간에 강제로 소속된 영유아들은 스트레스에 노출된다.

② 불편한 공간

영유아들에게 공간은 넓고 편리해야 하며, 위치를 찾기 쉽게 되어 있어야 한다. 그들이 너무 복잡한 공간 속에서 길을 찾는 것을 힘들어 할 경우에는 불안감을 느끼게 된다. 불안감은 곧바로 스트레스로 연결된다. 언제 어디서든 교사와 친구들을 찾을 수 있어야 하며, 온도가 적당하고 항상 편안함을 느낄 수 있도록 편안한 분위기를 유지해야 한다. 그들을 위한 사적 공간을 제공하는 것도 한 가지 방법이 된다.

③ 고정적 수업시간표

반복적이고 재미없는 수업은 영유아들이 스트레스를 느낄 수 있는 한 가지 원인이 된다. 다양하고 지루하지 않은 활동을 제공하여 보육시설에서의 생활이 자신에게 가치가 있으며 굉장히 재미있다는 인식을 심어주는 것이 좋다. 영유아들은 자신의 수업이 흥미 있고 도전감을 불러일으킨다는 생각을 가질 때 스트레스를 무릅쓰고 수업에 임한다.

④ **교사의 스트레스**

교사의 스트레스는 곧 영유아의 스트레스이다. 직접적으로는 교사는 자신의 스트레스 여부에 따라 영유아에게 어떠한 행동이나 말을 하게 될 것이다. 그들은 굉장히 민감해서 교사의 말의 뉘앙스나 행동을 보고 그대로 감정을 전달받는다. 교사가 평소의 표정과는 다르게 무표정하거나 화가 난 표정을 지으면 영유아들은 곧바로 불안과 공포감에 휩싸이게 될 것이다.

⑤ **청결 및 안전**

유치원(어린이집)의 청결은 미관상으로도 중요하지만 무엇보다도 더 쾌적한 교육공간의 필수과제이기도 하다. 유치원(어린이집)의 경우 교실환경에서 머무르는 시간이 많기 때문에 환기와 채광 등의 적절한 수급이 이루어지지 않을 때 스트레스를 받게 된다.

2) 영유아 스트레스의 증상

지금까지 스트레스를 유발시키는 여러 가지 원인들에 대해 알아보았다. 그렇다면 영유아들은 스트레스를 받으면 어떠한 반응을 보이게 될까? 스트레스에 관한 그들의 반응행동들에 대해 잘 알아두는 것이 좋다. 왜냐하면 영유아가 실제 스트레스에 영향을 받고 있는지에 대해 어느 정도 인지할 수 있기 때문이다. 영유아가 스트레스를 받고 있다는 사실을 조기에 파악해야만 그들에게 적절한 조치를 취해 줄 수 있다는 점을 명심해두도록 하자. 또한 스트레스의 증상과 원인은 상당히 겹치는 면이 많다. 심지어는 순환적 관계를 보이기도 한다. 분노와 같은 폭발적인 행동은 스트레스를 발생시키는 한 원인이면서도 그 스트레스가 빨리 사라지지 않는다면 다시 분노행동을 일으키게 만드는 원인이 되어버리기도 한다. 그만큼 스트레스는 행동과 정서에 밀접하게 연결되어 있다.

(1) 신체적 증상

스트레스는 건강에 영향을 줄 수 있는 신체의 변화를 직접적으로 유발한다. 물론 알아두어야 할 점은 스트레스를 경험하는 모든 사람이 심신의 변화를 갖거나 질병이 생기는 것은 아니며 스트레스가 적다고 건강한 삶을 보장해 주는 것도 아니라는 점이다. 스트레스를 받는 정도는 개인마다 차이가 있다. 동일한 스트레스 수준이어도 어떤 사람에게는 극심한 스트레스가 될 수도 있지만 다른 사람에게는 경미하게 느껴지는 경우가 있다. 즉, 스트레스를 경험하는 개인의 반응과 성격에 따라 그 결과는 달라진다. 이것은 성격과도 관계가 있는데, 담대한 성격, 즉 자신 스스로가 환경을 조절할 수 있다는 믿음과 삶에 대한 열정이 있고 환경의 변화를 자신을 위한 기회로 받아들이는 경우에는 질병의 발생 가능성이 낮다. 스트레스에 대한 개인의 대응양식에 따라 스트레스의 영향은 달라질 수 있으며, 특히 주변 사람들의 정서적 지지와 도움, 관심, 애정은 스트레스를 줄이는 데 효과적이다. 스트레스를 질병의 원인으로 생각하게 된 것은 비교적 최근의 일이다. 스트레스를 받는 경우 인간의 신체와 정신은 직간접적으로 영향을 받게 된다.

① 호르몬 분비

스트레스는 신체의 호르몬 분비에 영향을 준다. 스트레스를 받으면 신경계를 통하여 각종 스트레스 호르몬의 분비가 촉진되는데, 그렇게 되면 혈압이 오르고 부정맥에 걸릴 위험이 높아진다. 그리고 계속적으로 스트레스를 받아 호르몬들이 장기간 분비되면 동맥경화를 촉진시켜 궁극적으로는 심혈관계 질환의 위험성이 증가한다. 예를 들어, 긴급한 재난 상황 및 위기 상황을 맞이하면 사람들은 공포를 느끼고 이에 따른 생리적 반응으로서 심장이 마구 뛰며 호흡이 가빠지면서 혈압이 올라간다. 이러한 증상이 나타나는 이유가 호르몬 때문인 것이다.

② **면역**

스트레스는 면역에도 영향을 준다. 스트레스는 면역을 담당하는 세포의 활성을 떨어뜨리게 만드는데, 이것은 반대로 질병이 발생할 가능성을 높인다. 스트레스로 인해 생길 수 있는 대표적인 면역질환으로는 궤양, 심근경색, 만성두통, 감기, 천식 등이 있다. 특히, 영유아들은 과중하거나 지속적인 스트레스를 받게 되면 신체의 면역능력이 저하되어 신체의 취약한 부분에 이상이 생긴다. 그리고 병균이나 바이러스가 침투할 가능성도 높아간다.

③ **증상의 순서**

스트레스에 대해 영유아의 신체가 증상을 보이는 단계는 다음과 같다. 우선 경계단계가 있다. 여기서는 위협적이라고 인식되는 사건이 출현한다. 그러면 신체는 즉각적으로 가능한 대처방안을 준비한다. 이 시기에는 짧은 시간 동안 신체적 위협에 대항할 수 있도록 급격한 생리적인 변화가 나타나는 시기로서 정서적 흥분, 긴장과 같은 변화가 나타나는 단계이다. 우리는 스트레스에 직면하거나 회피하는 데 필요한 에너지를 준비한다. 두 번째 저항단계에서는 스트레스에 대한 추가적인 반응이 일어난다. 신체가 앞서 과도한 반응을 통해 변화된 신체적·정신적 변화에 대해 평형을 이루려는 노력인 것이다. 이 시기에는 신체가 스트레스와 스스로의 반응을 끊임없이 조율하고자 노력한다. 세 번째는 소진 단계이다. 신체가 스트레스에 장기간 노출되면 신체가 적응하는 데 무리가 온다. 따라서 신체적 방어능력도 떨어지고 지쳐서 퇴화하거나 병이 드는 단계인 것이다. 최악의 경우에는 과도한 스트레스가 사망의 직·간접적인 원인으로 작용하기도 한다.

(2) 정신적 증상

신체적 증상 이외에 스트레스와 관련하여 우리가 생각할 수 있는 가장 일반적인 결과가 바로 정신적으로 나타나는 증상들이다.

① 무력감

자기 생활의 여러 가지 조건들을 통제할 수 없다고 생각하는 데서 오는 희망상실이나 대처할 수 없다는 데서 오는 무기력감은 영유아가 살아가려는 의지를 결정하는 데 영향을 미친다. 그중 가장 유명한 것은 학습된 무기력이다. 학습된 무기력은 스스로 통제할 수 없는 부정적 경험이 이어지면 그 후에 이러한 경험에 대처하여 반응하려는 동기가 감소하게 되어 비록 자극을 회피할 수 있는 길이 있다고 하더라도 그것을 학습하는 데 매우 어려움을 겪는다는 이론이다(박경애, 김혜원, 주영아, 2010). 정서적인 평형이 깨어지게 되며 우울증과 불안이 고조된다. 유명한 실험으로 동물에게 실시하였던 전기충격 실험이 있다. 개들이 상자에서 도망칠 수 없도록 하는 것은 전기충격 그 자체가 아니라 충격을 통제할 수 없었던 경험, 즉 통제에 대한 무력감이었다. 따라서 스트레스에 성공적으로 대처하는 것은 학습과 연습의 결과이기도 하다. 성공적인 대처방법을 학습하지 못하여 어떤 일을 하든지 간에 아무런 변화가 없음을 여러 번 경험한 사람은 무력해지고 무감동해진다.

② 우울

우울증도 있다. 우울증은 우울성장애라고 표현하기도 한다. 주요 증상은 일시적으로 우울한 기분을 느끼는 것과는 달리 우울하고 슬픈 감정과 의욕 저하 등 다양한 신체적인 증상이 함께 나타나서 지속되는 것이다(Beck, 1967). 우울한 기분 및 감정이 주 증상이며 그로 인한 수면, 식욕, 흥미의 저하와 불안, 자살에 대한 생각, 무기력감 등의 증상도 나타난다. 체중의 변화가 심각할 정도이며 매우 둔하고 느려진다. 자신에 대해 무가치함, 부적절한 죄책감이 동반되며 집중력과 기억력도 떨어진다. 만성적으로 피곤하며 잠을 못 자는 경우가 많고 잠이 많아져서 자더라도 개운하지가 않다. 감정과 생각, 욕구와 더불어 신체 증상도 나타나는데, 두통, 소화불량, 목과 어깨 결림, 가슴이 답답한 증상이 나타난다. 심한 우울증의 경우에는 망상이나 환각이 나타난다. 스트레스 수준이 높고 효과적이지 못한 대응기제를 가진 사람이 스트레스가 적고 효과적인 대응을 하는 사람들에 비해 우울증 발생이 많다. 우울증은 생물학, 심리, 사회적 요인이 복합적으로 작용하며 도파민과 세로토닌, 노아에피네프린 등의 뇌의 신경전달물질에 이상이 생겨 발생하는 뇌질환이다. 여아가 남아보다 원래 세로토닌이 낮은데, 그것이 여아가 우울증에 잘 걸리는 원인 중 하나이다. 약물 복용이 원인이 될 수 있고 내분비질환도 원인이 될 수 있다. 가족 중 우울증 병력이 있는 경우 발병률이 더 높아지며 스트레스를 쉽게 받는 성격도 발병률이 높다.

③ 공황장애

그 다음은 공황장애이다. 공황장애는 여러 번의 공황발작이 일어나는 불안장애이다. 공황장애는 한 달 이상의 행동적 특성이 나타나며 다른 공황발작에 대한 두려움을 유발한다. 대표적인 공황장애의 예시는 광장공포증이다. 이는 대인관계에서 주로 많이 발생한다. 갈등, 질병, 이별, 파산과 같은 스트레스 상황이 있은 후에 공황장애가 발병하는 것이다.

공황장애의 증상은 극도의 공포인데 대부분의 경우 그 원인을 알지 못하여 혼란스럽고 일상생활을 하지 못할 정도로 주의집중력이 떨어진다. 심한 경우 자율신경교관의 발작증세가 나타나는데 대략 20여 분 정도 지속되다 그친다. 이때 함께 동반되는 불안으로 인하여 생활에 불편을 느끼거나 거동을 어려워 할 수 있다. DSM-5에서는 대부분 심박동의 급격한 증가, 손발이 떨리고 땀 흘림, 질식할 것 같은 느낌, 죽을 것 같은 공포, 오한이나 메스꺼움 또는 발한 등의 증세를 보인다고 보고하고 있다.

④ 외상 후 스트레스 장애

충격적인 사건에 노출된 후에 뒤따라서 특징적인 증상이 나타는 것이다. 전투, 폭행, 인질, 유괴, 테러, 교통사고, 질병 등 사고에 대한 반복적인 회상이나 악몽에 시달리는 것으로서 외상 경험을 계속적으로 경험하는 것을 말한다. 스트레스로 인해 외상 후 스트레스가 발병하게 되면 외상을 상기시키는 것들을 지속적으로 회피하려고 하며 지속적으로 과민상태에 있고 우울, 불안, 일상생활 집중 곤란, 흥미 상실, 짜증, 놀람, 수면장애 등의 증상을 보인다. 증상이 가벼운 경우에는 발병 초기에 적절한 약물 및 단기 정신치료 후 조기에 업무에 임하는 것이 좋지만 심한 경우에는 입원치료를 해야 한다. 약물치료와 더불어 집단치료, 행동치료, 인지치료 등을 수행해야 한다. 정신분석학적 입장에서는 외상 후 스트레스 장애를 사건이 유아기의 미해결된 무의식적 갈등을 다시 불러일으켜 그 결과 억압, 부인, 취소의 방어기제가 동원되어 이 장애의 증상이 초래된다고 설명한다. 행동주의적 입장에서는 사건이 무조건 자극이 되고 외상과 관련된 단서들이 조건 자극이 되어 불안 반응이 조건 형성된다고 본다. 인지적 입장에서는 다음과 같은 세 가지 신념을 외상 후 스트레스 장애의 원인으로 꼽는다. 첫째, 저런 일이 나에게는 일어나지 않을 것이라는 안정성에 대한 신념, 둘째, 이 세상은 통제 가능하고 예측 가능한 공정한 세상이라는 의미 있는 세상에 대한 신념, 셋째, 나는 저런 사건의 희생양이 되지 않을 소중한 사람이라는 가치 있는 자기에 대한 신념이 있다. 따라서 큰 사건이 이러한 신념들을 일시에 무너뜨려 혼란과 무기력 상태에 빠뜨림으로써 외상 후 스트레스 장애를 유발하게 된다. 정보처리이론도 외상 후 스트레스 장애를 설명한다. 사건은 그 사건을 경험한 사람에게 엄청나게 많은 양의 정보를 던져주는 셈인데, 이러한 정보의 대부분은 일상적인 경험과 너무 동떨어진 것이기 때문에 개인의 인지체계에 의해 잘 수용되지 않게 되어 정보는 처리되지 않은 원래의 형태로 활성화된 채로 남게 된다. 따라서 남겨진 사건은 개인의 심리적 평정에 영향을 주고 새로운 정보들이 완전히 처리되어 통합될 때까지 증상이 지속된다.

⑤ 인지기능 손상

스트레스를 심하게 받는 영유아가 공부를 잘 할 것이라고 기대하는 것 자체가 아이러니한 일이다. 직접적인 스트레스는 인지적 기능을 감퇴시킨다. 스트레스가 극심한 영유아들은 융통성 있게 사고할 수 없고 주의집중과 기억의 효율도 또래에 비해 낮다. 궁극적으로는 문제해결능력이 감소한다. 학업을 성공적으로 성취하는 것이 거의 불가능하게 된다.

(3) 스트레스의 긍정적 효과

스트레스의 효과에 대해 우리는 부정적으로 생각하기 쉬우나 스트레스에 관한 긍정적인 역할도 존재한다. 물론 그 효과는 아주 제한적이다. 긍정적 역할보다는 부정적 효과가 더 크기 때문에 조심해서 활용해야 한다. 앞서 설명하였듯이 기본적으로 스트레스는 영유아를 각성시켜 그들의 행동을 신속하고 정확하게 만들어준다. 그 외에도 다음과 같은 역할이 있다.

① 행동의 동기부여

우선 스트레스를 통해 영유아는 기본적인 욕구를 충족한다. 사람들이 만약에 스트레스가 전혀 없이 살아간다면 발전과 성장을 기대하는 것이 불가능할 것이다. 어느 정도의 스트레스는 영유아의 욕구를 확실히 충족시켜 주는 장점이 있다. 스트레스가 있어야만 행동을 할 동기가 부여되고 이것을 통해 영유아는 원하는 것을 얻는다.

② 성장 촉진

한편, 스트레스 경험을 통해 영유아의 개인적 성장이 촉진될 수 있다. 어려운 과제를 성공적으로 수행하거나 심지어 실패하는 경우에도 그런 경험이 없었다면 깨닫지 못할 인생의 깊은 의미나 통찰력을 얻게 되거나 새로운 기술을 배울 기회를 갖게 된다는 점을 부인할 수 없을 것이다. 무엇인가를 배우는 과정이 조금 힘들 수 있고 스트레스를 가져올 수 있다. 그러나 성취의 결과가 스트레스를 모두 상쇄 할 만큼 크다면 영유아들은 기꺼이 스트레스를 감내할 것이다.

③ 스트레스 상황 대처

마지막으로 우리가 얻을 수 있는 긍정적인 효과는 스트레스 상황에 대한 대처법을 익히는 것과 관련이 있다. 스트레스를 통제할 수 있는 상황에서 앞으로 닥칠 수도 있는 것과 유사한 스트레스 상황에 대처해 봄으로써 미래에 대한 대비를 할 수 있다. 오늘의 스트레스는 다른 스트레스 상황에서의 면역력을 키우는 역할을 할 수 있다.

3) 영유아의 스트레스 해소를 위한 방법들

영유아의 신체와 두뇌발달에 영향을 미치는 스트레스 자체도 문제이지만 영유아가 스트레스를 극복할 수 있도록 도와주지 못하는 환경도 문제이다. 교사와 부모는 근본적인 원인을 찾아 아이가 스트레스를 받지 않거나 받더라도 그것을 이겨낼 수 있도록 조절해주어야 한다. 여기서 나온 개념이 스트레스 대처이론이다. 스트레스 대처는 스트레스에 직면한 유기체가 안녕을 위협받게 되면 어떤 형태로든 유기체의 평형을 유지하려고 노력하는 동시에 그에 대응하는 어떠한 행동을 하게 됨을 의미한다. 영유아들은 어떤 갈등이나 욕구불만이 생기면 이것을 해소하기 위하여 대처방안을 강구한다.

(1) 스트레스 대처에 대한 개념

스트레스 대처에 대한 개념은 전통적으로 방어적 관점, 성격 특성의 관점, 상황 지향적 관점 등의 세 가지 개념이 있다.

① 방어적 관점

방어적 관점으로 스트레스에 대처하려는 입장은 영유아가 내적, 혹은 외적으로 부딪히는 갈등 상황에서 이를 해결하기 위해 역동적 심리학의 근간을 이루고 있는 방어 기제를 통해 스트레스를 다루는 대처과정으로 파악하고 있다. 그러나 이 입장은 문제해결보다는 긴장을 감소시키는 것에 초점을 맞추고 있다. 스트레스에 대처함에 있어 정서적 요소를 고려하는 것은 분명 중요하지만 더 근본적인 문제가 해결되지 않는다는 한계점이 있다.

② 성격 특성의 관점

스트레스 대처의 개념을 성격으로 볼 수도 있다. 여기서는 어떤 유형의 영유아들이 스트레스에 어떻게 대처하는가에 따라 분석을 다르게 실시한다(박아청, 2006). 즉, 개인의 대처양식이나 성격 등으로 스트레스 대처방법을 구분한다. 어떤 성격특성을 가진 사람은 모든 상황에서 일관된 태도나 행동을 보일 것이라고 예측한다. 이러한 입장은 스트레스 대처방법을 유형화하고 이론화하는 데 도움이 되지만 이러한 대처가 상황이 변함에 따라 어떤 때는 문제해결 전략에 크게 의존해야 하는 하나의 변화하는 과정이라는 점을 간과하고 있다.

③ 상황 지향적 관점

상황 지향적 관점에서는 개인이 취하는 대처과정은 주어진 상황에 따라 개인 내에서도 변화한다고 본다. 하지만 이러한 입장은 흔치 않은 상황에서의 대처 전략을 알아보는 시도였기 때문에 다른 상황에서의 일반화가 어렵다.

(2) 스트레스 대처양식

스트레스 대처양식을 영유아가 직접 수행하는 것은 어려울 수 있다. 따라서 부모나 교사와 함께 스트레스 대처 양식을 학습하고 생활 속에서 적용해보는 활동을 수행하면 좋다.

① 문제 중심 대처

스트레스 대처양식의 첫 번째 종류는 문제를 중심으로 한 대처법이다. 문제 중심적 대처는 문제규정, 정보수집, 의사결정, 목표설정, 실천적 행동 등과 같은 방법을 통하여 자신이 직면하는 스트레스를 다루어 나가는 것을 말하는 것으로서 스트레스를 해결하려는 가장 적극적이고 효율적인 스트레스 대처방식이다. 최근에는 이 방법이 창의적 문제해결이라고도 불린다. 문제 중심적 대처의 기본적인 과정은 다음과 같다.

우선 문제를 정의한다. 해결해야 할 문제가 무엇인가에 대한 출처를 파악한 후 이에 대한 해결책을 강구할 수 있는 간단한 진술이 필요하다. 영유아들은 문제가 무엇인지를 파악하는 것도 어려우므로 조력자와 함께 스트레스의 원인을 찾아보도록 한다.

그 다음은 대안을 정의하는 과정이다. 문제 상황에 대한 해결책을 모색하는 데 있어서 가능한 많은 대안들을 검토해 보는 것이다. 대안설정에 있어서 브레인스토밍 기법의 활용이 매우 유익하다. 그리고 결과를 함께 생각해본다. 스스로 해결방법이 어떤 결과를 가져올지를 한 번 상상해보는 것만으로도 많은 문제들이 해결된다.

마지막으로 해결책을 고른다. 문제를 효과적으로 해결하고 관련자들의 욕구를 만족시키는 방법을 선택한다. 사실 영유아들은 모든 결과를 예측할 수 없으므로 스스로 선택한 결과가 어떤 반응을 일으키는지, 실제로 스트레스를 감소시키는지에 대해서 살펴보고 여기에 대해 평가할 준비가 되어 있어야 한다.

② 정서 중심 대처

두 번째 대처양식은 정서를 중심으로 한 대처법이다. 정서 중심적 대처는 스트레스를 일으키는 문제나 상황을 직접 통제하려고 하기보다는 회피, 부정, 감정적 대응 등과 같은 방법을 통하여 스트레스 상황에서 발생하는 정서적 고통을 감소시키려는 방식을 말한다. 이것은 수동적이기는 하지만 상황을 크게 변화시킬 수 없을 때 부정적인 감정들이 생겨나지 않도록 해준다는 점에서 어느 정도 의미를 지닌다. 정서 중심적 대처법은 크게 네 가지 방법이 있으니 알아두도록 하자. 영유아들이 이러한 방법을 잘 활용할 줄 안다면 스트레스를 조절하는 데 큰 도움을 받을 수 있다.

우선 생각의 전환이 있다. 이것은 스트레스에 대해 관심을 주지 않으려고 노력하는 것이다. 상당히 의식적인 대처방법으로서 스트레스는 기왕에 일어난 일이니 오히려 나의 행동이나 생각을 바꾸려고 노력한다는 점에서 의미를 찾을 수 있다. 두 번째는 거리 두기이다. 이것은 생각 전환과 비슷하지만 좀 더 소극적인 대처법으로서 아예 그 상황 자체를 잊어버리려고 노력한다. 의식적 망각이라고도 한다. 이 방법은 효과적이지만 잘못 활용하면 스트레스가 무의식 속으로 억압되기 때문에 주의해야 한다. 세 번째는 긴장 해소이다. 불안과 갈등, 긴장을 없애기 위해서 자신이 좋아하는 활동을 하는 것을 말한다. 운동, 오락, 예술 등 다양한 활동에 몰두해서 부정적 감정에 대처한다. 마지막으로 사회적 지지를 추구하는 방법이 있다. 이것은 성인들에게도 유용한 방법이다. 주변의 친구나 동료에게 자신의 스트레스를 털어놓고 위로를 받는 것이다. 이것은 굉장히 효과가 있어 영유아들에게 추천하는 방식이다. 그러나 이 방법은 한편으로는 주변 사람들에게 과도한 정신적 피해가 가지 않도록 조심해야 한다.

③ 문제, 정서혼합

마지막 대처양식은 문제와 정서를 혼합시켜 생각하는 대처방법이다. 이것은 가장 일반적으로 활용되는 절충적인 방식이다. 스트레스 상황이 되면 자연스럽게 문제 집중적 대처와 정서 집중적 대처를 섞어서 사용하게 될 것이다. 이러한 혼합적 대처에도 두 가지 방향이 있다. 첫째는 나의 변화에 주목하는 것이다. 스트레스로 인한 긍정적, 부정적 효과가 나에게 어떤 변화를 주는지에 주목하고 내가 어떻게 하면 발전할 수 있을지를 파악한다. 두 번째는 스트레스를 주는 환경에 맞서는 것이다. 좀 더 근본적으로 주변의 상황을 개선하여 궁극적으로는 스트레스를 받지 않기 위한 이상적인 환경을 조성하는 데 노력한다.

(3) 스트레스에 대처하는 부모의 역할

늘 가정에서 생활하는 영유아는 부모의 영향을 많이 받는다. 일반적으로 부모는 가정에서 영유아들을 편안하게 해준다. 가정에서 아이들은 행복감을 느낀다. 부모와의 대화는 안정적이며 자신의 감정이 잘 받아들여지기 때문에 영유아들이 가장 선호한다. 부모는 오랜 시간 동안 자녀를 지켜봐 왔으므로 스트레스의 원인을 빠르게 인식하고 찾아 해결하도록 도와주는 역할을 수행할 수 있는 충분한 역량을 가지고 있다(박영애, 최목화, 양명숙, 나종혜, 김민정, 2005).

① **학습을 강요하지 않기**

영유아가 스트레스를 받지 않게 하려면 빠르게 많이 가르치려고 해서는 안 된다. 영유아가 할 수 있는 능력보다 더 많은 것을 바라거나 욕심 내지 않도록 한다. 하고 싶어 하는 일을 못하게 하고 부모가 원하는 일을 우선하여 시키다 보면 자녀는 굉장한 스트레스를 받게 된다. 대신 원하는 행동을 적절한 수준으로 할 수 있도록 뒤에서 보조해야 한다. 이것은 방임과는 분명히 다른 것이다.

② **부모의 감정을 그대로 전달하지 않기**

자녀를 감정을 푸는 대상으로 생각해서는 안 된다. 화가 난다고 해서 자녀에게 화를 그대로 표출하는 것은 극심한 스트레스를 발생시킨다. 특히, 영유아들은 자신의 행동과 부모의 행동을 구별하지 못한다. 영유아들은 부모가 자기 스스로의 일로 인해 우울한 것도 자신의 탓으로 생각한다. 따라서 절대 부모의 개인적인 일로 아이에게 짜증을 내어서는 안 된다. 이와 관련하여 체벌도 최대한 자제해야 한다. 체벌은 감정이 섞일 수밖에 없는 잔인한 방식의 훈육방법이다. 부모의 감정을 가라앉히고 논리적으로 오랜 시간 동안 대화로 해결해야 아동이 스트레스를 적게 받고 깨닫는 것도 많게 된다.

③ **자녀의 불안을 방치하지 않기**

불안한 상황에 놓이게 되는 대부분의 경우는 급격한 상황의 변화와 관련이 있다. 앞서 말했듯이 환경이 바뀌면 불안감이 증가하고 이것은 스트레스의 증가로 이어진다. 물론 그렇다고 해서 불안한 상황을 아예 만들지 않는 것은 불가능하다. 따라서 그러한 상황에서 영유아들에게 믿음을 주어야 한다. 대표적인 것이 어린이집에 자녀를 보낼 때, 그리고 외출하거나 잠시 떨어져 있을 때 등의 상황을 들 수 있다. 이때는 자녀들이 가장 선호하는 대화나 스킨십을 반복해주면서 믿음을 계속적으로 심어주는 것이 좋다. 훈육이나 교육에서도 마찬가지이다. 하기 싫은 것, 먹기 싫은 것을 억지로 시키거나 먹이지 않는다. 이것은 아동이 자신의 의지대로 할 수 없다는 것에 대한 불안감을 불러일으킨다. 오히려 기다려주는 것이 나을 수 있다. 대신 부모의 규칙과 훈육방침에 따라 적절한 시간에 할 수 있다는 사실을 알게 하는 것이 좋다. 가령, 식사시간에만 밥을 주고, 먹기 싫을 때는 먹지 않게 한다면 적어도 다음 식사시간에 자녀가 음식을 맛있게 먹을 것이라는 점을 기대할 수 있다.

④ 자율성을 침해하지 않기

자율성이 주어진 영유아가 스트레스를 받지 않는 것은 아니다. 그럼에도 불구하고 자율성이 중요한 이유는 그들이 스트레스를 기꺼이 감내하면서도 성취를 하고자 하는 적극적인 생활태도를 형성하는 데 자율성이 중요한 역할을 수행하기 때문이다. 자율적인 아이들은 조금 괴롭더라도 참고 자신이 하고 싶은 일을 끝까지 해낸다. 자율성을 침해하는 가장 큰 요소는 바로 과잉보호이다. 모든 것을 부모가 해결해주고 선택해주면 그들은 아무것도 하지 못하게 되고, 이것은 스트레스에 취약한 성격을 만들어버린다.

(4) 스트레스에 대처하는 교사의 역할

부모와 더불어 영유아들의 스트레스를 관리하는 데 교사들의 역할이 중요해지고 있다. 왜냐하면 가정의 역할이 점점 축소되고 있기 때문이다. 이제 부모에게 완전히 영유아의 스트레스와 정신문제들에 대해 책임을 지우기 어렵게 되었다. 교사는 어쩌면 부모들보다 더 많은 시간을 영유아들과 함께 생활한다. 따라서 그들의 행동을 잘 관찰하여 스트레스를 줄일 수 있는 방안을 연구하고 스트레스를 적절히 조절할 수 있도록 영유아를 도와줄 수 있다. 다음은 영유아가 스트레스에 잘 대처할 수 있도록 돕기 위해 교사가 할 수 있는 전략들이다.

① 인지적 측면

우선 인지적 측면에서 바라보면 교사들은 영유아들을 가르치기 위해 스트레스가 무엇인지에 관해 잘 알고 있어야 한다. 교사가 스트레스의 요소들을 인지하고 그것을 영유아들에게 잘 제시해 줄 수 있어야 한다. 한편, 영유아들은 스트레스를 단순히 언어적으로 학습하는 것보다는 실제적인 행동을 통해 그것을 더 잘 이해한다. 따라서 교사들은 스트레스에 실제로 어떻게 대응하는지, 스스로의 마음은 어떻게 다스리는지를 직접 몸으로 보여 주어야 한다. 그러한 모방의 과정을 통해 영유아들이 어느 정도 마음을 들여다볼 수 있게 되면 스스로 행동의 결과를 생각할 수 있도록 유도하여 문제를 해결하도록 격려한다. 이 과정은 상당히 오랜 시간이 걸리며 결국 성취해내지 못할 수도 있다. 그러나 그것은 영유아나 교사의 잘못이 아니므로 인내심을 가지고 기다려본다. 또한 영유아들은 실체가 없는 것에 고통을 받기도 한다. 따라서 영유아가 환상과 실제를 구분하도록 도와주는 것도 중요한 인지적 대처 활동이라고 할 수 있다. 교사는 영유아들이 스트레스를 받을 만한 환경적 요소들을 사전에 파악하여 제거하는 과정도 수행해야 한다. 스트레스의 원인 자체를 제거하는 것은 가장 중요한 방법 중의 하나이다. 교실이나 또래 규칙 등을 미리 확인하고 그것이 문제가 있다면 적극적으로 수정하여 바꾸어야만 한다.

② 정서적 측면

한편, 정서적 측면에서는 영유아 개개인에게 따뜻함을 느끼도록 해주는 여러 가지 방법을 제시할 수 있다. 정서가 안정된 영유아는 약간 스트레스적인 상황에 놓이더라도 그것을 긍정적으로 잘 헤쳐 나가기 마련이다. 따라서 정서적 측면으로 지원하는 것도 고려해주어야 한다. 우선 교사가 영유아 개개인에게 관심을 쏟는 것이 필요하다. 영유아는 자신이 관심의 대상이라는 사실을 알아챔으로써 자기존중감이 높아진다. 자기존중감은 스트레스에 의연하게 대처할 수 있는 마음의 힘을 가져다준다. 또한 교사는 영유아가 가진 장점을 극대화할 수 있도록 도와주어야 한다. 이것은 영유아가 자기 주변의 의견이나 행동에 휩쓸리지 않고 자신만의 행동을 하도록 촉진시켜 준다. 남의 말에 덜 휘둘리게 되면 그만큼 스트레스도 덜 받게 된다. 언어의 사용도 반드시 고려해야 한다. 영유아의 상태에 따라 그에 알맞은 언어를 사용하는 것이 중요하다. 다정하고 이해력 높은 대화는 영유아를 안심시킨다. 유머를 약간 사용하는 것도 도움이 된다. 이를 위해서는 영유아와 많은 대화시간이 필요할 것이다. 별도로 마련된 시간 혹은 쉬는 시간에 영유아들과 끊임없이 대화하여 그들이 어떠한 측면에서 스트레스를 받고 있는지 그것이 스스로 해결될 문제인지 아니면 개입이 필요한지 등을 적절히 판단할 수 있다. 마지막으로 영유아들이 정서적 순화를 직접 체험할 수 있도록 다양한 예술 활동을 실시한다. 교사의 교육과정 속에서 예술 활동은 영유아들이 다양하게 자신을 표현하도록 만들어주고 이는 스트레스에 정서적으로 대처하는 훌륭한 방법으로서 기능하게 된다.

결론적으로 교사는 영유아의 스트레스 반응이 무엇인지 재빨리 인식하고 스트레스를 조절하는 방법을 제시할 수 있어야 한다. 영유아가 집 밖에서 적절한 경험을 얻게 되면 다른 스트레스 요인을 완화시킬 수가 있다. 물론 가정의 한계를 뛰어넘을 수는 없겠지만 적어도 바람직한 교육환경을 제공하고 또래 간 원만한 관계를 형성하도록 돕는 것은 교사의 책임이 분명하다. 학년이 바뀔 경우 교사가 다양한 적응 활동을 통해 환경에 익숙하도록 해주어야 한다. 그리고 환경이 바뀌는 이유에 대해 아이가 이해할 수 있는 여러 가지 이야기를 해주는 것도 포함된다. 그리고 영유아의 개성과 능력을 인정해주는 것이 중요하다. 할 수 있는 만큼만 과제를 내어주고 비교를 해서는 안 된다. 조기교육으로 인해 지나친 스트레스를 받으면 공부 자체에 흥미를 잃어버리게 된다. 이와는 별도로 교사 개인적 역량에 따라 영유아들과 적극적으로 상호작용을 실시하여 영유아의 스트레스를 잘 조절할 수 있어야 할 것이다.

4) 부록: 스트레스 대처방식척도

교사는 다음의 척도를 수행해보고, 자신의 스트레스 대처방식이 어떠한지에 대해 점검해보도록 하자.

번호	질문 내용	사용하지 않음(0) 아주 많이 사용(3)			
		0	1	2	3
1	그 문제에서 무엇인가 바람직한 것을 얻으려고 노력한다.				
2	자신은 없지만 무엇인가 해보려고 노력한다.				
3	인간적으로 변화 또는 성숙되고자 노력한다.				
4	활동 계획을 세우고 그것에 따른다.				
5	그 문제의 끝에 가서는 좋은 경험을 갖게 된다고 생각한다.				
6	너무 서두르거나 예감에 따르려고 노력한다.				
7	새로운 신념을 얻는다.				
8	긍지를 가지고 꿋꿋이 견디어 나간다.				
9	인생에 있어 중요한 것이 무엇인지 재발견한다.				
10	그 문제가 해결되도록 무엇인가를 변화시킨다.				
11	내 입장을 지키면서 원하는 것을 위해 싸운다.				
12	과거의 비슷한 경험에 의존한다.				
13	목표를 명확히 알기 때문에 그 문제가 잘 풀리도록 노력한다.				
14	문제해결을 위해 몇 가지 대책을 세운다.				
15	그 문제로 인한 내 감정 때문에 다른 일에 방해받지 않으려고 노력한다.				
16	아무 일도 일어나지 않은 것으로 생각한다.				
17	내 감정을 아무에게도 알리지 않으려고 한다.				
18	음식을 먹거나 음주, 흡연, 약물복용 등을 통해 기분전환을 한다.				
19	획기적인 기회를 갖거나 매우 위험부담이 큰 일을 한다.				
20	그 문제를 사람들이 눈치채지 못하게 한다.				
21	다른 사람에게 분풀이를 한다.				
22	그런 문제가 일어났다는 것을 믿지 않는다.				
23	조깅이나 다른 운동을 한다.				
24	위에 있는 것과 다른 무엇인가를 시도해 본다.				
25	그 문제에 대해 누군가와 의논한다.				
26	그 문제를 일으킨 사람에게 화를 낸다.				
27	다른 사람들의 동정과 이해를 받아들인다.				
28	그 문제를 구체화시킬 수 있는 사람과 이야기한다.				

번호	질문 내용	사용하지 않음(0) 아주 많이 사용(3)			
		0	1	2	3
29	존경하는 친척이나 친구에게 조언을 구한다.				
30	내가 어떻게 느끼고 있는가를 누구에게 말한다.				
31	그 문제를 잊기 위해 다른 일이나 활동을 한다.				
32	시간이 지나면 달라질 것이라고 생각한다.				
33	그 문제의 좋은 면만을 보려고 한다.				
34	모든 것을 잊어버리려고 노력한다.				
35	어쩔 수 없기 때문에 그 문제를 그대로 받아들인다.				
36	그 문제나 내 감정이 바뀌기를 바란다.				
37	내가 처한 지금의 상황보다 더 좋은 경우를 상상하거나 공상한다.				
38	그 문제가 없어지거나 끝나기를 바란다.				
39	그 문제가 어떻게 되었으면 좋겠다는 공상이나 소망을 한다.				

① 문제해결: 1~15, ② 정서적 완화: 16~24, ③ 조력 추구: 25~30, ④ 문제회피: 31~34, ⑤ 소망적 사고: 35~39

[출처 : 박애선, 이영희 (1992). 기혼여성의 성역할 특성과 스트레스 지각이 스트레스 대처방식에 미치는 영향. 상담과 심리치료, 4(1), 69-80.]

Chapter 04

영유아교육과정과 정신건강

1. 정신건강과 영유아교육과정
2. 우리나라 영유아교육(보육)과정과 정신건강
3. 영유아 정신건강의 이론적 배경

제4장에서는 유아교육(보육)과 정신건강의 중요성에 대하여 알아보기로 한다. 영유아의 정신건강이 중요한 이유는 이 시기의 정신건강이 무의식으로 잠재되어 삶의 평생을 좌우하는 데 있다(조희순, 2016). 그러므로 영유아기에는 신체적 건강은 물론, 정신적 건강도 함께 고려하여 양육되어야 할 것이다. 그러나 영유아의 환경적 측면을 보았을 때 모든 영유아가 평등한 환경에서 심신이 건강한 상태로 출발하는 것은 아니다.

인간은 세상에 태어나기 전 이미 태아기부터 환경의 영향을 받는다.

임산부인 어머니의 영양과 신체건강상태에 의하여 태내 발달이 영향을 받으며, 사회적 환경으로 인한 어머니의 정신상태 또한 태아에게 지대한 영향을 끼치게 한다. 이와 같은 환경적 요인은 모든 인간이 태어날 때부터 똑같은 조건을 갖추고 세상을 시작하지는 않는다는 것을 의미한다.

그러나 출산과 함께 대부분의 영아들은 어머니 또는 그의 가족들로부터 각별한 보호를 받으며 점차 스스로 독립적으로 성장할 수 있을 때까지 다양한 양육과 교육적 서비스를 통하여 신체적·정신적 기초를 형성하게 된다.

세계보건기구(WHO)에서는 '온 인류는 육체적, 사회적, 정신적으로 건강하게 삶을 영위할 권리가 있음'을 천명하고 있으며, 특히 현대에 와서는 복잡하게 다변화되는 사회적 특성상 무엇보다도 정신건강의 중요성을 강조하고 있다(박찬옥, 전경화, 조희순, 이순이, 이완희, 유경숙, 김성혜, 안은정, 2016: 196).

영유아 시기를 대부분 가정에서 가족으로부터의 양육과 보호를 받던 예전과는 달리 현대사회에서 영유아는 일찍부터 사회적 필요에 의하여 만들어진 체계적인 보육과 교육을 받게 됨으로써 예전처럼 오로지 가정이라는 양육환경에만 맡겨짐으로 인해 발생하게 되는 불평등을 줄일 수 있게 되었다. 그러나 다른 측면으로는 제공되는 유아교육의 질과 교사수준에 의한 또 다른 차원의 환경이 영유아 정신건강에 영향을 미치는 변수가 되기도 한다.

1. 정신건강과 영유아교육과정

세계적으로 정신건강이라는 개념이 시작된 것은 정신 병리적인 개념에서부터 출발하였으나 최근에는 정상적인 사람들의 정신적 측면을 나타내는 용어로 사용지고 있다. 따라서 교육이라는 환경 안에서 영유아의 정신건강을 다루기 시작한 것은 그리 오래되지 않았다.

미국교육협회(National Education Association : NEA)에서는 정신건강이란 '스스로 만족과 성공, 그리고 능률감을 가지고 행복한 생활을 할 수 있는가를 의미한다'고 정의하고 있다(박상희, 김지영, 김리진, 전가일, 지경진, 황혜경, 2014: 14-15). 매슬로우(Maslow)는 영유아의 욕구발달 측면에서 볼 때, 이 영유아시기에는 생리적 욕구와 안전에 대한 욕구가 해결되었을 때 불안을 느끼지 않고 정신적으로 편안한 삶을 살 수 있다고 하였다. 이는 영유아기가 그만큼 신체적으로나 정신적으로 미숙하기 때문에 세상에 대한 두려움과 공포를 많이 느끼고 있으며 심리적인 영향을 받는다는 것으로 볼 수 있다.

그러므로 각 나라에서는 영유아기의 정신건강에 관한 내용을 영유아 보육과 교육과정에 넣어 이를 교육과정 전반에서 골고루 다룰 수 있도록 하고 있다.

전미유아교육협회(NAEYC)에서는 영유아교육과정의 목표를 긍정적 자아 개념과 태도, 자기조절력과 소속감을 갖도록 하며, 호기심을 가지고 세계를 탐구함으로써 자신감, 창의성, 상상력, 주도성을 갖게 하는 것이라고 보았다. 그러므로 가족은 물론 교사, 또래관계 등의 인간관계에 있어 신뢰감과 상호존중감을 형성하며, 이타심을 가지고 집단생활에 임할 수 있도록 성장해 나가야 함을 제시하고 있다(박찬옥, 전경화, 구수연, 곽현주, 정연희, 서의정, 박영숙, 이옥임, 이예숙, 2013: 172).

우리나라에서는 3~5세 누리과정인 유아교육과정에서 만 3~5세 유아의 심신의 건강과 조화로운 발달을 도와 민주시민의 기초를 형성하는 것을 교육 목적으로 제시하고 있다.

또한 0~2세까지의 영유아를 대상으로 하는 표준보육과정에서도 보육과정의 목적을 영유아의 전인적인 성장과 발달을 돕고 민주시민으로서 자질을 길러 영유아가 심신이 건강하며 조화로운 사회구성원으로 자랄 수 있도록 하는 데 있다고 하였다. 즉, 자율적인 사람, 창의적인 사람, 다양성을 인정하는 사람, 민주적인 사람, 자연과 우리 문화를 사랑하는 사람을 정신적으로 건강한 사람으로 정의한다(박찬옥, 진경화, 구수연, 곽현주, 정연희, 서의정, 박영숙, 이옥임, 이예숙, 2013:163).

2. 우리나라 영유아교육(보육)과정과 정신건강

영유아교육(보육)과정은 영유아들로 하여금 건강하고 행복한 삶을 영위할 수 있도록 계획, 운영되어야 한다. 그러므로 교사와 교육(보육)기관에서는 이들이 보호된 환경에서 안정감을 가지고 전인발달을 이룰 수 있도록 최선의 노력을 다하여야 할 것이다.

우리나라의 영유아교육과정은 크게 0~2세를 위한 표준보육과정과 3~5세를 대상으로 하는 누리과정으로 이루어져 있다. 이것은 모두 진보주의 교육철학에 의한 상호작용 이론에 근거를 두고 있는데, 영유아를 능동적 학습자로서 환경과의 상호작용을 통하여 자발적으로 지식을 재구성하는 존재로 보고 있다. 이러한 유아교육과정의 궁극적인 목적은 당연히 심신이 건강한 유아의 삶에 두고 있다. 즉, 유아로 하여금 이러한 교육과정을 통하여 자존감을 획득하고 건강하며 행복하게 살 수 있도록 하자는 것이다.

1) 0~2세 표준보육과정(보건복지부 고시 제2012~28호)

우선 0~2세 영아를 위한 표준보육과정의 내용을 살펴보면 다음과 같다.

(1) 표준보육과정의 목표

가. 건강하고 안전하며, 바르게 생활하는 지식, 기술, 태도와 습관을 가진다.

나. 자신의 신체를 긍정적으로 인식하고 기본운동능력을 기른다.

다. 자신을 존중하고 가족, 또래, 공동체 내 다른 사람들과 더불어 생활하는 태도를 가지며, 필요한 사회적 지식과 태도를 습득한다.

라. 기초적인 언어능력 및 일상생활에 필요한 의사소통능력과 기초적인 문해능력을 기른다.

마. 탐구능력을 토대로 수학적, 과학적 탐구에 필요한 지식과 이해를 기른다.

바. 주변의 친근한 환경과 일상생활의 아름다움에 관심을 가지고 예술적 요소를 즐김으로써 감성과 창의성을 기른다.

(2) 보육과정의 내용

보육과정은 기본생활, 신체운동, 사회관계, 의사소통, 자연탐구, 예술경험의 6개 영역으로 구성한다. 각 영역은 영유아가 건강하고 안전하며, 바르게 생활하는 데 필요한 내용과 신체, 사회, 언어, 인지, 정서 등의 전인발달을 위해서 영유아가 갖추어야 할 지식, 기술, 태도와 가치를 포함한다.

① 기본생활

기본생활영역은 일생의 기초이며 사회생활의 기본이 되는 건강, 영양, 안전에 관한 지식과 기술을 습득하고 바르게 생활하는 태도를 기르는 내용으로 구성한다.

② 신체운동

신체운동영역은 다양한 신체 활동을 통하여 자신의 신체에 대해 긍정적으로 인식하고, 일상생활에 필요한 기본운동능력을 기르며, 신체 활동에 즐겁게 참여하는 내용으로 구성한다.

③ 사회관계

사회관계영역은 자신을 존중하고, 가족과 또래 및 공동체와 긍정적인 사회관계를 형성하며, 유능한 사회구성원이 되기 위해 필요한 사회적 지식과 태도를 기르는 내용으로 구성한다.

④ **의사소통**

의사소통영역은 듣고 말하는 것을 즐기고, 상황에 맞는 의사소통능력과 기초적인 읽고 쓰는 능력을 익히는 데 필요한 올바른 언어생활태도와 능력을 기르는 내용으로 구성한다.

⑤ **자연탐구**

자연탐구영역은 다양한 감각을 이용하여 주변 사물과 환경을 지각하고 탐색하며, 이러한 과정에서 발생하는 의문점을 해결하는 데 필요한 수학적, 과학적 기초능력을 기르는 내용으로 구성한다.

⑥ **예술경험**

예술경험영역은 사물이나 소리, 자연, 예술작품의 아름다움에 관심을 가지고 탐색하며, 생각이나 느낌을 음악, 동작, 극, 미술로 표현하고, 표현된 것들을 보고 즐김으로써 풍부한 감성 및 창의성을 기르는 내용으로 구성한다.

(3) 0~2세 표준보육과정영역별 정신건강 관련 요소

영역	내용	정신건강 관련 요소
기본생활	건강한 생활 안전한 생활 바른 생활	• 안정적 애착 형성과 생리적 욕구 해결 등으로 정서적 안정을 통해서 세상에 대한 기본 신뢰감을 형성한다. • 안전지도와 기본생활습관지도를 통하여 사회생활의 기초를 습득함으로써 정신적으로 안정감을 가지고 적응한다.
신체활동	감각과 신체인식 신체조절과 기본운동 신체 활동 참여	• 자신의 신체에 대한 올바른 지식으로 자존감을 획득한다. • 자신의 신체를 스스로 조절할 수 있는 것에 대한 자신감을 갖는다. • 다양한 신체 활동의 참여로 긍정적 정서를 함양한다.
사회관계	자아존중 정서인식과 조절 사회적 관계 사회적 지식	• 자신이 소중한 존재임을 인식하고, 자신의 정서를 표출함에 있어 그 정도를 조절하기 위한 기초적 인식이 시작된다. • 원만하고 건강한 사회적 관계를 맺기 위한 기본생활습관을 반복 훈련을 통하여 습득한다.
의사소통	듣기 말하기	• 원만한 의사소통의 기초를 쌓기 위해서 다른 사람의 언어를 열심히 듣고 이해하려 노력한다.

영역	내용	정신건강 관련 요소
의사소통	읽기 쓰기	• 주변 사람과의 원만한 관계를 위하여 자신의 요구를 곧바로 표현함으로써 원만한 의사소통의 기초를 다진다. • 끼적꺼리기 활동 등을 통하여 표현 활동을 통한 감정해소의 기호를 안다.
자연탐구	탐구하기 수학적 탐구 과학적 탐구	• 자신을 둘러싼 사물과 환경을 지각 하고 탐색하는 과정에서 사물에 대한 대상항상성을 획득한다. • 자기중심적 사고이지만 인지적 기초를 형성하기 위하여 다양한 주변 환경과 상호작용하는 가운데 성취감을 획득한다.
예술경험	심미적 탐색 예술적 표현 예술 감상	• 주변 환경에서 접할 수 있는 심미적 요소를 발견하기 위해 관심을 갖는다. • 관심 갖게 된 아름다운 느낌을 다양한 형태로 표현해봄으로써 만족감과 행복감 등 긍정적 정서를 인식한다.

2) 3~5세 누리과정과 정신건강(보건복지부 고시 제2012-82호)

(1) 누리과정 구성방향

① 질서, 배려, 협력 등 기본생활습관과 바른 인성을 기르는 데 중점을 두어 구성한다.

② 자율성과 창의성을 기르는 데 중점을 두고, 전인발달을 이루도록 구성한다.

③ 사람과 자연을 존중하고, 우리 문화를 이해하는 데 중점을 두어 구성한다.

④ 만 3~5세의 발달특성을 고려하여 연령별로 구성한다.

⑤ 신체운동 · 건강, 의사소통, 사회관계, 예술경험, 자연탐구의 5개 영역을 중심으로 구성한다.

⑥ 초등학교 교육과정과 0~2세 표준보육과정과의 연계성을 고려하여 구성한다.

(2) 3~5세 누리과정의 목표

① 기본운동능력과 건강하고 안전한 생활습관을 기른다.

② 일상생활에 필요한 의사소통능력과 바른 언어사용습관을 기른다.

③ 자신을 존중하고 다른 사람과 더불어 생활하는 능력과 태도를 기른다.

④ 아름다움에 관심을 가지고 예술경험을 즐기며, 창의적으로 표현하는 능력을 기른다.

⑤ 호기심을 가지고 주변세계를 탐구하며, 일상생활에서 수학적 · 과학적으로 생각하는 능력과 태도를 기른다.

(3) 누리과정의 영역별 목표

① 신체운동 · 건강

기본운동능력과 건강하고 안전한 생활습관을 기른다.

- 감각능력을 기르고, 자신의 신체를 긍정적으로 인식한다.
- 신체를 조절하고 기본운동능력을 기른다.
- 신체 활동에 즐겁게 참여한다.
- 건강한 생활습관을 기른다.
- 안전한 생활습관을 기른다.

② 의사소통

일상생활에 필요한 의사소통능력과 바른 언어 사용습관을 기른다.

- 다른 사람의 말을 주의 깊게 듣는 태도와 이해하는 능력을 기른다.
- 자신의 생각과 느낌을 말하는 능력을 기른다.
- 글자와 책에 익숙해지는 경험을 통하여 글자 모양을 인식하고 읽기에 흥미를 가진다.
- 말과 글의 관계를 알고 자신의 생각, 느낌, 경험을 글로 표현하는 데 관심을 가진다.

③ **사회관계**

자신을 존중하고 다른 사람과 더불어 생활하는 능력과 태도를 기른다.

- 자신을 소중히 여기며 자율성을 기른다.
- 자신과 타인의 감정을 알고, 자신의 감정을 적절하게 표현하며 조절한다.
- 가족과 화목하게 지내며 서로 협력한다.
- 친구, 공동체 구성원들과 서로 돕고, 예의 · 규칙 등 사회적 가치를 알고 지킨다.
- 우리 동네, 우리나라, 다른 나라에 관심을 가진다.

④ **예술경험**

아름다움에 관심을 가지고 예술경험을 즐기며, 창의적으로 표현하는 능력을 기른다.

- 자연과 주변 환경에서 발견한 아름다움과 예술적 요소에 관심을 갖고 탐색한다.
- 자신의 생각과 느낌을 음악, 움직임과 춤, 미술, 극놀이를 통해 창의적으로 표현하는 것을 즐긴다.
- 자연과 다양한 예술작품을 감상하며, 풍부한 감성과 심미적 태도를 기른다.

⑤ **자연탐구**

호기심을 가지고 주변세계를 탐구하며, 일상생활에서 수학적 · 과학적으로 생각하는 능력과 태도를 기른다.

- 주변의 사물과 자연세계에 대해 알고자 하는 호기심을 가지고 탐구하는 태도를 기른다.
- 생활 속의 여러 상황과 문제를 논리 · 수학적으로 이해하고 해결하기 위한 기초능력을 기른다.
- 주변의 관심 있는 사물과 생명체 및 자연현상을 탐구하기 위한 기초능력을 기른다.

(4) 3~5세 누리과정 영역별 정신건강 관련 요소

영역	내용 범주	정신건강 관련 요소
신체운동, 건강	• 신체인식하기 • 신체조절과 기본 운동하기 • 신체 활동에 참여하기 • 건강하게 생활하기 • 안전하게 생활하기	• 자신의 신체를 긍정적으로 인식하는 것은 긍정적 자아개념 형성에 도움이 된다. • 감각을 통합적으로 사용함으로써 자신감과 성취감을 획득하며 신체적 건강을 습득한다. • 신체적 건강은 정신적 건강의 필수적 요소이다. • 유아기는 안전에 대한 욕구가 증폭하는 시기이므로 안전교육 등을 실시하여 심리적 안정을 도모한다.
의사소통	• 듣기 • 말하기 • 읽기 • 쓰기	• 다른 사람의 말을 경청하는 태도는 타인 이해의 기본이므로 주의 깊게 듣는 태도를 생활화할 수 있도록 하고, 상호작용을 통해 자신의 내적 요구를 분명하게 표현함으로써 억압된 정서를 해소한다. • 문자를 통해 세상을 이해하고 수용할 수 있으며, 사회적 이해력을 증가 시켜 원만한 사회적 관계 형성에 도움을 준다. • 쓰기를 통하여 자신의 생각을 전달하는 것이 가능하다는 것을 이해하고 실제로 쓰기 활동을 훈련함으로써 문자를 통한 자기표현이 가능해진다.
사회관계	• 나를 알고 존중하기 • 나와 다른 사람의 감정을 알고 조절하기 • 가족을 소중하게 여기기 • 다른 사람과 더불어 생활하기 • 사회에 관심 갖기	• 자기 자신이 소중한 존재임을 알고 자아 존중감을 획득한다. • 타인의 감정을 수용하고 자신의 감정을 적절히 표현하는 과정에서 긍정적 의사소통을 확립한다. • 가족 간의 융화와 사랑을 통해 행복감을 증진한다. • 사회적 규칙과 질서를 알고 이를 실천함으로써 사회의 한 구성원으로서의 자기효능감을 획득한다.
예술경험	• 아름다움 찾아보기 • 예술적 표현하기 • 예술 감상하기	• 주변 환경에서 아름다움을 발견할 수 있는 시야를 키워줌으로써 예술적 욕구에 관심을 가지고 탐색할 수 있는 태도를 기른다. • 다양한 예술적 표현 활동을 실행하는 과정에서 내적으로 억압했던 부적 정서를 해소할 수 있다. • 자연과의 교감, 예술작품의 감상을 통하여 심미감을 증진시킨다.
자연탐구	• 탐구하는 태도 기르기 • 수학적 탐구하기 • 과학적 탐구하기	• 자연과 사물에 대한 호기심과 탐구심을 발휘하여 성취감을 습득한다. • 일상생활 속 상황에서의 논리, 수학적 능력의 성취는 성장에 대한 촉진과 함께 사회적 이해력을 증가시켜 자신감을 높인다. • 자신을 둘러싼 주변의 생명체와 자연현상에 대한 탐구심을 키움으로써 객관적 사고를 발달시킨다.

3. 영유아 정신건강의 이론적 배경

"정신적으로 건강한 사람은 자신의 감정을 무리하게 억압하거나 왜곡하지 않고 현실을 있는 그대로 받아들이며, 자신의 생각과 감정을 자유롭게 표출함으로써 심리적으로 편안한 상태를 유지한다."(박찬옥, 전경화, 조희순, 이순이, 이완희, 유경숙, 김성혜, 안은정, 2016: 196).

즉, 정신적으로 건강한 사람이란 심리적 억압의 상태에서 벗어나 자유롭고 원만한 사회생활을 하는 것을 의미한다. 그러므로 영아기 때부터 자연스럽게 자신의 감정을 솔직하게 표현하고 타인의 마음을 이해하는 태도를 교육을 통하여 심어줄 필요가 있다. 이와 같이 영유아교육을 수행하려면 이와 직접적으로 관련된 심리적 배경을 알고 이를 교육현장에서 적용해보려는 노력이 필요하다.

영유아교육 및 정신건강과 관련된 이론으로 대표적인 애착이론과 정서지능이론을 간략하게 살펴보도록 한다.

1) 애착이론(Attachment)

보울비(Bowlby, 1907~1990)는 영아의 정상적 애착이 인간의 건강한 발달에 결정적인 요인이라는 이론을 주장한다. 즉, 생애 초기에 경험하는 어머니(양육자)와의 적절한 교감과 돌봄에 의해서 습득하게 되는 안정적 애착(attachment)은 영아가 자신과 세상을 이해하고 받아들이는 데 있어 가장 기본적인 토대를 이루게 된다는 것이다. 그에 따르면 '따뜻하고, 친근하고 지속적인 어머니와 아이와의 관계에서 만족과 즐거움을 느낄 때' 애착이 일어난다고 한다. 대개 애착은 한 사람에게 일어나지만 아버지와 양육자 등 여러 사람에게 일어나기도 한다. 애착은 점진적으로 발달하게 되어 영아는 점차적으로 선호하는 한 사람을 원하게 된다. 아이는 그 사람을 강하고 현명하며 자신의 불안과 위협을 감소시켜 줄 수 있는 사람으로 인지하게 된다. 그러므로 애착은 아이에게 안전감을 주게 된다. 이 과정은 어머니와 아이 간의 상호작용에 의해 촉진된다. 애착에는 서로 함께 한 시간의 양보다 활동량이 더 중요하다.

이후 에인스워스(Ainsworth, 1913~1999)에 의해 애착이론은 더욱 발전된다. 그에 의하면 애착기간 동안의 엄마와 아이의 상호관계는 아이의 현재와 미래의 행동에 중요한 영향을 미치며 애착 양상은 아이마다 다양하다고 하였다. 아이가 보내는 신호에 민감하게 반응하는 것이 중요한데, 반응을 잘 못하는 경우 아이는 더욱 불안해진다. 아이가 우는 것 등으로 신호를 보낼 때 적절하게 반응해야 신뢰감을 증가시킨다는 것이다. 애착은 불안 감소의 역할을 하며 이후 아이가 애착상대가 있는 곳을 떠나서 외부 환경을 탐색할 수 있게 한다고 하였다.

(1) 애착이론의 중요성

애착이론은 인성발달의 중요한 틀을 제공하며 생후 1년간의 부모의 양육태도가 얼마나 중요한가를 설명한다. 애착은 한 사람이 다른 사람과 형성하는 애정 어린 유대이다. 애착행동은 아동을 애착 대상에 대한 근접성을 증가시킬 것으로 예측되는 모든 행동이다. 어머니가 미소 같은 애착행동으로 영아와의 상호작용에 관심이 있음을 신호하여 아동으로 하여금 그런 상호작용에 참여하게 하는 것이다. 처음에는 애착이 생리적 욕구의 충족과 관련되어 있다는 주장이 설득력을 가졌지만, 후에 생리적 욕구가 아니라 다른 것이 애착에 더 중요하다는 주장이 설득력을 얻게 되었다. 이것은 할로우(Harlow)의 대리모 연구를 통하여 증명되었다(정옥분, 2003).

할로우는 실험을 위해 어린 원숭이를 방 안에 혼자 두고, 반대편에는 우유를 놓은 철사로 만든 대리모와 부드러운 천으로 만든 대리모를 놓아두었다. 놀랍게도 원숭이는 우유를 먹을 때만 철사 대리모에게로 가고 놀 때나 스트레스 상황에서는 천으로 만든 대리모에게로 갔다.

이는 신체적 접촉이 주는 위안이 우유를 주는 것보다 애착 형성에 더 중요함을 암시한다. 보울비와 에인스워스가 제기한 애착 모델에서 보울비는 아동의 어머니와의 초기 관계가 아동의 일생의 적응을 결정짓는다고 주장했다. 아이가 보이는 애착의 안정감은 어머니와의 상호작용의 결과이며, 애착은 스트레스에 대해서 완충역할을 하여 안정된 애착을 한 아동은 후에 스트레스에 대해서도 영향을 덜 받는다. 애착과 관련된 또 다른 실험에는 에인스워스의 낯선 상황 실험이 있다(유안진, 2004).

> 어머니와 어린아이(1세)가 실험실에 들어오고 어머니가 아이를 작은 의자에 앉힌 다음 다른 편에 가서 앉는다. 이때 낯선 이가 들어와 아이와 놀이를 하려고 한다.
> 이 상황에서 어머니는 돌연히 방을 떠났다가 잠시 후 돌아와 아이와 놀고 낯선 이는 떠난다. 어머니가 또 나가고 아이를 3분 동안 혼자 두었다가 낯선 이가 들어오고 몇 분 후 어머니가 다시 들어오면 낯선 이가 나간다.
> 에인스워스는 어머니가 돌아왔을 때의 아이의 반응에 따라 세 가지 애착 반응을 확인했다. 첫 번째는 어머니가 돌아오면 기뻐하며 가까이 가는 반응으로 아동의 65~75%가 이 반응을 보였다(안정 애착). 두 번째는 어머니에게 가서 안아 달라고 하고는 도망가려는 반응으로 10~15%의 아동이 이러한 반응을 보였다(저항 애착). 마지막으로는 어머니에게 가지 않고 적극적으로 피하는 반응으로 20~25%가 이 반응을 보였다(회피 애착).

안정된 애착을 보이는 아동의 어머니는 아이가 어머니를 필요로 할 때마다 늘 곁에 있어 주고 수용적이며 반응적이었다. 이런 어머니는 아동이 탐색 활동을 시작할 때 문제가 있으면 언제든 돌아와 의존할 수 있는 안전기지의 역할을 한다. 아이들은 환경이 안전해 보이고, 흥미 있으며, 어머니가 가까이 있으면 탐색을 한다. 위험이 있을 것 같거나, 문제가 있을 때 어머니가 곁에 없을 것 같으면 탐색을 하지 않고 어머니 곁에 있으려 한다. 따라서 안정된 애착을 보이는 아동은 어머니에게 매달리고 과도하게 의존할 것이라는 생각과는 달리 필요할 때 어머니가 곁에 있을 것이라는 확신이 있기 때문에 더 독립적이 된다. 이러한 과정을 거친 영유아는 나이가 들어가면서 어머니와 쉽게 잘 떨어지고 신체적 접촉을 덜 원하는 것으로 나타났다. 아동이 불안정한 애착을 보이는 경우는 어머니가 아동에게 안전기지의 역할을 제공하지 못한 결과이다. 이것은 지속적인 거부, 필요할 때 곁에 있어 주지 않기, 왜곡된 부모 역할의 형태(아동학대나 부모의 정신병) 등으로 일어날 수 있다. 이런 양육 형태에서 자란 아동은 어머니가 자신의 울음과 요구에 반응을 보이지 않거나, 어머니의 기분이

괜찮을 때만 반응하고 다른 때는 무시하는 등의 일관되지 못한 반응을 보이므로 어머니의 관심을 더 많이 구하는 전략으로 극단적인 의존을 나타내 보인다. 이러한 행동이 분리불안장애로 나타나기도 한다. 아동이 가정을 떠나 처음으로 유아원이나 유치원에 다니게 될 때 어머니와 떨어지는 것에 대해 몹시 불안해하고 심하게 우는 등 새로운 환경에 적응이 잘 되지 않는 아동은 대개가 안정된 애착 형성이 되지 않은 경우이다. 따라서 학교공포증은 실제로는 분리불안의 한 형태이다. 계속해서 학교나 유치원에 가기를 거부하는 것은 학교나 유치원의 체제가 무서워서이기보다는 집과 애착인물을 떠나는 두려움 때문이다.

(2) 애착이론과 정신건강

보울비는 영유아의 관점을 수용하는 것이 반드시 필요하다고 보았다. 보울비는 애착이론이 유아교육 관점에서 중요하게 생각되는 점을 다음과 같이 정리하여 제시하고 있다.

첫째, 그는 애착의 표현이 정상적이거나 특별히 스트레스 상황에 있는 사람들의 삶에서 꼭 필요한 것이라고 간주한다. 따라서 그는 영유아들, 심지어는 성인들이 애착에 관해 행동하는 것을 당연하고 중요한 행동이라고 생각하였다. 이러한 접근은 영유아를 양육하는 부모와 지도하는 교사들에게 중요한 시사점을 제공한다. 사랑을 받고 싶어 하고, 돌봄을 갈망하는 한 인간의 속성은 매우 자연적인 것이며 인간이라면 가지고 있는 기본적인 욕구라는 생각은 영유아교육에 기초적인 틀을 제공하였다.

둘째, 보울비는 돌봄을 위한 지나친 요구, 죄책감의 동기, 위협과 같은 자멸적 방식과 기술들은 의식적으로 또는 무의식적으로 아동시절 부모로부터 학습된 행위로 인하여 생긴 모방으로 성립된 것일지도 모른다고 생각했다. 그러므로 부모나 교사는 보육과 교육을 실행할 때 자신이 과거에 경험한 애착방식을 무의식적으로 표출 할 수 있으므로 늘 자신을 돌아볼 필요가 있다.

셋째, 영유아교육기관에 오는 영유아들은 연령적으로 애착 형성기간 중에 부모와 떨어져서 새로운 애착을 형성해야 하는 아주 불안정한 심리상태에 처하여 교사와 만나게 된다. 그러므로 유아교사는 새로운 애착 대상자로서 양질의 관심과 사랑을 제공해야 할 것이다. 다시 말해서, 유아교사는 한 아이의 인성적 기초를 재구성하는 것에 사명감을 가지고 임해야 할 것이다.

(3) 애착이론 종합

애착이론이 발표되고, 그것이 영유아교육과 대중들에게 널리 알려지기 전에는 자녀가 울 때마다 안아주고 달래주면 버릇이 없어진다고 생각하여 엄격하게 훈육을 하였다. 그러나 우는 아이에게 즉각적인 반응을 보이면 덜 울며 짜증을 덜 부린다는 보울비와 에인스워스의 주장은 큰 설득력을 가지며 현장에 적극적으로 적용되었다. 즉, 자녀양육과 교육에 스킨십이 중요하다는 생각은 부모들에게 양육의 패러다임을 바꾸도록 하는 결과를 낳았으며 영유아들이 안정되게 애착하는 것이 중요하다는 생각을 갖게 해주었다. 한편으로는 애착이 제대로 형성된 영유아가 주변의 환경을 더 수월하게 탐색하는 경향이 있고, 사회적 관계에서도 훨씬 더 유능하다는 사실이 밝혀지면서 영아를 돌보는 양육방법에 큰 변화를 가져오게 되었다. 애착이론이 영유아의 정신건강에 주는 또 다른 시사점은 바로 영유아의 정서적 욕구에 대한 중요성이 부각되었다는 점이다. 결론적으로 영유아와의 안정적인 애착을 위해 중요한 것이 부모와 교사의 '민감성'과 '자극'의 역할이라고 할 수 있다.

2) 정서지능(emotional intelligence)

(1) 정서지능의 개념

정서지능이론에 대한 체계적인 체계를 세운 학자는 피터 샐로비(Peter Salovey)와 존 메이어(John Mayer)이다. 정서지능이론은 하워드 가드너(Howard Gardner)의 다중지능이론(Multiple Intelligence)을 기초로 하고 있는데, 가드너의 다중지능이론에서 제시한 대인지능(Interpersonal Intelligence)과 개인 내적 지능(Intrapersonal Intelligence)을 묶어서 정서지능이라고 정의하고 있다.

(2) 샐로비(Salovey)와 메이어(Mayer)의 정서지능 구성요소

샐로비와 메이어는 정서지능의 구성요소를 세 가지로 설명하고 있다. 첫째는 정서의 인식과 표현이며, 두 번째는 정서의 조절, 세 번째는 정서의 활용이다.

첫째, 정서의 인식과 표현능력은 자신과 타인의 정서를 정확하게 인식하고 이를 정확하게 표현하는 능력이다. 자신이 가지고 있는 정서를 인식하고 표현하는 능력은 언어적 또는 비언어적으로 인식하고 표현하는 능력으로 구성되고, 타인의 정서를 평가하고 표현하는 능력은 타인의 정서를 정확하게 인식하고 이에 대해 공감적으로 이해하는 능력으로 구성된다.

둘째, 정서의 조절능력은 자신과 타인의 정서에 대한 정확한 인식을 바탕으로 자신과 타인의 정서를 상황과 맥락에 맞도록 변화시키거나 긍정적인 상태로 변화, 유지시킬 수 있는 능력이다.

셋째, 정서의 활용은 정서가 어떤 종류의 문제해결에서 보다 더 적응적인 정신태세를 창출한다고 보았다. 샐로비와 메이어는 초기 개념모형에서 융통성 있는 계획 세우기, 창의적 사고, 주의집중의 전환, 동기화에 정서를 적응적으로 활용할 수 있음을 밝혔다.

또한 샐로비와 메이어는 정서지능의 영역을 다음과 같이 정리하고 있다.

〈표 4-1〉 정서지능의 영역(Salovey & Mayer, 1997)

영역 I	정서의 인식과 표현	수준 1 자신의 정서 파악하기 수준 2 자신 외부의 정서 파악하기 수준 3 정서를 정확하게 표현하기 수준 4 표현된 정서들을 구별하기
영역 II	정서에 의한 사고 촉진	수준 1 정서정보를 이용하여 사고의 우선순위 정하기 수준 2 정서를 이용하여 판단하고 기억하기 수준 3 정서를 이용하여 다양한 관점 취하기 수준 4 정서를 활용하여 문제해결 촉진하기
영역 III	정서 지식의 활용	수준 1 미묘한 정서 간의 관계를 이해하고 명명하기 수준 2 정서 속에 담긴 의미를 해석하기 수준 3 복잡하고 복합적인 감정을 이해하기 수준 4 정서들 간의 전환을 이해하기
영역 IV	정서의 반영적 조절	수준 1 정적·부적 정서들을 모두 받아들이기 수준 2 자신의 정서에서 거리를 두거나 반영적으로 보기 수준 3 자신과 타인의 관계 속에서 정서를 반영적으로 보기 수준 4 자신과 타인의 정서를 조절하기

(3) 골먼(Goleman)의 정서지능 구성요소

정서지능 개념을 대중화시키는 데 크게 공헌을 한 골먼(1995)은 메이어와 샐로비(1990)의 정서지능의 개념을 기초로 정서지능을 다섯 영역으로 나누고 있다.

〈표 4-2〉 골먼의 정서지능 구성요소

구성요소	내용
자기인식	자신이 느끼는 감정을 빨리 인식하고 알아차리는 능력으로 정서지능의 초석이다.
자기조절	인식된 자신의 감정을 적절하게 처리하고 변화시키는 능력이다
자기동기화	어려움을 참아내어 자신의 성취를 위해 노력할 수 있는 능력이다.
감정이입	타인이 느끼는 감정을 자신의 것처럼 느끼고 타인의 감정을 읽어내는 능력이다.
대인관계 기술	인식한 타인의 감정에 적절하게 대처할 수 있는 정서표현능력이다.

골먼이 제시하는 정서지능은 자신의 정서를 잘 인식하고 적절하게 조절하는 능력과, 공감과 감정이입을 통하여 타인의 정서를 잘 인식하고 적절하게 조절하는 능력

에 초점을 맞추고 있다고 할 수 있다. 자신에 대한 일반적인 인식과 타인에 대한 평가는 사고과정을 거쳐 자신과 타인의 정서를 정확하게 지각·평가·표현하는 능력, 인식된 정서를 사고하고 이해하는 과정, 정서적·지적성숙을 증진시키기 위해 자신과 타인의 정서를 조절하는 능력과 관련된다고 할 수 있다.

정서지능이 높은 사람은 다른 사람의 정서적 정보를 잘 파악하고 잘 표현할 뿐만 아니라, 감정이입을 잘하여 의욕을 잃고 의기소침한 사람을 보게 되면 격려를 해주는 경우처럼, 파악된 정보에 따라 적절하게 행동하는 것이다. 또한 정서지능이 높은 사람은 즐거울 때는 일을 창조적으로 잘 할 수 있고, 침울할 때는 신중해야 하는 과제를 잘 할 수 있다는 것을 인식하여 이를 적절히 활용할 뿐만 아니라 정서를 통해 어려운 과제를 지속적으로 수행할 수 있을 것이다.

(4) 문용린의 정서지능 구성요소(문용린, 1998)

문용린은 정서지능 구성요소를 다섯 가지로 제시하였다.

첫째, 자신의 정서에 대한 인식과 표현

둘째, 타인의 정서에 대한 인식과 표현

셋째, 공감 및 감정이입

넷째, 정서의 조절

다섯째, 정서의 활용이다.

(5) 정서지능 종합

위의 학자들이 제시하고 있는 정서지능의 구성을 볼 때, 영유아기에 가장 중요한 것은 자신과 타인의 정서를 인식하고 표현하는 일이다. 유아들은 아직 자신과 타인의 감정을 조망하는 능력이 부족하고 어휘력의 부족으로 적재적소에서 자신의 느낌과 생각을 원활하게 표출하지 못한다. 이는 정서의 억압으로 이어지고 억압된 정서는 무의식에 저장되므로 결국 심리적 갈등상태를 유발할 수가 있다.

그러므로 유아교사는 끊임없이 유아의 정서를 살펴 그들이 어떤 요구를 가지고 있는지 파악하여 해결해 주어야 한다. 유아는 아직 논리가 성립되지 않는 자기중심적 세계에 갇혀 있으므로 다양한 활동으로 유아가 자연스럽게 객관적 사고를 가질 수 있도록 교육적 배려를 해줄 필요가 있다. 이에 따라 우리나라 유아교육과정에서는 여러 영역에서 유아의 정서적 표현과 감정조절에 대한 다양한 활동을 제시하고 있다.

Chapter 05

정신건강의 이론적 기초 I

1. 행동주의와 정신건강
2. 생태주의와 정신건강
3. 구성주의와 정신건강

한 개인의 정신건강을 설명하는 이론은 아주 다양하다. 각 이론들을 완전히 이해하기는 어렵다. 왜냐하면 각각의 이론들은 그 기원도 다르고 설명하는 방식도 다르기 때문이다. 학문적 범위도 다양하다. 인간의 정신구조가 동물의 그것과 비슷하다는 생각을 갖고 동물을 대상으로 한 실험을 인간에게 적용하려고 하는 행동주의부터 인간을 가장 중심에 놓고 다른 존재와 다른 인간만의 정신적 특징을 강조하는 인본주의까지 학자들의 의견은 다양하게 나누어져 있다. 각 이론에서는 인간의 정신을 각자의 방식으로 정의하고 다른 이론들을 비판하거나 혹은 연합하여 자신의 입장을 강화한다. 영유아의 정신건강과 관련하여 이러한 이론 중 하나를 반드시 선택할 필요는 없다. 다만, 우리는 인간의 정신을 공부하는 학생의 입장을 지니고 이러한 수많은 이론들이 인간정신의 구조를 설명하고자 한다는 점에서 동일한 목적을 지니고 있다는 것을 이해할 필요가 있다. 즉, 각 이론들을 고찰하면서 장점과 단점을 파악할 필요가 있다고 할 수 있다. 정신건강이론과 관련하여서는 크게 여섯 가지 분야를 살펴보고자 한다. 각 분야를 대표하는 학자들의 의견과 그 이론의 핵심 개념을 함께 알아보도록 한다.

1. 행동주의와 정신건강

행동주의는 인간의 정신을 동물의 그것과 비슷하게 보고 있다. 쉽게 설명하면 인간의 정신을 관찰할 수 있는 행동으로 설명하려고 한다. 이것은 인간을 비하하거나 무시하는 이론은 아니지만, 다른 이론들에 비해 인간을 상당히 수동적인 존재로 보는 입장이기는 하다. 행동주의는 초기 인간의 심리를 연구하는 학자들에게 큰 인기를 끌었다. 행동주의를 비판하는 여러 이론들이 출현하였음에도 불구하고, 행동주의는 여전히 인간의 행동과 심리를 잘 설명하는 이론으로서 위상을 공고히 하고 있다. 행동주의는 인간의 정신을 실험을 통해 '증명'함으로써 인간을 이해하는 여러 기초적인 단서들을 제공하고 있다(변영계, 2006; 장휘숙, 2006).

1) 파블로브(Pavlov)

행동주의에서 가장 먼저 제시할 학자는 파블로브이다. 그의 고전적 조건 형성이론은 인간의 정신이론에서 항상 빠지지 않고 필수적으로 등장한다. 파블로브는 인간의 정신을 하나의 학습과정으로서 파악하였다(김혜련, 신혜섭, 2010: 99). 그리고 그 학습을 어떠한 자극이 다른 자극과 짝지어져 하나의 연합을 구성하는 것으로 설명하였다(최경숙, 2006: 102).

(1) 고전적 조건 형성 실험

파블로브에 대해 설명할 때 항상 빠지지 않고 등장하는 것이 바로 개를 통한 실험이다. 이것을 고전적 조건 형성 실험이라고도 하며, 이 실험은 다음의 과정을 통해 수행되었다(원호택, 1998: 223).

> 러시아의 생리학자 파블로브는 개의 소화기관을 연구하고 있었다. 그는 개에게 먹이를 주고 침이 분비되는 반응을 관찰하였다. 그러다가 몇 번 반복하여 먹이를 주는 실험을 하는 동안 개는 음식을 맛보기도 전에 음식만 보아도 침을 분비한다는 사실을 알게 되었다. 급기야 그 개는 나중에는 음식을 가져오는 사람의 발소리만 들어도 침을 분비하였다. 파블로브는 이 현상을 기존의 이론으로는 전혀 설명할 수 없었고, 새로운 설명을 할 필요성을 가지게 되었다. 그는 장기간의 실험을 계획하였다. 그 내용은 개에게 새로운 자극인 종소리를 들려준 직후 먹이를 주는 것이었다. 파블로브는 이러한 방식으로 종소리를 울리고 난 후 먹이를 주는 것을 약 50회 반복하였다. 그랬더니 개는 종소리만 들려주어도 침을 분비하게 되었다.

현대와는 달리 뇌의 인지구조와 정신의 기능에 대해 거의 알려지지 않았던 그 당시에는 이것이 파블로브에게 대단히 흥미를 불러일으키는 사건이었다. 파블로브는 이 실험을 통해 무조건 자극과 무조건 반응, 조건 자극과 조건 반응이라는 개념을 얻게 된다. 먹이를 먹을 때 신체적 반사행동으로 침이 분비된다는 사실은 무조건 자극과 무조건 반응으로서 기존의 생물학 개념에 포함되어 있던 내용이었다. 파블로브는 여기서 두 가지 개념을 더 추가한다. 그것이 조건 자극과 조건 반응이다. 파블로브가 사용한 종소리는 개와 아무런 상관이 없는 중성 자극이다. 그러나 종소리를 먹이와 같이 제시하여 개로 하여금 종소리를 먹이와 같이 생각하도록 만들면 종소리는 조건 자극이 되고 침이 조건 반응이 되는 것이다. 이것을 조건화라고 하며, 종소리와 침 분비 사이에 조건이 형성되었다고 설명한다.

(2) 고전적 조건 형성의 원칙

파블로브는 실험을 계속하면서 다음의 원칙들을 세우게 되는데, 이것은 모든 고전적 조건화 실험에서 유효하게 적용되는 원칙들이다(변영계, 2006). 우선 같은 자극을 반복해서 제시해야 한다. 자극과 반응이 많이 일어날수록 조건화는 쉽게 일어난다. 이것은 정신이 구성될 때 반복적으로 학습되는 것이 중요하다는 주장의 근거가 된다. 그리고 항상 같은 자극이 주어져야 거기에 익숙해진다. 자극이 같다는 것은 질적인 측면을 말하는 것이다. 자극이 제시될 때마다 다르게 나타나면 효과를 보일 수 없다. 또한 조건 자극은 무조건 자극보다 빨리 제시되어야 한다. 빨리 제시할 수 없으면 최소한 동시에 제시해야 한다. 이것은 거의 모든 실험에서 동일한 역할을 한다. 조건 자극이 늦게 제시되면 실험 대상이 그 조건 자극에 관심을 보이지 않는다. 자극을 제시하는 시간도 실험에 의해 정해져 있다. 1초 이내에 조건 자극과 무조건 자극을 같이 제시해야 한다. 그 이상 간격이 벌어지면 자극끼리의 연관성을 파악하는 것이 힘들어진다. 한편으로는 자극의 강도도 영향을 미친다. 앞서 제시된 자극보다 더 강한 자극이 오면 조건화가 잘 이루어진다. 개의 경우로 설명한다면 종소리가 너무 작아서 들리지 않는다면 먹이와 상관이 없다고 생각할 수도 있다는 뜻이다. 따라서 조건화를 시키고 싶다면 계속적으로 더 강한 자극을 제공할 필요가 있다.

(3) 파블로브가 제시하는 정신의 주요한 원리들

파블로브는 이러한 원칙을 발견하는 것에 그치지 않고 이후에도 다양한 실험을 실시하고 다음과 같은 정신의 주요 원리들을 제시하였다(변영계, 2006: 79).

① **일반화 개념**

일반화란 특정한 자극에 조건화가 형성된 이후 조건 자극과 유사한 다른 자극에 대해서도 반응을 나타내는 것을 말한다. 종소리에 조건화가 된 개는 형태가 조금 다른 종소리에도 반응을 보이는 것이 그 예시이다. 이 원리는 부분적으로 친숙한 자극과 유사한 새로운 자극에 반응하는 사람들의 행동을 설명해 준다. 자극 간에 비슷한 형태가 많을수록 일반화 가능성이 커진다.

② **변별 개념**

변별은 앞서 제시한 일반화와 반대되는 개념이다. 특정한 자극에 매우 익숙해지게 되면 기억하고 있는 자극과 조금이라도 다른 자극이 제시되더라도 반응을 보이지 않게 된다. 즉, 아주 미세한 차이를 감지해 내는 능력이 생기는 것이다. 이것은 정신이 아주 섬세한 능력을 가지고 있다는 것을 증명하는 하나의 현상이다.

③ **소거 개념**

소거는 자극과 반응 사이의 연합이 없어지는 것을 말한다. 침을 분비하도록 조건화된 개에게 먹이를 주지 않고 그냥 종소리를 울리게 될 경우 처음에는 침을 분비하겠지만 시간이 지날수록 그 반응 정도가 약해지고 결국에는 침을 분비하지 않게 될 것이다.

2) 왓슨(Watson)

왓슨은 이론의 기반이 파블로프에게 있다. 그는 자극과 반응에서 측정되는 행동만이 심리학의 대상이 되어야 한다는 주장에 깊이 공감하였다. 따라서 과학적 방법론을 강하게 주장하였다. 그의 의견 대부분이 파블로프와 유사하며, 행동주의를 촉진하는 하나의 주요한 근거로서 작동한다.

(1) 정서 반응

그의 이론에서 핵심이 되는 것은 정서 반응에 있다. 그는 파블로브의 이론에 정서적 반응까지를 포함시켰다. 즉, 이전에 특정한 정서 반응을 나타내지 않았던 중립 자극이 어떻게 그 정서와 조건화되어 나타나는지에 대해서 연구를 수행하였다. 왓슨은 영유아에게 직접 실험을 하여 중립 자극이 어떻게 정서와 연합하여 조건화되는지 그 과정을 확인하였다. 구체적으로는 인간이 처음 갖게 되는 공포, 분노, 사랑 등의 정서가 자극과 연합된다는 이론을 펼쳤다. 이러한 왓슨의 행동주의는 보이지 않는 정서가 행동과 연합될 수 있다는 생각을 처음으로 증명한 것으로서 그 의미가 있다고 할 수 있다.

(2) 왓슨의 행동주의의 비판점

물론 왓슨의 행동주의는 비판받기도 한다. 그것은 파블로브와 같은 선상에서 비판받는 것이다. 그는 인간의 행동을 굉장히 수동적으로 보았다. 그가 말하는 행동은 인간의 행동수준에서 가장 낮은 단계에만 해당하는 것이다. 따라서 다양한 학자들이 이론의 한계점을 지적하고 있다(이정균, 김용식, 2000: 76).

3) 스키너(Skinner)

스키너는 조작적 조건화이론으로 잘 알려진 심리학자이다. 그는 파블로브의 이론을 좀 더 체계화하여 심리와 교육학 분야에 큰 영향을 끼쳤다. 조작적 조건화이론도 고전적 조건화이론과 마찬가지로 정신 형성의 기본적인 가정을 자극과 반응의 연합으로 파악한다. 다만, 반응에 좀 더 초점을 맞춘 것이 스키너이론의 특징이다(나동석, 2010; 변영계, 2006). 즉, 특정한 반응이 환경에 조작을 가하거나 영향을 미치기 때문에 학습이 이루어진다고 본다. 스키너는 단순한 반응행동과 조작행동을 구분하여 외부 자극에 대하여 자연적, 직접적으로 발생하는 행동을 반응행동이라고 명하고 외부의 자극 없이 의도적, 의식적, 자발적으로 조작되어 나타난 행동을 조작행동이라고 하였다. 스키너는 어떤 동물이나 사람은 처음에는 반응행동이 필요하지만 나중에는 외적 자극을 받지 않고도 조작적 행동을 통해 학습이 이루어진다고 주장하였다.

(1) 조작적 조건 형성 실험

스키너의 이론은 다음의 실험에서 잘 나타나 있다(박선환, 박숙희, 이주희, 2008: 111).

> 스키너는 상자에 쥐를 넣고 음식을 배급하는 장치를 설치하였다. 이 장치는 굉장히 정교하여 쥐가 레버를 작동시킬 때마다 음식이 나온다. 쥐는 처음에 들어올 때에는 레버의 존재에 대해 전혀 알지 못하고 그저 상자 안을 돌아다니기만 한다. 그러다가 우연히 레버를 건드려 음식을 받아먹게 된다. 그때까지도 쥐는 레버의 존재에 대해 잘 알지 못한다.
> 하지만 상자는 비좁기 때문에 쥐가 지나가다가 레버를 건드리는 일이 잦아진다. 점차적으로 쥐는 레버가 먹이와 어떤 연관이 있을 것이라고 생각을 하게 된다. 마침내 쥐는 자극이 주어지지 않았음에도 레버를 작동시키게 된다. 그리고 먹이를 본 쥐는 레버와 먹이가 확실한 연관이 있음을 인지하게 된다.
> 스키너는 추가적인 실험도 실시하였다. 이때는 불을 켰을 때 레버를 만지면 먹이를 주고 불을 껐을 때 레버를 만지면 아무런 반응이 없도록 설계하였다. 쥐는 곧 그것에 적응하여 불을 켰을 때만 레버를 작동시켰다.

스키너는 조작적 조건화 실험을 통해 인간의 행동이 반드시 외부적 자극에 의해서만 발생하지는 않는다고 주장하였다. 또한 자극을 정교하게 제공하면 특정한 인간의 반응을 '조작적으로' 이끌어 낼 수도 있다고 판단하였다. 스키너의 생각은 다양한 개념으로 발전하게 된다. 우선 강화와 처벌 개념이 있다.

(2) 강화

강화란 어떤 행동의 강도와 발생 빈도를 증가시키는 것을 의미한다. 강화의 종류에는 정적 강화와 부적 강화가 있다.

① **정적 강화**

바람직한 반응을 했을 경우에 반응자가 좋아하는 강화물을 제공하여 바람직한 행동의 강도와 빈도가 증가하도록 만드는 것을 말한다.

② **부적 강화**

바람직한 반응을 나타냈을 때 반응자가 싫어하는 것을 제거 혹은 감소시켜 주어 그의 기분을 좋게 만들어 주는 것이다. 결과적으로 행동은 강화된다.

(3) 강화 계획

강화는 계획에 의해서 체계적으로 이루어지는 것이 좋다. 왜냐하면 모든 행동이 강화될 수는 없기 때문이다. 따라서 강화는 행동에 대한 강화의 제시나 중단을 지시하는 강화 계획에 따라서 철저히 이루어져야 한다. 이러한 강화 계획은 원하는 반응이 소멸하는 것을 방지하고 행동을 지속적으로 나타나도록 시간과 반응의 횟수에 따라 구성할 수 있다. 이러한 강화 계획은 크게 네 가지로 나뉜다(변영계, 2006: 108).

① **고정 간격 강화**

일정한 시간마다 강화물이 주어지는 경우로 실험 대상이 보이는 반응 수는 관계가 없다. 즉, 반응 비율과는 관계없이 특정한 시간 간격을 정해 놓고 그 기간이 경과한 후에 강화를 제공하는 것이다.

② **변동 간격 강화**

일정한 시간 간격 없이 강화물이 주어지는 것으로서 이것 역시 대상이 보이는 반응의 비율과는 관계가 없다. 그저 변동된 시간에 따라 강화물이 제공된다. 강화를 주는 평균 시간 간격은 일정하지만 실제 강화가 주어지는 시간 간격은 다른 경우를 말한다.

③ **고정 비율 강화**

일정한 반응 횟수에 따라 강화물을 제공하는 것으로서 시간과는 관계가 없다. 다만, 피험자가 하는 반응의 수에 근거한다. 이것은 특정한 횟수의 행동이 일어난 후에 강화를 제공한다.

④ **변동 비율 강화**

강화가 가장 불규칙적으로 이루어지는 것이다. 일정 횟수 이후에 강화가 제공된다는 점은 고정 비율 강화와 동일하지만 그것이 언제 주어질지는 알 수 없다는 점에서 가장 강력한 강화 계획으로 불리기도 한다.

(4) 처벌

한편, 강화와는 반대 개념인 처벌도 있다. 처벌이란 바람직하지 못한 행동을 약화하거나 감소시키기 위해 의도적으로 제공되는 자극이다. 여기에는 수여성 처벌과 제거성 처벌이 있다(변영계, 2006: 110).

① **수여성 처벌**

바람직하지 않은 행동을 감소시키기 위해 불쾌한 자극을 제공하는 것이다. 불쾌한 자극을 경험한 사람은 행동이 감소한다.

② **제거성 처벌**

바람직하지 못한 행동을 했을 때 정적 강화를 받을 수 있는 기회를 차단시키거나 감소시킴으로써 행동이 일어날 확률을 줄이는 것을 말한다. 예를 들어, 교실에서 떠드는 학생에게 운동장에 나가서 놀 수 있는 기회를 없앤다면, 그 학생은 떠들지 않게 될 것이라고 예상할 수 있다.

(5) 처벌 사용 시 주의할 점

기존에는 강화와 처벌을 같은 선상에 놓고 비교하였으나 최근에는 처벌을 거의 활용하지 않는 것을 권하고 있다. 만약 아주 예외적인 경우에 처벌을 사용하고자 한다면, 다음의 조건을 반드시 갖추어야 함을 명심하자(변영계, 2006: 111).

첫째, 처벌은 그것을 받아야 할 어떤 특정한 행동이 일어날 때마다 반드시 주어져야 한다.
둘째, 벌을 받은 행동이 비슷한 시기에 보상을 받아서는 안 된다.
셋째, 벌을 줄 때는 벌을 받게 된 이유를 충분히 설명해야 한다.
넷째, 벌은 잘못된 행동이 일어났을 때 가능한 한 즉각적으로 주어져야 한다.

(6) 종합

지금까지 스키너이론에 대해 살펴보았다. 스키너는 인간의 정신이 굉장히 조작적으로 설계될 수 있다고 믿었다. 따라서 과학적 실험 연구를 통하여 얻은 인간의 정신구조에 대해 구체적이고 신뢰성 있는 정보를 제공하였다. 다만, 다음의 비판도 있음을 알아두도록 하자. 우선 조작적 조건화 이론은 인간의 행동에 대한 환경의 결정력을 과도하게 강조하여 행동에 영향을 미치는 인간의 자유적인 의지를 무시해버렸다. 또한 인간을 조작 가능한 대상으로 취급하였기 때문에 인간의 인권과 존엄성을 약화시킬 위험성을 내재하고 있다(강경호, 2002).

4) 반두라(Bandura)

반두라는 인간의 정신을 행동주의적 접근으로 이해하였으나 앞서 소개한 학자들과는 조금 다른 방향으로 보았다. 즉, 조건 형성과 인지이론을 통합하여 사회인지학습이론이라는 새로운 내용을 제안하였다. 반두라의 이론에서는 학습자의 직접 경험보다는 타인의 행동을 관찰하고 모방하는 데서 오는 행동 변화를 강조하였다. 직접적으로 제시되는 강화나 처벌이 없어도 다른 사람의 행동을 관찰함으로써 학습할 수 있다는 것이다(Bandura, 1977, 1986).

(1) 사회인지학습의 유형

반두라에 따르면 사회적으로 정신구조가 확립되는 과정은 크게 세 가지 유형으로 구분된다(강문희, 이광자, 박경, 2000).

① 모방

모방은 가장 단순한 형태의 사회적 학습으로서 인지적 개입 없이 자동적으로 이루어진다. 예를 들어, 아이들은 어른들의 행동을 모방한다.

② 대리

다른 사람들이 새로운 행동을 시도할 때 어떤 결과가 나타나는지를 관찰함으로써 자신이 그러한 행동을 했을 경우에 초래될 결과를 예상하는 방법이다.

③ 관찰

사회적 상황에서 다른 사람의 행동을 관찰해 두었다가 유사한 행동을 나타내는 정신적 과정을 의미한다. 평소에 학교나 가정에서 다른 사람들을 관찰하고 얻은 정보는 다음 행동을 할 때 판단의 근거가 된다.

(2) 정보처리의 단계

반두라는 학습에 있어서도 4단계를 통해 정보가 처리됨을 제시한다. 그것은 다음과 같다(강문희, 이광자, 박경, 2000).

① 주의집중단계

어떤 행동을 관찰을 통해 학습하기 위해서는 그 행동이 관찰자의 주의를 끌어야 한다. 감각능력, 과거의 강화, 모델의 특성이 관찰자의 선택적 주의의 정도에 영향을 미칠 수 있다.

② 파지단계

모델을 관찰한 후 일정 기간 동안 모델의 행동을 상징적인 형태로 기억하는 것이다. 관찰자는 장기기억 속에 모델의 행동 중 주의 집중한 내용을 문자나 부호 등으로 바꾸어 기억해야 한다. 파지과정에서 중요한 것은 시연이다. 시연에는 내적시연과 외적시연이 있는데, 내적 시연은 개인이 행동하는 것을 마음속으로 상상하는 것이고 외적 시연은 실제로 행동하는 것이다. 내적 시연을 한 뒤에 외적 시연을 하면 학습을 더 효과적으로 할 수 있다.

③ **재생단계**

관찰자가 새로 획득한 행동을 실제 행동으로 재연하는 것이다. 이 과정에서 관찰자의 기억 속에 담긴 심상이나 언어적 부호들은 중요한 기능을 발휘한다. 모방한 행동을 마음속으로 시연해본 다음에 실연을 하면 효과적이다. 자신의 행동을 관찰하고 자신의 행동과 모방하고자 하는 모델의 행동과의 비교를 통해서 자기 행동을 수정해야 한다. 관찰자가 정확하게 모방하지 못한 부분은 즉각적인 피드백을 해주어 교정해야 한다.

④ **동기화단계**

강화와 처벌을 받는 단계를 말한다. 모델의 행동을 모방하는 것은 강화에 따라 달라진다. 관찰에 의해 학습된 행동에 대해 강화를 하면 그 행동은 지속되나 처벌을 받으면 그 행동이 일어나는 비율이 감소할 것이다.

(3) 자기평가

반두라는 인간의 행동이 자기 자신에 의해 통제될 수 있는 것이라고 보았다. 그리고 이러한 행동의 자기조절과정에서 영향을 미치는 중요한 두 가지 요인으로서 자기평가와 자기효능감이라는 중요한 개념을 만들어 냈다. 인간의 정신을 설명할 때 자기평가와 자기효능감은 큰 역할을 한다. 자기평가란 자기가 스스로 설정한 수행 기준에 따라 자신의 행동을 평가하는 것을 말한다. 이 수행기준에 따라 자신의 행동이 만족할 만하다고 평가되면 그 사람은 내적 강화를 받게 된다.

(4) 자기효능감

자기효능감이란 자기가 무엇을 잘할 수 있다는 신념을 말한다(고재홍, 윤경란, 2007). 자기효능감은 모든 과제에 대해 일반화된 것이라기보다는 과제에 따라 달라지는 특성이 있다. 자기효능감은 성과 기대와는 다르다. 자기효능감은 행동을 할 수 있는 자신의 능력에 대한 지각을 가리키는 반면에 성과 기대는 그 행동의 예상되는 성과에 관한 신념을 말한다(권석만, 2008: 159).

(5) 종합

반두라의 이론은 모방학습의 중요성에 대해 우리의 자각을 증진시켰으며 사회적 환경이 인간에게 얼마나 많은 영향을 미치는가에 대해 다시 한 번 인식하도록 하였다. 또한 우리가 단순한 행동을 신속하고 쉽게 학습할 수 있는 이유에 대해서도 잘 설명하고 있다. 한편으로는 인간 행동에서 외부 환경의 중요성을 강조하면서 내적이고 자발적인 측면을 과소평가하고 있다는 비판을 받고 있기도 하다. 이것은 다른 행동주의 이론과도 비슷한 입장에 있다고 할 수 있다. 또한 인간의 복잡하고 다양한 정신의 구조를 설명하는 데 한계를 보인다는 비판도 받고 있다. 그럼에도 불구하고 반두라의 이론은 행동주의이론을 정교화하는 데 기여하고 있으며, 심리학의 다른 분야에도 영향을 끼치고 있다.

2. 생태주의와 정신건강

생태주의이론은 정신건강에서 개인적인 요소와 환경적인 요소를 골고루 중요시하는 데 특징이 있다. 즉, 균형과 조화를 필수적인 조건으로 판단한다. 생태주의이론은 유전, 가정, 사회, 문화 등의 요인들이 영유아의 발달과 관련된다고 본다. 대표적인 생태주의 학자는 브론펜브레너(Bronfenbrenner)로서 그는 발달을 생태적 관점에서 본다. 영유아는 사회라는 큰 틀 속에서 생물학적, 심리적, 사회적으로 적응하고 발달하는 존재라고 생각했는데, 이는 과거보다 훨씬 더 복잡하고 포괄적으로 영유아를 파악한 것이다. 특히, 그는 인간의 발달에 다섯 가지 체제가 연관되어 있다고 보았다. 그것은 미시체계, 중간체계, 외체계, 거시체계이다(박희숙, 박영아, 2010). 브로펜브레너는 이들이 서로 상호작용하여 영향을 미친다는 주장을 펼쳤다. 인간의 발달을 이해하기 위해서 우리는 발달이 일어나는 환경적인 맥락을 고려해야 한다고도 하였다. 인간의 정신을 생태적 관점에서 접근하려면 반드시 환경과 사람의 상호작용, 사람의 신체적이고 사회적인 장면, 이들 장면과의 관계에서 개인의 상호작용, 그리고 이들 전 과정이 어떻게 이러한 장면이 포함되어 있는 사회에 의해 영향을 받았는지 살펴보아야 한다고 주장한다. 그리고 실제 생활환경에서 성장하는 인간에게 자연적으로 발생하는 발달과정을 연구함으로써 좀 더 확실히 인간발달을 이해할 수 있다고도 하였다.

1) 생태주의이론의 개념

생태주의에서는 인간의 발달이 진공상태에서 일어나는 것이 아니라고 생각하며, 환경이 개인의 행동에 영향을 주고 개인의 행동 또한 환경에 영향을 주는 상호교류가 지속되는 측면에 주목한다. 여기서 말하는 상호교류는 상호작용의 개념과는 다른 것이다. 상호작용은 개인과 환경이 상호 간에 영향을 미치지만 각기 독립적인 정체성은 유지한다. 그러나 상호교류는 개인과 환경이 상호 영향을 미치고 더 나아가 하나의 체계로서 융합되는 의미를 가진다. 이러한 상호교류는 과정을 강조한다. 인간의 행동을 단순히 반응, 행동, 경험으로 판단하지 않는다. 오히려 시간에 따른 사건의 흐름에 지속적인 관심을 가진다. 이러한 연구의 결과로 생태주의 관점은 심리학과 교육학, 스트레스론, 역할론, 사회체제론 등의 많은 다른 이론들과 관계를 맺으며 성장하였다.

생태주의는 가상의 생물학적 유기체를 놓고 그 유기체가 놓인 사회적, 물리적 환경 간에 존재하는 복잡하면서도 짜임새 있는 상호 의존적인 체계에 관해 연구한다. 유기체와 외부 세계 간의 상호작용, 더 나아가서는 상호교류라는 개념은 생태주의 이론의 토대가 된다. 이와 관련하여 브론펜브레너는 생태주의를 능동적으로 성장해 가는 유기체로서의 인간과 그가 살고 있는 변화하는 속성을 지닌 환경 간의 조절과정을 드러내기 위하여 노력했다. 인간은 전 생애에 걸쳐 점진적으로 환경과 상호조절하며 살아가고, 생태주의는 그 현상을 과학적으로 연구하는 학문이라고 정의하고 있다. 단순히 개인과 환경의 1차적인 관계뿐만 아니라 더 큰 환경을 포함하는 광역환경에 의해 영향을 받는다. 브론펜브레너는 성장하는 인간 유기체와 변화하는 사회, 물리적 환경 간의 끊임없는 상호작용이라는 개념을 부각시킨다.

2) 생태주의이론의 입장

생태주의이론에서는 진화적 시간에 따른 유전적 변화와 더불어 각 개인의 성숙 및 선택과정에 의해 인간이 형성된다는 입장을 갖는다. 이러한 관점에서 인간은 환경과의 상호 교류를 발전시켜 나갈 수 있는 유전적 잠재력을 갖고 태어난다고 본다. 즉, 인간의 행동이란 성장하는 개인과 환경 사이의 상호작용의 산물인 것이다. 개인의 특성은 고립되어 존재하는 것이 아니라 환경과의 상호작용을 통하여 의미를 갖고 표현된다고 말하고 있다. 생태주의이론에서는 특정한 인간발달단계를 제시하지 않고, 발달을 논의할 때 일생을 통해 일어나는 개인과 환경의 상호적 역할에 초점을 맞춘다. 행동적 환경을 통해 개인에게 영향을 미치는 복잡한 힘의 관계망을 탐색하며 개인과 환경을 발달의 산물이자 생산자로서 바라보기도 한다. 이 관점은 인간이 스스로 결정하고 선택할 수 있는 능동적이고 유목적적인 존재라는 생태주의이론의 신념에서 유래되었으며 생태이론에서는 영유아는 완전한 백지상태가 아니라 환경과 상호작용할 수 있는 잠재력을 가지고 태어난다고 본다. 브론펜브레너는 환경과 강력한 상호작용적 효과를 창출할 수 있는 개인의 측면을 발달적으로 유발된 특성이라고 말하고 있는데, 발달적으로 유발된 특성이란 환경으로부터의 반응을 불러일으키거나 억제함으로써 성장을 촉진하거나 저해할 수 있는 개인적인 특징을 말한다. 이와 같이 개인은 환경으로부터 반응을 만들어 낼 수 있을 뿐만 아니라 외부 환경을 창출하고 일생을 통한 심리적 성장과정에 영향을 미칠 수 있는 잠재력을 가지고 있다.

3) 정신건강과 생태주의

정신건강에 대해 생태주의는 개인, 가정, 그리고 역사적 시간에 걸쳐 일어나는 개인과 환경 사이의 상호작용적 과정이라고 설명한다. 오로지 환경의 영향을 강조하거나, 아니면 개인의 역할만을 강조하는 것이 아니라 그 사이의 균형을 찾고자 한다. 같은 시기에 태어난 인간이라고 할지라도 발달과정이 동일하지 않다. 오히려 환경, 사상, 사회, 정서, 행동 사이의 차이로 인해 빚어지는 다른 점에 주목한다. 이러한 접근방법에서는 역사적 맥락이 주요한 역할을 한다. 즉 인간은 사회라는 큰 틀 속에서 생물학적, 심리적, 사회적으로 적응하고 발달하는 존재라고 생각했으며 이는 과거보다 훨씬 더 복잡하고 포괄적으로 인간을 파악하는 것이다.

4) 생태주의체계

이제 사회체계 속으로 들어가 보도록 하자. 생태주의이론에서는 다양한 체계수준에서 이루어지는 개인들 간의 관련성을 강조한다. 브론펜브레너는 생태환경에 대해 개인을 둘러싼 수준들과 체계들 사이의 위계질서라고 하였다.

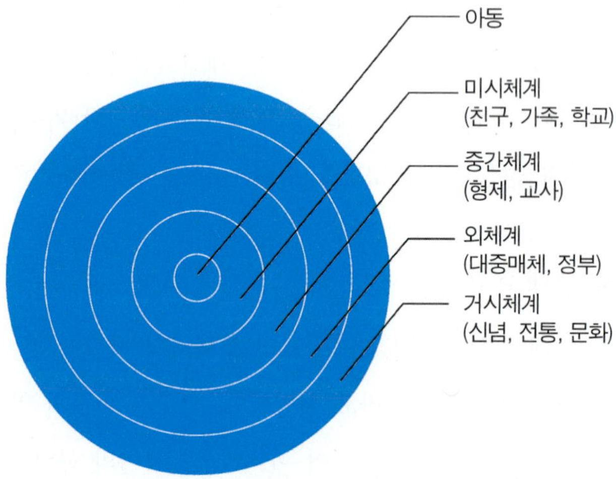

[그림 5-1] 브론펜브레너의 생태주의체계(최경숙, 2006)

(1) 미시체계

영유아를 둘러싼 가장 작은 체계를 미시체계라고 부른다. 가정이나 학교처럼 영유아에게 직접적인 영향을 주는 체계로서 이것은 영유아와 사회 사이의 직접적이고 복잡한 관계를 말한다. 영유아가 발달하고 변화하는 것처럼 미시체계의 환경도 매일 바뀐다. 조금씩 바뀔 수도 있지만 이사와 같은 큰 사건으로 인해 한꺼번에 바뀌는 경우도 있다. 이처럼 미시체계는 항상 변화하며 유동하는 환경이고 영유아의 일생에 있어 가장 영향을 준다.

(2) 중간체계

중간체계는 여러미시체계를 연결시켜 주는 중간 역할을 담당한다. 미시체계들은 하나만 있지 않고 사회생활 여부에 따라 여러 가지가 생긴다. 그러한 미시체계들 사이에 위치한 것이 중간체계이다. 즉, 중간체계는 대인관계를 의미한다. 영유아를 둘러싼 두 가지 이상의 환경에서 일어나는 과정과 연결성을 말하는 것이다. 중간체계는 형제나 교사, 친구 등과 같은 인물이고, 여기서 영유아들은 그들과의 상호작용을 촉진하면서 발달한다. 가정을 비롯한 미시체계의 기관들이 중간체계에 모여 서로 밀접한 관계를 맺고 다양하게 교류할 때 영유아의 발달이 바람직하게 이루어진다. 이처럼 중간체계는 한 개의 미시체계와 다른 한 개의 미시체계 사이의 연결관계를 말하기 때문에 어떤 하나의 미시체계에서 일어나는 사건들은 다른 미시체계에서 일어나는 개인의 행동과 발달에 영향을 미친다고 말할 수 있다.

(3) 외체계

외체계는 영유아에게 간접적인 영향을 미치는 체계이다. 더 정확하게는 영유아가 직접 참여할 수 없는 바깥의 영역을 외체계라고 설명한다. 외체계가 중요한 이유는 영유아의 발달에 중요한 영향을 미치는 요인 중 하나가 바로 바깥의 영역이기 때문이다. 영유아의 부모의 직장이나 마을의 분위기 등은 영유아들의 행동을 결정하는 또 다른 조건이 된다.

(4) 거시체계

거시체계는 영유아가 속한 사회나 하위문화의 이념 및 제도의 유형을 말한다. 즉, 사회문화적 규범과 같은 커다란 체계를 말한다. 영유아에게 간접적이지만 거대한 영향을 주는 것으로 이것은 모든 체제들을 포괄하는 신념 혹은 이데올로기로도 표현된다. 규칙, 규범, 기대, 가치, 역사 등이 속한다. 한 사회가 다른 사회와 다른 이유는 이러한 거시체계가 다르기 때문이다. 거시체계는 문화, 정치, 사회, 법, 종교, 경제, 교육 등이 모두 포함된다. 따라서 개인과 별 상관없어 보이지만 사실은 근본적이고 중요한 변화를 만들어 낸다.

5) 종합

생태주의이론은 더 큰 규모의 체계가 지니는 적응성을 중시하며 사회적 관계망을 영유아의 생활공간에서 중요한 변인으로 본다. 행동을 가정, 집단, 조직 및 지역사회의 기능으로 이해할 필요가 있으며 영유아발달을 이해하는 데 있어 환경의 중요성에 대한 관심을 고조시켰다. 기존의 이론들이 영유아의 환경을 영유아 주변의 직접적인 환경과 조건 그리고 사건에만 한정하여 상당히 협소하게 본 데 반해 생태주의에서는 영유아를 둘러싼 환경을 겹겹의 구조로 체계화하고 이들 각 체계와 영유아발달 간의 관계를 잘 설명하고 있다. 생태주의이론적 관점에서 보면 인간을 둘러싼 모든 환경은 그들의 성격과 정신에 영향을 미치는 중요한 요인이라고 할 수 있다.

3. 구성주의와 정신건강

세 번째로 제시할 정신건강과 관련된 이론은 구성주의이다. 구성주의는 인간의 정신을 한 개인의 자발적인 성취 여부에 따라 달라지는 것으로 보고 있다. 즉, 개인의 정신이 형성되고 발달되는 원리가 외부의 자극에 의해서 이루어지기보다는 각 개인이 어떻게 하는지에 따라 달려 있다고 본다. 따라서 앞서 제시한 행동주의보다 개인의 자율성을 더 보장하고 책임감을 부여하고 있다. 구성주의에 따르면 인간의 정신은 얼마든지 발전할 수 있고 더 정교해질 수 있다(변영계, 2006). 여기서 중요한 것은 성인들의 역할에 있다. 성인은 영유아를 이끌어 나가려고 하는 것이 아니라 뒤에서 영유아가 잘 발달하도록 도와주는 역할을 수행해야 한다. 더 구체적으로는 이를 위해 각 발달단계에 적당한 행동을 하도록 도와주어야 한다. 이처럼 구성주의는 영유아의 능동적인 발달을 중요하게 생각하기 때문에 앞서 제시한 행동주의보다 조금 더 복잡하지만 납득하기 쉽게 영유아의 정신구조를 설명한다. 구성주의 이론은 심리학, 교육학 등에 큰 영향을 주었다. 구성주의가 정신을 어떻게 설명하고 있는지를 살펴보도록 하자.

1) 피아제(Piaget)

구성주의이론과 관련하여 가장 유명한 학자는 피아제이다. 그는 자신의 자녀를 키우면서 자녀들이 보이는 행동의 특징을 분석하여 영유아의 발달이론을 만들었고 그것을 구성주의라고 표현하였다. 그가 보기에 영유아는 행동주의에서 말하는 자극이 없음에도 불구하고 행동을 성취해 나가고 있었다. 이러한 생각은 그 당시 주류 심리이론의 주장과 정면으로 배치되는 것이었다. 그러나 그의 이론은 발표되는 즉시 많은 학자들의 지지를 얻으며 유명해졌다. 피아제는 영유아의 정신이 구성되어 가는 과정을 크게 두 가지 방향에서 바라본다. 하나는 인지적 측면이고 또 다른 하나는 도덕적 측면이다.

(1) 인지구성주의

먼저 인지적 측면에서 이야기해보도록 하자. 영유아의 정신을 설명할 때 인지능력이 발달하는 과정을 빼놓을 수 없다. 여기서 인지능력의 발달이란 영유아가 생각하는 기술을 획득하는 과정으로 정의할 수 있다(우종하, 2009: 61). 여기서 정신의 인지적 측면은 사고와 추론기술로 대표된다. 즉, 사고와 추론 능력을 발달시키는 것이 발달인 것이다. 피아제는 인지발달을 영유아가 어떻게 생각하는지, 그리고 발달해가면서 기존에 그들이 가지고 있던 생각이 어떻게 변화하는지에 초점을 맞추었다. 특히, 그는 영유아들을 관찰하면서 그들의 사고과정이 성인의 사고과정과 다르다는 사실을 알게 되었다. 그것은 부족하거나 잘못된 것이 아니었다. 지금까지 우리는 영유아를 미숙하고 보충해야 할 대상으로 파악하였으나 피아제는 그것이 잘못된 생각이며, 영유아의 사고력도 그 자체로 가치가 있다고 주장한다(황혜정, 김경희, 이혜경, 어주경, 나유미, 2003). 그것에 대한 증거로서 동화와 조절 개념을 제시하고 이 개념을 활용하여 영유아의 인지로 대표되는 정신의 발달과정을 설득력 있게 설명하였다.

인지구성주의에서 인지발달의 과정은 개인 차이를 제외하고 출생에서 약 12세까지의 범위를 대상으로 하고 있다. 그리고 대략적인 과정은 4단계로 나누어지고 있다. 각 단계는 감각운동기, 전조작기, 구체적 조작기, 형식적 조작기이다. 전체적으로 훑어볼 것이지만, 그중에서도 영유아의 정신건강과 관련하여 우리가 자세히 알아볼 단계는 감각운동기부터 구체적 조작기이다.

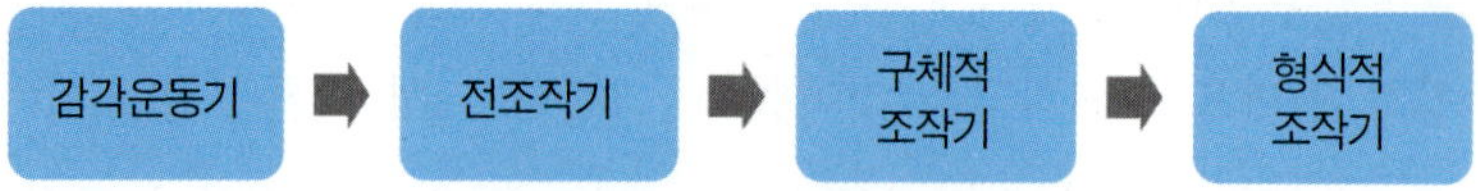

[그림 5-2] 인지구성주의의 단계

① **감각운동기**

인지구성주의에서의 첫 번째 단계는 감각운동기이다. 나이로는 0~2세에 해당한다. 이 단계의 이름이 감각운동기인 이유는, 이 시기 유아의 정신 형성에 영향을 끼치는 주요한 자극과 방법이 바로 감각과 운동을 통해서이기 때문이다(이민규, 2008: 224). 이 시기 유아는 사물을 만져보며 그것들을 조작해 보고 환경을 직접 탐색하여 경험한 내용을 바탕으로 학습을 한다. 이때의 행동 양식은 대부분 자극에 대한 반응에 집중되어 있다. 즉, 이 단계의 인지는 행동주의와 많이 닮아 있다고 할 수 있다. 유아는 과거에 대한 기억이나 미래에 대한 계획이 아닌 순전히 감각운동의 결과에 기초하여 행동한다. 감각운동기에서 주목할 개념은 바로 대상영속성에 관한 것이다. 대상영속성은 어떤 대상이 우리 시야에서 사라졌다 하더라도 그 존재가 소멸하지 않고 살아 있다는 것을 아는 것을 뜻한다(박애경, 김미원, 2011: 143). 이 개념이 발달함으로 인해 기초적인 사고의 기능들이 작동할 수 있게 된다.

감각운동기의 과정에 대해 더 구체적으로 살펴보자. 태어나서 약 1개월 동안은 환경으로부터 받는 자극에 적응할 수 있는 반응을 창출하는 기초적인 도식을 형성한다. 이 시기에 유아 행동의 대부분을 설명할 수 있는 가장 활발한 도식은 빨기이다. 젖꼭지, 옷, 이불, 손가락, 장난감 등 입에 닿는 모든 것을 빠는 행동으로 이해한다.

처음으로 단 것과 쓴 것을 맛보고 부드러운 느낌과 거친 느낌을 이해한다. 그러나 이러한 행동이 특정한 목표를 가진 것은 아니다. 유아는 자신의 행위와 대상을 구분하지 못하며 그저 모든 대상을 자신의 행동 도식에 집어넣으려고 한다.

기초적인 도식이 형성된 후에는 순환 반응이라고 하는 새로운 행동 양식이 등장한다. 이것은 4개월 정도까지 지속된다. 순환 반응이란 행동의 결과로 나타나는 반응을 보고 다시 새로운 행동을 하는 것을 말한다. 유아가 우연히 새로운 행동을 했을 때 만일 흥미를 끄는 반응이 나타났다면, 그 흥미를 끄는 반응을 다시 불러오기 위해 유사한 행동을 반복하는 것이다. 예를 들면, 어떤 유아가 미소를 지었을 때 웃음소리를 들었다면, 그것을 기억해놓았다가 웃음소리가 듣고 싶을 때마다 미소를 짓는 것을 들 수 있다. 순환 반응이란 결국 기존에 만들었던 도식을 수정하는 것으로 설명할 수 있다. 별 생각 없이 만들었던 도식이 다양한 반응을 불러일으킨다는 것을 깨닫고 그것을 환경에 맞게 수정하는 과정이 순환 반응이다. 이 과정을 거치면 다양한 활동을 통해 필요한 반응을 얻을 수 있게 된다. 그리고 이를 통해 인과관계에 대해 어느 정도의 학습이 일어난다. 생후 10개월까지는 순환 반응이 더욱 발달한다. 그러면서 점점 자신의 환경 안에 있는 사물이나 상황에 관심을 갖게 된다. 이것은 신체의 발달과 맥을 같이 한다. 신체를 자유롭게 움직일 수 있게 되면서 자신이 직접 만지고 볼 수 있는 물체가 증가한다. 유아는 계속적으로 그것을 탐색한다. 이 단계에서는 자신의 내부가 아닌 외부에서 흥미로운 사건을 발견하여 반복하게 된다. 점점 유아는 인지적 관심을 자신에서 타인으로 옮겨가게 되며 외부 세계의 어떤 사건들이 자신의 행동에 의해 발생한다는 것을 어렴풋이 이해하기 시작한다.

12개월이 되면 비로소 자신의 행동이 환경에 미치는 영향이 있음을 지각하고 그 결과들에 관심을 갖게 된다. 이때 정신의 외향적인 측면이 발달한다. 이 시기에 적극적으로 외부 세계를 탐험하고 성취를 느낀 유아들은 외향적 성격을 지니게 된다. 즉, 사회적으로나 인지적으로 외향적 성격을 발달시키게 된다. 자신의 힘으로 외부에 영향을 미쳐 특정한 사건을 만들어 내는 것에 흥미를 나타낸다. 따라서 많은 주변의 사건들에 적극적으로 개입하려고 한다. 또한 특정한 목적을 달성하기 위해 이전에 획득한 여러 가지 도식을 새로운 상황에 사용할 수 있게 된다. 이 시기의 유아는 결과를 얻으려고 의도적이고 목적적인 행동을 수행한다. 또한 모방행동도 많아져서 타인의 움직임이나 심지어는 얼굴 표정까지도 모방하려고 한다. 이것은 결론적으로 환경에 대한 자신의 영향력을 체감하고 앞서 나가려는 긍정적인 시도로서 바라보아야 한다.

한편, 18개월이 되면 적극적인 탐색과 시행착오과정이 더욱 활발해진다. 이제는 새로운 행동과 그로 인한 결과가 어떻게 되는지에 관해 탐색하고 이해할 수 있게 된다. 따라서 이 시기의 유아는 외부 세계에 대해 명백히 실험적이고 탐색적인 접근을 하게 된다. 새로운 대상이 제시되면 이리저리 탐색해보고 다른 행동 양식을 적용해봄으로써 그 대상의 구조와 기능을 밝히려고 노력한다. 따라서 영유아가 이리저리 뛰어다니며 여러 행동을 하는 것에 대해 이상하게 생각할 필요가 없다. 이러한 행동은 24개월까지 이어진다.

감각운동기의 마지막 단계에 접어들게 되면 이제 사고가 촉진된다. 그 동안의 사고는 반드시 직접 느끼고 만지고 보는 것으로만 할 수 있던 것이었으나 감각운동기가 끝나갈 무렵에는 주어진 대상에 직접 행동하는 것뿐만 아니라 대상의 실체가 존재하지 않더라도 스스로 상징을 만들어 그것에 대해 생각할 수 있게 된다. 지금까지 다른 결과를 얻기 위해 수많은 시행착오를 했다면, 이제는 가만히 앉아서 행동의 다음 결과가 어떻게 될지 떠올릴 수 있게 된다는 뜻이다. 이제 단순히 과거의 생각들과 경험을 재구성하는 것을 넘어서서 새로운 생각을 고안해 내기 시작한다. 이 시기 유아는 관찰 직후 그 행동을 그대로 모방하는 것이 아니라 일단 보고 그것을 기억해 둔 다음에 시간이 지난 후 자신이 그 행동을 하고 싶은 적절한 시기에 재생하는 지연 모방을 수행할 수 있게 된다.

이처럼 감각운동기에는 수많은 행동의 기초가 급격하게 나타나고 다듬어진다. 이 시기의 정신은 곧 행동이라고 할 수 있다. 피아제는 이러한 행동적 수준의 지능을 감각적 기능이라 명하였고 이는 후에 발달하는 개념적 지능의 기초가 된다고 주장했다 (변영계, 2006). 이 시기의 성취 정도가 나머지 생애의 인지기능의 기초가 된다는 점에서 중요하다고 하겠다.

② **전조작기**

감각운동기 다음은 전조작기다. 전 조작기는 2~7세까지를 말한다. 유아는 언어를 사용하게 되면서 사물이나 사건을 기억하고 표현하는 능력이 가능해진다. 다만, 아직 조작능력에는 한계가 있어 변형된 경험을 논리적으로 설명할 수는 없다. 감각운동기와 유사하게 지각에 의한 직접적인 경험으로서 사물이나 사건을 이해한다. 전조작기 유아의 대표적인 특징은 자아중심성이다(변영계, 2006: 189). 앞서 감각운동기가 외부 자극에 많은 부분을 의존하고 있다면, 전조작기에 해당하는 유아는 모든 것을 자신의 관점으로 파악하고 다른 사람의 관점을 잘 이해하지 못한다. 이것은 정상적인 현상이다. 우리가 일반적으로 미운 다섯 살이라고 표현하는 전조작기 유아들은 발달의 과정에서 자신에게 초점을 맞추는 시기가 있는데, 그것이 바로 이 시기인 것이다. 전조작기 유아들은 외부 세계에 대하여 한결같은 생각을 한다. 그것은 바로 자신이 생각하는 것이 전부이고 유일하다는 내용이다. 모든 사람들은 자신과 똑같은 방식으로 사물을 보고 있다고 지레 짐작해버린다. 따라서 부모 및 또래 유아들과 다투는 일이 잦아진다. 남에게 물건을 양보해야 한다는 사실을 잘 이해하지 못하고, 소유권을 주장하거나 부모에게도 이기적으로 행동한다.

한편, 전조작기 유아들은 상징으로 이야기하는 것이 가능해진다. 이는 인지기능이 발달함에 따른 것이다. 구체적으로는 상상을 하면서 이야기를 나누거나 그림과 언어로 자유롭게 생각하는 바를 설명하는 것을 말한다. 특징적인 것은 상상력이 발달하면서 물건에도 생명이 깃들어 있다는 생각을 하게 된다. 따라서 인형이나 해, 달 등 생명이 없는 것에도 의미를 부여하고 말을 걸거나 사람과 같이 소중히 하려고 한다.

이는 유아마다 약간 개인차가 있어 움직이는 것에 생명을 부여하는 유아도 있고, 사람이나 동물같이 생긴 것에 생명이 있다고 생각하는 유아도 있다. 이러한 생각은 초등학교에 입학할 때까지 지속된다. 생명을 온전히 구분하는 것은 초등학교 이후가 되어서야 가능하다.

③ 구체적 조작기

전조작기 아동들은 초등학교에 입학하면서 구체적조작기로 이동한다. 이 단계에서 아동은 논리적으로 조작할 수 있는 능력을 획득한다. 이것을 조작적사고라고 한다. 조작적 사고라고 하여 완전히 논리적인 사고는 아니고, 그 대상이 관찰 가능한 구체적 사건이나 사물에 한정되어 있다. 구체적 조작기의 조작행동에 나타나는 논리적 사고의 가장 큰 특징은 가역성의 개념이다(변영계, 2006: 199). 가역적 사고란, 이미 변화한 현상의 원래 형태를 상상할 수 있는 능력을 뜻한다. 즉, 자신의 생각을 거슬러 올라갈 수 있는 능력을 말하기도 한다. 가역적 사고의 개념은 보존 개념, 유목화 개념, 조합 개념으로 나누어진다. 이 세 가지가 가역적 사고가 형성되어 있다는 것을 증명하는 큰 개념이라고 할 수 있다. 보존 개념은 구체적 조작기 아동이 전조작기 아동과 가장 큰 차이를 보이는 능력이다. 그 전까지는 논리적 조작과 규칙이 적용되는지 여부는 오로지 직접 실험을 통해야만 알 수 있었다. 그러나 구체적 조작기에 들어선 아동들은 물체의 외형이 바뀌었음에도 불구하고 그 양에 직접적인 조작을 가하지 않는 것을 확인했다는 전제하에 절대적인 양이 줄어들거나 늘어나지 않는다고 판단한다. 가령, 컵에 든 물을 모양이 다른 그릇에 옮겨 담을 때 전조작기 유아들은 대부분 모양이 바뀌었기 때문에 물의 양이 달라졌을 것이라고 이야기하는 반면, 구체적 조작기 아동들은 물의 양에는 변화가 없다고 설명한다. 한편, 유목화 개념은 전체와 부분 간의 공통점과 차이점, 관련성을 이해할 수 있는 능력을 말한다. 유목화 개념이 형성되는 과정은 일반화와 변별을 통해 이루어진다. 전조작기 유아에게 길이가 다른 여러 개의 막대기를 주고 길이가 짧은 것부터 순서대로 나열해 보라고 하면 그것을 완전히 수행하지 못한다. 수행하더라도 불완전하게 수행한다. 그러나 구체적 조작기 아동은 서열을 거의 완벽히 매길 수 있다. 이것은 순서에 대한 아동의 구조가 형성되었다는 것을 의미한다. 구체적 조작기의 마지막 특징은 조합 개념이다. 이것은 보존 개념을 먼저 획득해야 한다. 구체적으로는 숫자에 대한 보존 개념을 획득한 이후에 아동이 갖게 되는 개념적 기술을 조합 개념이라고 한다. 다시 말하면, 일정한 개수의 사물이 있으면 그것을 펼쳐 놓든지 모아놓든지 심지어는 모양이 바뀌더라도 그 개수는 일정하다는 것을 이해하는 능력이 조합 개념이다. 이 개념이 획득되면 산수가 가능해진다. 더하기, 빼기, 곱하기, 나누기 등의 기초적인 수 개념이 이 시기에 발달한다. 그 결과 정신의 구조가 더욱 성숙해지고 학교에서 배우는 전통적인 과목을 어려움 없이 학습할 수 있을 정도의 인지능력이 성숙해진다.

④ 형식적 조작기

구체적 조작기 이후는 형식적 조작기인데, 이 책에서는 자세히 다루지 않기로 한다. 다만, 간략히 소개하면 다음과 같다. 초등학교 이후 아동은 청소년기로 넘어가면서 형식적 조작기에 진입한다. 이때는 성인과 사고의 구조가 거의 유사해진다. 이제 직접적으로 경험하지 않더라도 논리적 사고에 따라 추상적으로 생각하거나 원인을 추론하는 것이 가능하다. 작업을 수행하기 전에 가설을 세우고 이를 검증할 수도 있다. 따라서 수학이나 과학적 능력이 급격히 발달한다. 다만, 그 능력이 성인과 같이 정교하고 성숙하지는 못하여 상상의 세계에 깊이 빠져들거나 현실적이지 못한 생각들을 할 수도 있다.

(2) 도덕성 구성주의

피아제는 도덕성도 발달단계가 있다고 주장한다. 즉, 영유아가 자연스러운 발달에 따라 도덕성 개념을 구성한다는 것이다. 그는 영유아의 도덕발달을 이해하기 위해 여러 가지 실험을 진행하였다. 실험의 결과 6세 영유아들은 규칙이 존재한다는 사실은 어느 정도 알지만, 규칙을 일관되게 따르지 않는다는 사실을 알게 되었다. 오히려 그들은 부모나 교사 등으로 대표되는 성인의 말을 거의 진리와 같이 생각하고 거기에 맹목적으로 따른다. 영유아들은 규칙이라는 것이 집단에 따라 다르고 그것이 합의에 의해 형성된다는 것도 잘 이해하지 못했다. 즉, 6세 이전의 영유아는 도덕이라는 관념이 희미하며 6세가 되어서야 성인의 기준에서 도덕이라고 부를만한 정신 구조가 형성된다고 하였다. 이러한 연구과정을 통해 타율과 자율의 기준에 맞춘 2가지의 도덕성 개념을 제시하였다(Schultz, 1991).

① **타율의 도덕성**

타율적 도덕성단계에 속한 영유아는 자신의 생활의 대부분이 규칙에 의해서 규제되어야 한다는 사실을 처음으로 인정한다. 물론 여기서 이야기하는 규칙은 성인에 의해 형성된 규칙이다. 다만, 구체적 조작기의 영유아답게 아직까지는 자기중심적인 생각을 가지고 있다. 한편으로는 결과가 도덕성을 판단하는 데 가장 중요한 역할을 한다. 이 시기 영유아들은 아무리 나쁜 의도가 없었다고 하더라도 결과가 좋지 않으면 더 큰 벌을 받아야 한다고 생각하였다.

② **자율의 도덕성**

자율적 도덕성은 형식적 조작기의 아동에게서 등장한다. 이때는 규칙을 함께 정하고 변경하는 것에 익숙해진다. 그리고 규칙이라는 것이 무조건적인 복종의 대상이 아니라 한 공동체의 갈등을 감소시키는 목적을 지닌 일종의 약속임을 깨닫게 된다. 이 단계에서는 나쁜 행동의 의도를 고려하게 된다. 결과가 미미하더라도 나쁜 의도를 지닌 행동을 더 큰 잘못으로 인식하게 되는 것이다. 우연히 잘못한 아동을 동정하고 나쁜 의도를 지닌 아동에게 더 큰 비난을 할 줄 알게 된다. 이것은 다른 사람의 견해를 파악하는 능력이 증가함에 따른 것으로서 각 개인의 맥락을 보고 그 속에서 판단할 수 있게 된다.

(3) 종합

지금까지 피아제의 정신이론에 대해 살펴보았다. 피아제의 이론은 영유아의 정신적 능력 중에서 인지능력이 어떻게 발달하는지, 그리고 영유아의 사고가 성인과는 어떻게 다른지를 잘 설명하는 이론이다. 피아제의 이론은 영유아의 사고방식을 이해하는 데 큰 역할을 하였다고 할 수 있다. 다만, 비판점도 여전히 존재한다. 영유아의 발달이 온전히 자발적이라는 데서 비판이 제기된다. 성인의 가르침 없이도 영유아들이 스스로 정신을 발달시킬 수 있다는 생각은 기존의 교육론과 큰 충돌을 빚는다. 부모와 교사, 그리고 훈련과 같은 요소들은 여전히 중요한 것으로서 여겨지고 있기 때문이다. 한편, 인지발달과정은 청소년기에 마무리되는데, 이 점은 몇몇 학자들에게 비판을 받고 있다. 즉, 성인이 되고 심지어는 평생 동안 인지적 발달이 계속된다는 주장이 있다. 마지막으로 각 개인별로 굉장히 발달의 편차가 심한데, 이것을 단순하게 분류해놓아 개인의 미세한 차이들을 전혀 구별할 수 없다는 점도 단점으로 언급된다(변영계, 2006: 211).

2) 비고츠키(Vygotsky)

비고츠키는 유태계 출신의 러시아 심리학자이며, 피아제와 함께 구성주의이론에서 가장 유명한 학자이다. 그는 교육학, 심리학에 언어학, 인류학, 문학 등의 개념을 추가하여 영유아의 발달에 관한 이론을 구축하였으며 그의 이론 전반적인 내용은 현대 교육과정, 유아교육, 교육심리학의 학문에서 큰 역할을 담당하고 있다. 얼핏 보기에 비고츠키의 이론은 피아제의 이론에 대해 상당한 반기를 들고 있는 것처럼 보인다. 심지어는 피아제와 비고츠키를 양 극단에 놓고 바라보는 사람들도 있다. 하지만 한 인간이 태어나서 성인이 될 때까지 일정한 방향과 순서에 따라 발달해나가는 힘이 있다는 원칙에 대해서만큼은 두 학자들이 모두 같은 이야기를 하고 있다. 물론 비고츠키는 피아제와 세부적으로 조금 다른 주장을 펼치고 있기는 하다. 지금부터 비고츠키가 주장한 정신발달의 내용이 무엇인지를 자세히 확인해보도록 한다.

(1) 정신발달의 사회적 기원

비고츠키는 인간의 정신기능이 본래 개인의 바깥에 있는 것이라고 말한다. 이러한 가정이 피아제와의 차이를 잘 나타내주고 있다. 즉, 개인의 밖에 있던 정신기능들이 개인 내로 내면화되는 과정이 정신발달이라고 설명하고 있는 것이다. 사회적 국면에 있던 정신과 사고의 기능들이 개인적 측면으로 옮겨지는 데는 정신의 도구로 사용되는 기호들이 필요하다. 그중에서도 특히 언어가 중요한 매개체 역할을 담당하게 된다고 주장하였다(박애경, 김미원, 2011: 232). 그리고 주변의 환경에 있던 정신 기능들이 개인 내로 들어오게 되는 최초이자 마지막 지점을 근접발달영역(Zone of Proximal Development)이라고 지칭하였다(현성용 외, 2010). 즉, 근접발달영역에 있는 정신기능들만이 영유아에게 전수되는 것이다. 결론적으로 비고츠키는 영유아 정신발달의 본질적인 특징을 근접발달영역이 창출되는 것으로 보았는데, 이 근접발달영역이란 바로 정신발달에 민감한 영역이라고 할 수 있다.

비고츠키는 자연스럽게 영유아의 정신발달에 영향을 미치는 사회적 관계를 강조한다. 영유아가 외부에 있는 정신기능들을 받아들일 때 중요한 역할을 담당하는 것은 결국 외부 사람들이기 때문이다. 그가 의미하는 바로서의 영유아의 사회적 관계란 부모와 자녀의 관계일 수도 있고 교사와 학생의 관계일 수도 있다. 그중에서도 교사와 학생의 관계가 많이 언급된다. 또한 교사라는 것은 특정한 사람을 말하는 것이 아니고, 성인(교사, 부모)이거나 자신보다 유능한 또래일 수도 있다. 영유아는 자신의 환경 속에서 다른 사람들과의 상호작용을 통해 중재 학습 경험을 가진다. 이것은 영유아 내부의 발달과정을 일깨운다. 영유아가 이를 내면화함으로써 독립적인 성취를 이룰 수 있게 된다. 다시 말해, 영유아의 발달은 사회적, 문화적 상호작용의 결과이며 나중에야 개인적인 것이 된다는 것이다. 따라서 교육의 역할은 바로 영유아들의 근접발달영역에 있는 경험들을 잘 설계하여 제공함으로써 영유아의 발달과 성장을 촉진시키는 것이라고 할 수 있다.

비고츠키의 이론에 비추어볼 때 영유아의 정신발달은 영유아의 근접발달영역에서의 수행을 돕는 데서 출발한다. 그리고 그것은 발달을 성취하고자 하는 영유아보다 더 뛰어난 능력을 지닌 타인에 의해 이루어진다. 즉 대표적으로는 부모나 교사, 그리고 더 능력 있는 또래가 돕는 것이 중요한 것이다. 사회·문화적 유산이라고도 할 수 있는 영유아의 정신기능은 사회적 국면으로부터 개인적 국면으로, 개인 간 정신의 국면으로부터 개인의 내적 정신국면으로, 사회적 조절로부터 자기조절에 이르기까지 전환된다.

이러한 근접발달영역에서 발달의 과정을 사회적 조절과 자기조절 간의 관계에 초점을 두고 [그림 5-3]과 같이 네 단계 모형으로 설명할 수 있다.

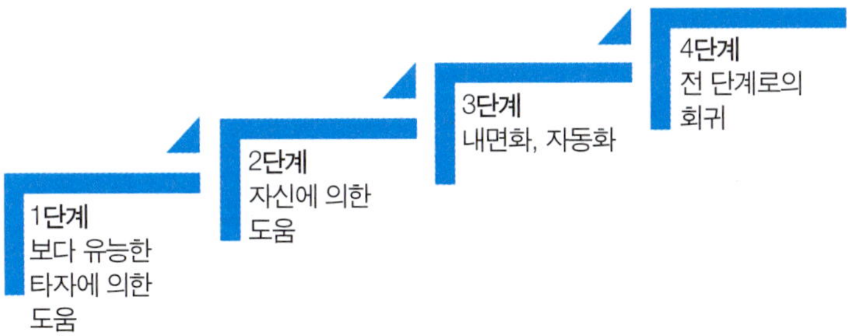

[그림 5-3] 비고츠키의 근접발달영역에 따른 영유아 정신의 발달과정(김삼예, 2006: 47)

① 보다 유능한 타자에 의한 도움

1단계는 영유아가 독립적인 정신발달과 관련된 수행을 이루어 내기 이전에 성인이나 유능한 또래에게 의존해 있는 단계이다. 근접발달영역의 시초에 접근한 영유아는 과제, 상황, 목표에 대한 이해가 매우 제한적일 수 있으므로, 부모, 교사, 보다 유능한 또래가 지시를 주거나 시범을 보이게 되는데, 이때 영유아의 반응은 묵묵히 따르거나 모방적이라는 특징을 보인다. 영유아는 과제를 수행하는 동안 보다 유능한 타인들과 대화하며 질문이나 피드백이 이루어지면서 점차 스스로 수행의 의미를 조금이나마 이해하게 된다. 1단계에서 2단계로 넘어가는 과정은 과제 수행에 대한 책무감이 영유아에게 넘겨지면서 점진적으로 이루어진다.

② **자신에 의한 도움**

2단계는 영유아의 행위 양식이 문제를 수행할수록 개인 간 정신 국면에서 개인 내적인 정신 국면으로 변화됨을 알 수 있다. 이 단계에서 영유아는 타인의 도움 없이 과제를 수행하지만 이것은 수행이 완전히 발달하거나 자동화되었음을 의미하지는 않는다. 유능한 타인으로부터 받았던 조절이 영유아 자신에게로 넘어가게 되면서 자기조절을 하게 되는데, 이때 자기조절은 자기지향적인 말의 중얼거리는 형태가 나타난다. 이것이 혼잣말이다. 자기지향적인 말이 나타나는 현상은 매우 의미 있는 발달이 일어나고 있음을 반영한다. 영유아에게 있어 자기지향적인 말의 주 기능은 자기 안내이다. 사실 이러한 현상은 영유아들에게만 일어나는 것은 아니다. 성인들도 자기 자신에게 말을 하면서 문제를 해결하기 위한 모든 가능한 방법으로 스스로를 돕는 것을 관찰할 수 있는데, 이것은 혼잣말이 인간의 정신발달에 중요한 역할을 담당한다는 증거로 작용한다.

③ **내면화, 자동화**

3단계에서는 자기조절이 사라지면서 영유아는 근접발달영역에서 빠져나오게 된다. 과제의 수행은 보다 원활해지고 통합되고 자동화된다. 성인이나 자기 자신으로부터의 도움도 더 이상 필요하지 않게 된다. 이 단계에서 타인의 도움이 계속된다면 오히려 영유아는 혼란스럽게 된다. 2단계에서 유용하게 사용되었던 자의식조차 과제 요소들을 원활하게 통합하는 데 방해가 될 수도 있다. 3단계에 다다른 영유아는 이미 정신적으로 성숙했다고 말할 수 있다. 자기 통제 및 사회적 통제 수준은 넘어서고 조력과 수행은 더 이상 발달하지 않기 때문에 필요 없는 것으로 묘사되기도 한다. 비고츠키는 이것을 발달의 열매라고 말한다. 이것은 발달과 배움이 보다 수준 높은 과제를 제시하며 탁월성을 추구할 때 비로소 이루어짐을 시사한다.

④ 전단계로의 회귀

4단계는 1단계와 상당히 비슷하다는 사실을 발견할 수 있을 것이다. 왜냐하면 앞서 숙달한 능력을 바탕으로 좀 더 어려운 정신능력에 접근하기 때문이다. 능력 있는 영유아와 성인들도 수행을 계속 유지하고 그것을 더욱 향상시키는 데 타인조절 및 자기조절들로부터 도움을 얻는 연속적인 과정을 보여 준다. 이러한 탈자동화와 회귀는 정상적인 발달과정이라는 점을 이해하도록 하자. 모든 사람에게는 타인의 도움으로부터 자기 자신에 의한 도움으로 이동했다가 더 어려운 정신발달을 획득하고 새로운 능력을 발달시키기 위해 다시 근접발달영역으로 접근하는 과정을 거친다. 내면화, 자동화의 단계를 겪은 영유아도 정보를 잊어버렸을 때에는 스스로에 의한 도움에만 의존하지 않고 보다 유능한 타인으로부터 언어적인 통제를 구하는 행위가 필요하다. 회귀수준이 무엇이든 간에 도움을 받는 수행을 통해 자기조절로, 근접발달영역을 빠져나가 자동화로 나아가는 것이 중요하다.

비고츠키는 대상 간에 존재하는 차이점은 영유아들에게 부적응을 초래하며 이 부적응은 발달에 대한 의식의 고양을 이끌어 낸다고 했다(김삼예, 2006: 19). 우리가 주어진 관계에 익숙해질수록 그것에 대한 의식적 인식의 수준은 더욱 낮아지고, 우리는 수용하고 적응할 수 없는 정도까지만 의식적으로 인식하게 되는 것이다. 자동적인 행동에서 사용되는 관계가 광범위할수록, 우리가 의식적으로 인식하기가 어렵다. 이러한 관점에 따라 영유아들도 주변 또래와의 차이를 통해 부적응을 겪는다는 사실을 이해해야 한다. 비고츠키는 추가적으로 기억, 주의, 이해 이렇게 세 가지를 정신발달을 위한 필수전제조건으로 제시했다. 영유아의 정신과 관련하여 주목할 것은 이러한 기능들 간의 관련성이 변화하는 것이다. 정신발달의 사회적 근원과 관련하여 근접발달영역은 실제적 발달수준과 잠재적 발달수준 사이의 거리라고 할 수 있는데, 실제적 발달수준은 독립적 문제해결에 의해 결정되고, 잠재적 발달수준은 성인의 안내 혹은 더 능력 있는 또래들과의 협동을 통한 문제해결에 의해 결정된다. 영유아의 정신적 발달은 주변 사람들의 지적인 생활 속으로 성장해 들어가게 하는 특수한 사회적 속성과 관점을 전제로 한다. 영유아는 자신의 능력 범위를 넘어서는 다양한 활동들을 모방할 수 있다. 또한 집단 활동이나 성인의 안내 속에서 모방을 사용해 훨씬 더 많은 것들을 성취할 수 있다.

영유아의 정신발달을 요약하면, 그 핵심적인 특징은 그것이 근접발달영역에서 이루어진다는 데 있다(김삼예, 2006: 20). 즉, 영유아가 주변 사람들과 상호작용하거나 친구들과 협동할 때에 작동할 수 있는 다양한 내적 발달과정들이 발생한다. 이 과정들이 내면화되면 그것들은 영유아의 독립적인 성취의 일부가 된다. 이러한 관점에서 보면 단순한 지식 주입이나 학습은 진정한 정신발달이 아니라는 것을 알 수 있을 것이다. 대신 적절하고 정교하게 조직된 학습은 정신의 발달을 가져온다고 말할 수 있다. 학습과 분리하는 것이 불가능한 다양한 발달과정들은 영유아의 정교한 정신능력을 작동시킨다. 학습은 인간에게만 존재하는 문화적으로 조직된 심리기능들을 개발하는 과정의 필수적·보편적 측면이라고 할 수 있다.

결론적으로 비고츠키의 근접발달영역 개념을 통해 이미 도달한 발달수준을 지향하는 학습은 학생들의 전체적인 발달이나 성장의 관점에서 볼 때 비효과적이라는 사실을 알 수 있다. 전체 영유아들을 대상으로 하는 일괄적인 강의수업이라든지, 다른 영유아가 경험한 내용을 그대로 전달하는 것은 비고츠키의 관점에서 볼 때는 학생들의 배움을 보장하기보다는 지식을 주입하는 수단에 가깝다. 발달과정의 새로운 단계를 목표로 한 수업을 설계해야 배움이 일어난다. 따라서 근접발달영역의 개념에 따른 좋은 수업이란 학생들이 이미 도달한 발달과 학습에 앞서 있는 것이라고 할 수 있다. 근접발달영역, 즉 비계설정을 통한 수업 설계가 학생들의 지적 발달의 역동을 가져오고 발달과업을 성공적으로 성취할 수 있다.

(2) 비계설정

비계설정은 건축물을 지어 올릴 때 사용하는 비계(발판)에서 포착된 용어이다. 쉽게 말하면 수업과정에서 교사가 제공하는 적절한 도움을 가리키는 용어로 사용되고 있다(Wood & Middleton, 1975). 비고츠키 자신이 제안한 개념은 아니지만 그의 이론을 적용하여 효과적인 교수방법의 요소를 연구한 학자들에 의해 소개되었다. 영유아의 근접발달영역에서 비계설정이라는 용어를 통해 개별화 지도의 주요 요소를 파악하려고 했다. 그에 의해 이 개념은 심리학과 교육학 분야에서 유용하게 적용되는 개념이 되었다. 비계설정은 건물을 건축하거나 수리할 때 인부들이 건축 재료를 운반하며 오르내릴 수 있도록 건물 주변에 세우는 장대와 두꺼운 판자로 된 발판을 세우는 것으로 묘사된다. 마찬가지로 성인과 영유아의 상호작용에서 성인은 영유아로 하여금 새로운 능력을 발달시키고 구축해가도록 도움을 적절히 조절하며 지원해주는 비계체계가 되는 것이다. 비계 설정과 관련하여, 성인과 갖는 여러 유형의 상호작용을 통해 영유아의 지적 발달수준이 향상되고 다양한 과제에서의 수행이 향상되었다는 연구 결과들이 누적되어 가고 있다.

① 공동의 문제해결

비계설정은 공동의 문제해결을 일차적인 목표로 삼는다. 흥미롭고 문화적으로 의미 있는 공동의 문제를 해결하는 활동에 영유아가 참여하고 다른 사람들과 함께 상호작용하며 문제해결을 위해 노력하는 것을 말한다. 이때 공동의 문제해결에서의 주된 참여자는 성인과 영유아, 영유아와 유능한 영유아가 된다.

② 상호주관성

비계설정에서는 상호주관과 협동적 상호작용을 중요시한다. 상호주관성은 어떠한 과제를 시작할 때 서로 다르게 이해하던 두 참여자가 공유된 이해에 도달하는 것을 말한다(Berk & Winsler, 1995). 즉, 공동 활동에서의 각 참여자가 상대방의 관점에 자신의 관점을 조정하여 맞춤으로써 의사소통을 위한 공동의 화제를 만들어가는 것을 의미한다. 이때 성인은 자신의 생각을 영유아가 이해할 수 있는 수준으로 융통성 있게 풀어줌으로써 상호주관성을 높인다. 교사는 새로운 과제를 학생들이 이미 알고 있는 것들과 연관지어 주거나 학생들이 모르는 부분이 나올 때 앞서 배운 내용을 바탕으로 되돌려준다.

③ 정서적 반응

비계설정에서 중요한 또 다른 요소로서 따뜻함과 반응이 있다. 영유아의 과제에 대한 집중과 도전하려는 태도는 성인이 따뜻하고 반응적일 때, 그리고 언어적으로 칭찬해주고 자신감을 북돋워줄 때 극대화된다.

④ 언어

언어도 비계설정에서 중요한 역할을 차지한다. 기호의 매개를 강조했던 비고츠키의 이론에 비추어 볼 때, 언어의 매개는 중요하다. 언어를 매개로 한 거리 두기 전략은 영유아의 정신적 발달을 도울 수 있는 효과적인 방법이다. 거리 두기는 성인의 언어적 진술을 정신 조작의 요구수준에 따라 세 단계로 나누어 설명된다. 실제 교실에서 교사는 상황에 따라 거리 두기 전략을 적절히 응용하여 학생들의 발달 동기를 유발시킬 수 있다. 첫 번째 낮은 단계의 거리 두기는 성인이 인접한 환경에 놓인 사물들에 대해 언급하거나 질문하는 것으로서 명명하거나 묘사하는 것을 말한다. 이 물건이 무엇인지 묻고 답하는 과정이 낮은 단계의 거리 두기이다. 중간 단계의 거리 두기는 성인이 인접 환경에 놓여 있는 두 가지 양상들의 관계에 대해 언급함으로써 어떤 것을 더 자세히 설명하는지 말을 하는 것이다. 즉, 비교하거나 분류하거나 관련짓는 것을 말한다. 어떤 것이 더 큰지 물어보고, 두 대상의 차이점을 확인하는 것이 그 예이다. 높은 단계의 거리 두기는 성인이 영유아로 하여금 인접 환경에 놓여 있는 것을 넘어서서 가정을 세우거나 생각을 정교하게 가다듬도록 요구한다. 추론과 계획을 이야기하며, 다음 숫자를 예측하거나 오늘 할 일을 계획 세우는 것이 높은 단계의 거리 두기 예시에 해당한다.

⑤ 근접발달영역을 활용한 학습

학생의 학습에 향상을 가져오고 발달을 가속화시킬 수 있는 효과적인 비계설정의 조건과 전략은 다음과 같이 서술할 수 있다. 비계설정의 핵심은 학생들에게 일제식 수업에서처럼 답을 바로 가르쳐주기보다는 학생들을 서로 묻고 배울 수 있는 근접발달영역 안에 머무르게 하고 답을 듣지 못한 불만족스러운 상태를 다소 지연시켜 학생의 조절능력을 키우는 데 있다. 학생들은 불필요한 억압이나 감독을 없애고 따뜻하고 허용적인 분위기 속에서 상호작용하면서 실수를 통해 배우고 서로의 차이를 인식하게 된다. 그 과정에서 개인 간 공유된 정신기능의 형태가 개인 내 정신기능에 영향을 주게 되는 것이다.

(3) 영유아의 정신발달을 위한 조건

영유아의 정신발달이 효과적으로 이루어지기 위해 비고츠키는 다음의 조건들을 제시한다(김삼예, 2006).

① 권위적이거나 억압적이지 않은 환경

활동환경은 대체적으로 협동적 상호작용, 상호주관성, 수행보조가 이루어지는 상황을 일컫는 말이다. 활동환경이란 용어에는 두 가지 의미가 내포되어 있다. 인지적・물리적 행동이라는 의미의 활동과 외부적, 환경적, 대상적 특징을 의미하는 환경이 그 두 가지 의미이다. 학교 안에서 이루어지는 학생들의 활동환경에는 전체학습활동, 실험 활동, 소집단 협력 활동, 토의, 토론 등이 있다. 교사와 학생, 그리고 학습자 상호 간의 활발한 상호작용은 효율적인 교수-학습을 위한 기반조건이 되므로 학교 교육과정 안에 이러한 활동환경을 많이 설정할 필요가 있다. 이 과정에서 이루어지는 협동적, 표현적, 생산적인 활동들은 상호주관성을 발달시키고 개념을 내면화하며 의미 있는 대화를 발전시켜 발달을 위한 수단이 된다.

그런데 이때 학생들의 효율적인 학습이 이루어지도록 돕기 위해 억압적인 권위나 감독이 필요한 것은 아니다. 교수-학습 상황에서 권위적·감독적 요소는 학습자를 억압하고 교사와 학생의 상호작용을 위축시켜 오히려 배움에 장애가 될 수 있다. 수업 중에 효율적인 수행보조를 위해서는 수행을 방해하거나 억압할 수 있는 요소를 제거하고 협동적 활동이 일어날 수 있는 비억압적이고 비감독적인 보조가 필요하다.

수행보조는 교사로부터 학생에게로, 보다 유능한 학생으로부터 다소 그에 못미치는 학생에게로 주어지는 것과 같이 보다 능력이 높은 이가 능력이 낮은 이에게 하게 된다. 학생의 수행을 돕는 데 있어서 감독적 요소와 권위적 요소를 제거한 비감독적 도움은 또래 활동에서 많이 발견된다. 따라서 학교에서의 수행 보조체계를 극대화시키기 위해서 학생들 간 협동 활동을 장려하는 수업환경과 분위기 조성이 필요하다. 다인 학급 체제에서 교사 한 사람이 개인 학습자의 수행을 돕는 것은 사실상 어렵기 때문에 보다 유능한 학습자가 또래의 다소 뒤떨어진 학습자를 이끌면서 수행을 돕는 역할을 할 때, 전체 학생들의 수행능력은 극대화될 수 있을 것이다. 협동 활동에서 언어를 통해 발달하는 기호와 상징, 활동의 목적과 의미에 대한 공통적 이해의 증진, 인지 전략과 문제해결에의 공동 참여 등의 모든 상호작용은 참여자들 모두에게 영향을 미친다. 새로운 학생이 참여하면 새로운 상호주관성이 형성되고, 이것은 모든 구성원들의 인지발달에 내면화하게 된다.

② 교사의 상호적 역할

비고츠키의 이론에 비추어 볼 때, 학습자는 자신의 근접발달영역에서 다른 사람들과 함께 활동함으로써 학습하게 된다. 교사는 학습자와의 관계에서 상호작용적 역할을 하면서 상보적 교수를 하게 된다. 상보적 교수법은 교사와 학생의 능동적 상호작용으로 학습자의 고등정신기능발달에 도움을 주기 위한 초인지 교수 전략으로 알려져 있다. 교사와 학습자 또는 학습자들끼리 서로 역할을 바꿔가면서 대화를 통해 교재 내용에 대한 이해력과 자기점검능력을 향상시키는 교수법이다. 상보적 교수는 교사는 학습자가 할 수 있는 것, 다룰 수 있는 것에 집중하도록 학습자를 이끌면서 학습자가 할 수 없는 것은 교사 자신이 메꾸어 주는 일을 한다. 교사는 학습자의 발달을 가속화시키는 역할을 해야 하므로 적절한 수준의 도움을 학습자에게 제공할 때를 알아야 한다. 또한 학습자 혼자의 힘으로 문제를 해결할 수 있을 때는 도움을 과감히 제거할 수도 있어야 한다. 교사는 학습자들의 현재 학습수준에 적합한 도움을 제공하고 학습자와 상호주관성을 이루기 위해 수업 중에 학습자를 관찰하고 그들과 대화하는 시간이 필요하다. 교사는 학습자와 상호주관성에 이르기 위해 학습자의 관점으로 사물을 보고 학습자가 속한 가정과 문화에서 나오는 언어 및 행동의 의미를 알아차려야 한다. 교사와 학생의 상호교감이 있을 때 교사는 학습자와 공유하고 서로 배움이 일어나게 된다. 만약 학습자가 교사나 또래들과 상호작용함으로써 의미를 공유할 기회를 갖지 못한다면 근접발달영역에서의 진전을 기대하기 어렵다. 비고츠키의 이론에 따른 배움의 수업은 교사가 항상 학습자의 활동을 살펴보고, 학습자에게 적절한 도움을 주며 학습자가 적절한 질문을 할 수 있도록 교실을 두루 두루 살펴보고 학습자와 함께 과제들에 적극적으로 참여해야 한다. 특히, 학습의 초기 단계에서 학생의 근접발달영역을 파악하고 공동의 과제해결에 집중과 도전을 할 수 있도록 따뜻하게 반응하는 자세가 더욱 요구된다.

③ 의미 있는 대화

의미 있는 대화란 교사와 학생 간의 상호작용을 통하여 교수-학습 상황에서 효과적으로 이루어지는 대화를 말한다. 의미 있는 대화를 위해서는 우선 교사는 대화의 초점을 맞춘다. 최선의 탐구를 허용하려면 본문을 어떻게 나누어야 할지를 생각하면서 전개될 주제에 대해 전반적인 계획을 세운다. 또한 배경지식을 활용한 대화도 필요하다. 교사는 토론 속으로 정보를 엮어 넣거나 학생에게 본문의 이해에 필요한 배경 지식을 제공한다. 필요하면 교사는 기술이나 개념에 대해 직접적인 가르침을 제공한다. 교사는 확장, 질문, 재진술 그리고 휴식 등을 권하면서 다양한 학생들의 기여를 이끌어 낸다. 그리고 학생의 글과 그림, 추론을 보면서 주장의 근거를 설명하도록 요구하기도 한다.

④ 분위기 조성

정답을 강요하지 않는 분위기, 학생의 이야기를 존중하는 것, 의욕적이지만 위협적이지는 않은 교사의 태도, 자신의 선택이 반드시 포함된 수업 등이 필요하다. 전문가와 학습자가 각자 자신이 습득한 이해를 바탕으로 말과 글을 주고받는 대화는 여러 모습으로 나타난다. 이것이 교수적 대화이다. 이 명칭은 그 자체로 역설을 내포한다. 교수와 대화는 상호 모순적이다. 전자는 권위와 계획 수립의 의미를 갖고 후자는 평등과 반응의 의미를 갖는다. 하지만 반대로 이러한 모순을 해결하는 것이 교수적 대화이다. 진실하게 학생의 발달을 위해 대화하고 가르치는 것이다.

(4) 종합

지금까지 비고츠키의 정신발달이론에 대해 살펴보았다. 그의 이론은 최근에 들어서야 부각되었으나 그 역사에 비해 엄청난 파급력을 끼치고 있다. 영유아의 정신발달이 사회적으로 이루어진다는 그의 생각은 많은 교육학자들의 공감을 얻었다. 그리고 근접발달영역과 비계설정에 관련된 여러 발달적 과업들도 높은 설득력을 지니고 있다. 즉, 비고츠키의 이론은 영유아의 발달과정을 좀 더 명확하고 논리적으로 이해하는 데 중요한 역할을 수행하였다고 평가할 수 있다. 교육학적 입장에서도 비고츠키의 입장을 지지하는 학자들이 많다. 왜냐하면 비고츠키는 교육의 중요성을 대단히 높게 평가하였기 때문이다. 여기서 교육이라는 것은 영유아의 발달을 고려한 개별적인 학습이다. 이러한 점을 고려할 때 비고츠키의 이론은 영유아의 정신발달을 잘 설명했다는 평가를 받는다.

3) 콜버그(Kohlberg)

콜버그는 피아제와 마찬가지로 인간의 정신발달은 개인의 정신이 환경의 영향을 받지 않더라도 스스로 발달한다는 관점에서 이론을 전개해나가고 있다. 콜버그의 이론은 대부분 도덕성발달 측면에서 강조되고 있는데, 그렇다고 하더라도 인지와 정신구조의 한 단면을 잘 보여 주고 있으므로 의미가 있다고 하겠다. 그의 이론의 가장 큰 특징 역시 도덕성도 인지수준에 따라 달라진다는 점이다. 그는 도덕성발달을 세 가지의 수준으로 제시한다. 각 수준은 2개의 단계를 포함하고 있어 실제적으로는 6단계에 걸쳐 도덕성을 설명하고 있다. 콜버그의 이론도 피아제만큼이나 큰 관심과 학문적 후속 연구가 이루어지고 있다. 그 이유는 한 개인의 도덕성발달수준을 측정할 수 있는 명확한 단계를 제시했기 때문이다. 콜버그가 제시한 3수준 6단계 발달은 다음과 같다(설진화, 2008).

3수준	전 관습수준		관습수준		후 관습수준	
6단계	처벌, 복종	욕구 충족	관계 조화	법, 질서	사회 계약	보편 원리

[그림 5-4] 콜버그의 도덕성발달단계

(1) 전 관습수준

도덕성발달의 가장 초기 수준은 전 관습수준이라고 표현한다. 전 관습수준의 도덕사고발달은 피아제의 전 조작기와 비슷한 형태를 보이며 도덕성을 판단하는 기준이 인간이 경험하는 행동의 결과에 집중되는 특징이 있다. 다시 말하면, 이 수준의 도덕성은 행동 원인이 선하고 악한가보다는 행동의 결과에 의해 결정된다. 전 관습수준은 처벌과 복종, 그리고 욕구 충족이라는 2개의 단계가 포함되어 있다.

① **벌과 복종의 단계**

벌과 복종 수준의 영유아는 도덕에 관해 아주 단순한 추론을 한다. 즉, 절대적인 기준을 충족하는지 아닌지만을 따진다. 예를 들어, 친구를 때리면 안 된다는 명제를 믿는 영유아는 그 이유가 어떻든지 간에 누군가가 친구를 때리는 장면을 보면 무조건 때린 사람이 잘못한 것이라고 판단한다.

② **욕구 충족의 단계**

이 단계는 앞 단계보다는 조금 더 발전한다. 어떤 결정을 할 때 결과가 어떤지를 고려한다. 긍정적인 결과를 가져온다면 어느 정도 인정하기도 한다. 가령, 친구를 때리는 행동이 그 친구의 잘못된 행동을 고치게 하는 결과를 가져온다든지 하는 것을 확인한다면 제한적으로나마 그것을 수용하는 것을 말한다. 즉, 결과가 더 좋은 방향으로 나타난다거나 그 행동을 했을 때 결과적으로 나의 마음이나 가정의 마음이 편하다면 그 행동을 하는 것을 인정한다. 예를 들면, 초기에는 야단이나 매를 맞는 것이 두려워 도덕적으로 행동하지만 점차 자신의 원하는 보상을 얻기 위해 도덕적으로 행동하게 된다.

(2) 관습수준

두 번째 단계는 관습수준이다. 이전보다 판단에 있어 다른 사람의 관점을 더 고려한다. 즉, 타인에 대한 배려가 증가하여 약속이나 합의를 더 중요시한다. 이 단계에서는 구체적인 결론이 바로 내려지지 않는다. 대신 다른 사람의 동의가 있는지, 아니면 신뢰감은 어떤 상태인지 등에 관해 꼼꼼히 고려한다. 관습수준의 아동은 사회의 관습이나 규칙을 내면화한다. 이 수준에서는 관계의 조화, 그리고 법과 질서의 2개 단계를 구성한다.

① **관계의 조화단계**

관계 조화단계의 핵심은 타인에게 신뢰와 인정을 받는 것이다. 왜냐하면 아동들이 추구하는 사회 규칙은 대부분 부모나 성인의 권위에 의해 형성된 것이기 때문이다. 따라서 친구를 때리는 행동은 다른 사람들을 실망시키고 결국에는 친구들로부터 왕따를 당하는 결과를 초래하기 때문에 해서는 안 된다고 믿는 것이 관계의 조화단계에 위치한 아동의 사고방식이다. 반대로 생각하여 폭력 행위가 모두가 원하는 것이었다는 식으로 정당화할 수도 있다.

② 법과 질서의 단계

법과 질서단계에서는 공식적인 규칙, 법을 따르는 것에 초점을 맞춘다. 따라서 많은 내용들을 법에 따라 판단하려고 한다. 도덕적으로 비난을 받는 사건을 볼 때 만일 그 행동이 법에 잘못이라고 표시되어 있지 않다면 그 사람의 행동을 반드시 잘못되었다고 할 수 없다고 생각하기도 한다.

(3) 후 관습수준

세 번째 단계는 후 관습수준이다. 콜버그가 제시한 도덕발달이론의 최종적인 단계로서 개인은 구체적인 규칙을 따르는 것을 넘어서 규칙 뒤에 숨어 있는 원리를 생각하기 시작한다. 그는 사실 이 수준까지 도달한 사람들이 몇 명 되지 않는다고 솔직히 이야기하고 있다. 그럼에도 불구하고 이상적인 발달의 모습이기 때문에 그 이상향을 제시했다는 데서 의의를 찾을 수 있다. 콜버그는 후 관습수준을 사회계약, 보편적 원리의 2가지 단계로 구분한다.

① 사회계약의 단계

사회계약단계에서는 모든 윤리적 법칙이 기본적으로 사람들 간의 약속이라는 것을 전제로 한다. 정의의 관점도 포함한다. 따라서 앞서 제시한 단계들보다 훨씬 고차원적인 판단을 할 수 있다.

② 보편적 원리의 단계

마지막 단계는 보편적 원리이다. 종교적 진리나 누구도 부정할 수 없는 격률을 활용하여 판단을 내린다. 즉, 판단의 준거가 타인이 아니라 자신의 내적 규율에 있으며 자기실현의 여부에 따라 성취가 정해진다. 우리가 대부분 알고 있는 위인이나 지도자들이 해당한다. 역사 속에서 실제 이러한 인물이 있었다는 점에서 마지막 단계가 존재하는 의미를 찾을 수 있다.

(4) 종합

콜버그의 이론은 정신의 발달을 명확하게 설명하고 있지만 한편으로는 다양한 이유에서 비판을 받는다. 그것은 주로 단계 구분에 집중되어 있다. 단계들은 현실적으로 명확하게 분리되지 않는다(김현택 외, 2005). 한편으로는 각 단계에 서열관계도 명확하지 않다. 어떠한 판단이 더 고귀하고 좋은 도덕적 판단인지 단언하기 어렵다. 한편으로는 성차도 반영되지 않았다는 지적이 많다. 즉, 남성 위주의 단계 설명으로 여성이 남성과는 다른 성차가 있음을 고려하지 않았다.

Chapter 06

정신건강의 이론적 기초 Ⅱ

1. 정신역동이론과 정신건강
2. 인본주의 및 현상학과 정신건강
3. 긍정심리학과 정신건강

앞서 행동주의, 생태주의, 구성주의를 중심으로 한 이론들을 살펴보았다. 지금부터는 인간 정신의 깊은 측면을 파고든 이론들에 대해 살펴보도록 하겠다. 이 부분에서 중점적으로 다루게 될 이론은 정신분석, 인본주의, 긍정심리학이다. 또한 영유아의 정신건강에 중요한 역할을 수행하는 이론도 함께 다루어 볼 것이다.

1. 정신역동이론과 정신건강

정신역동이론은 정신건강에 대해 가장 직접적이면서도 적극적으로 설명하고 있다. 정신분석은 인간의 정신이 모든 인간 행동의 원인이라고 지적한다. 그러한 가정 하에 영유아의 발달을 무의식이라는 개념을 통해 설명한다. 우리의 행동은 잠재된 무의식이 표현되면서 나타난 극히 사소한 부분이라는 점이다. 따라서 영유아발달을 제대로 이해하려면 행동의 상징적인 의미를 분석해야 하고 각 개개인의 마음속에서 실제 어떤 일이 일어나는지를 제대로 이해해야 한다고 주장한다.

1) 프로이드(Freud: 1856~1939)

프로이드는 심리학자이자 의학자로서 인간의 정신구조에 대해 과학적으로 분석하고자 하였다. 프로이드의 의견은 수많은 연구자들에게 깊은 영감을 주었다. 물론 그의 의견에 반대하고 다른 의견을 제시하는 학자들도 많다. 그러나 프로이드가 심리학에 큰 영향을 끼친 사람이라는 사실까지는 부인하지는 못한다. 인간을 이해하고 평가하는 데 있어 무의식의 중요성을 최초로 강조한 프로이드는 인간의 정신에 대하여 아주 구체적으로 설명하고 있다. 프로이드는 정신이론을 논할 때 빠지지 않는 역할을 수행한다.

(1) 정신의 구조

프로이드는 인간의 정신이 크게 전의식, 의식, 무의식으로 나뉘어 있다고 보았다(신한석, 2015: 11).

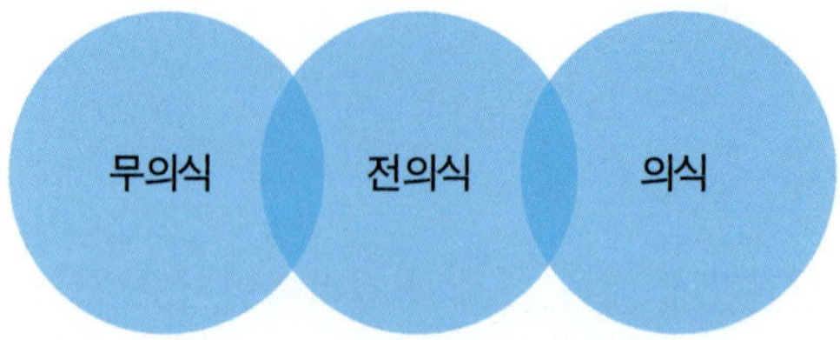

[그림 6-1] 프로이드 정신의 구조

① 의식

가장 먼저 소개할 의식은 우리가 쉽게 생각할 수 있는 개념이다. 의식이란 쉽게 말해 어떤 순간에 우리가 알거나 느낄 수 있는 모든 경험과 감각을 일컫는다. 우리가 지금 현재 느끼고 생각할 수 있는 모든 것을 이야기한다고도 할 수 있다. 프로이드는 의식이 우리 정신의 아주 미세한 부분에 지나지 않는다고 한다. 마음의 대부분은 나중에 설명할 무의식으로 구성되어 있기 때문이다. 의식은 주의를 집중하고 있지 않으면 금방 흐트러져 버린다. 인간의 집중에는 한계가 있기 때문에 시간이 지남에 따라서 의식한 내용은 금방 수면 아래로 잠겨버린다.

② 전의식

전의식은 의식과 무의식 사이에 위치하고 있으며 의식하고 있지는 않지만 쉽게 떠올릴 수 있는 다양한 생각들을 말한다. 우리가 잠시 고개를 돌리고 있는 장면을 생각하면 좋을 것이다. 물건을 찾기 위해서는 조금만 고개를 돌리면 된다. 마찬가지로 전의식도 금방 의식으로 떠오른다. 주의를 집중하고 노력하면 의식이 될 수 있는 상태인 것이다. 구체적으로는 기억, 회상 등을 통하면 된다. 전의식은 무의식과 의식을 연결해주는 통로이다. 다만, 전의식상태에서 시간이 많이 지나도록 방치하게 되면 무의식으로 빠져버리게 된다. 반대로 희박한 확률로 무의식이 전의식을 통하여 의식으로 떠오르기도 한다.

③ 무의식

감각기관으로는 인식할 수 없는 마음 깊은 곳에 감추어져 있는 정신의 부분으로서 본능, 열정, 억압된 관념과 감정 등이 이곳에 잠재되어 있다. 무의식은 우리가 인지할 수도, 지각할 수도 없다. 따라서 의도적으로 의식으로 불러오는 것이 불가능하다고 알려져 있다. 그럼에도 불구하고 무의식이 중요한 이유는 우리들의 행동과 사고 대부분을 지배하기 때문이다. 무의식은 기억하거나 끄집어내려고 해도 떠오르지 않는다. 대신 꿈이나 환각 등을 통해 우연히 나타나기도 한다.

(2) 성격 형성의 원칙

프로이드는 인간의 성격 구조를 설명하기 전에 세 가지 기본 원칙을 제시하고 있다. 그것은 정신결정론, 무의식 동기, 그리고 성충동이다(임영식, 한상철, 2000).

① 정신결정론

프로이드는 정신결정론을 통해 인간의 모든 정신적 활동이 이미 결정되어 있다고 주장한다. 지금 현재 나타나는 정서적 반응이나 행동은 모두 원인이 있으며, 특히 대부분 어린 시절의 경험이나 행동과 관련이 있다는 것이다. 이러한 원칙에 따라 프로이드는 한 개인의 과거 이야기에 관심을 많이 가졌다.

② 무의식 동기

무의식 동기는 우리의 모든 행동이 무의식에 의해 촉발된다는 원칙이다. 어떤 것에 관심이 쏠리고 흥미가 생기는 이유는 무의식에 그것과 관련된 요소가 있기 때문이다. 이것은 무의식이 인간의 정신 대부분을 차지하고 있다는 주장의 근거가 된다.

③ **성충동**

성충동이란 인간의 본능 중에서 성과 관련된 것을 이야기한다. 결국 프로이드가 말하는 정신이란 성충동이라고 할 수 있다. 그는 성충동이 모든 생각, 행동의 동기가 된다고 생각하였다. 여기서 성충동은 일반적인 성적 본능뿐만 아니라 정신적인 본능도 포함하는 넓은 의미를 갖는다.

(3) 성격의 구조

인간의 성격은 정신에 의해 형성되지만 인간의 삶을 통해 다시 정신을 형성하게 만들어 주는 상호작용적인 역할을 수행하기 때문에 중요하다고 할 수 있다. 이러한 성격의 구조는 다음의 세 가지 차원으로 설명된다.

① **원초아**(id)

원초아는 인간 성격의 타고난 부분이다. 원초아는 단어에서도 잘 나타나 있듯이 비이성적이고 무의식적이다. 원초아는 오로지 자기만 생각한다. 성격의 가장 큰 부분을 차지하기도 한다. 원초아는 처음부터 형성되어 있기 때문에 갓 태어난 영아와 어린 유아를 관찰해보면 원초아의 성격을 잘 알 수 있다. 그들은 현실에 대한 감각이 없고 실현 가능한 것과 불가능한 것에 대해 판단을 거의 할 수 없다. 대부분 충동적 본능과 욕구를 즉각적으로 충족시키려고 하는 쾌락 원리에 따라 움직인다. 불완전하고 통제할 수 없어서 부정적으로만 보이지만 사실 원초아는 가장 중요한 성격의 요소이다. 왜냐하면 인간은 원초아에 의해 계속적으로 생존의 이유를 부여받기 때문이다.

② **자아**(ego)

그 다음 차원은 자아이다. 자아는 처음에는 찾아볼 수 없지만, 성장하면서 점점 나타난다. 생후 24개월 정도가 지나면 영유아의 기본적 본능이 현실과 충돌하는 경험을 한다. 배고픔과 같은 본능적 상황이 부모의 존재 여부, 혹은 육아방식이나 환경적 조건에 따라 즉각적으로 만족되지 않기 시작한다. 계속적으로 본능이 좌절되는 체험은 내적 갈등을 낳고 이러한 갈등이 자아를 발달시킨다. 자아는 철저히 현실 원리를 따른다. 현실과 타협하기 위하여 이상적인 사고나 인식, 계획을 수행한다. 자아란 현실적으로 가능하지 않은 것을 깨달으면서 생기고 만족을 지연시키는 것이 나중에 더 큰 만족이 될 수 있다는 점을 이해하는 이성적 수준의 성격이라고 할 수 있다. 본능이 즉각적인 만족을 원하는 데 비해 자아는 현실 판단을 통해 가장 적절한 해결책을 찾고 이를 통해 본능적인 욕구를 충족시키려고 한다. 자아는 본능의 욕구를 충족시킬 때도 있고 잠시 억눌러 둘 때도 있다. 자아가 본능을 억압하지만 그렇다고 해서 본능과 자아가 정반대의 특징을 갖는 것은 아니다. 자아는 본능이 현실과 조화를 이루면서 적절한 시간과 장소, 대상을 통해 충족되도록 조절해주는 역할을 한다고 이해하면 좋을 것이다.

자아와 관련하여 우리가 조금 더 알아보아야 할 내용이 있는데, 그것은 방어기제이다. 방어기제라는 것은 자아가 취하는 일종의 행동방식이다. 자아가 방어기제를 갖고 있는 까닭은 모든 문제가 자아의 의도대로 잘 해결되지 않기 때문이다. 그렇다고 해서 자아가 본능과 초자아를 조절하려는 시도를 포기해서는 더욱 안 된다. 자아가 없는 인간은 본능이 지배하는 원시적인 동물 혹은 초자아가 지배하는 로봇과 다를 바 없게 된다. 즉, 방어기제는 자아가 할 수 있는 마지막 수단이다. 방어기제는 강력한 본능의 분출을 막으려는 우리 정신의 반사행동인 것이다. 방어기제는 지금까지 밝혀진 것만 해도 20가지가 넘지만, 여기서는 가장 대표적인 9가지만 소개한다(전석균, 2016: 58-59).

• 억압

자아가 지닌 방어기제 중 가장 일반적이면서도 중요한 방어기제이다. 프로이드는 억압을 정신분석이론을 지탱하는 역할을 담당한다고 설명했다. 억압은 자아가 우리의 정체성을 위협하는 위협적인 내용을 접했을 때 일어난다. 우리가 들었을 때 불편할 수 있는 내용을 무의식 속으로 집어넣는 것이 억압이다. 중요한 것은 억압이 우리의 의지와는 상관없이 일어난다는 점이다. 정신적 충격을 받은 뒤 기억상실증에 걸리거나 남들이 보기에 스트레스가 심각함에도 불구하고 본인은 그것을 인지하지 못하는 경우에 억압이 일어났다고 판단한다. 억압이 일어나서 기억이 없어지고 본인이 그것을 모른다고 해서 그 충격이나 사건 자체가 없어지는 것은 아니다. 여전히 우리의 무의식 속에 남아 여러 가지 정신적인 문제를 발생시킨다.

• 부정

부정은 억압과 비슷하다. 충격적인 사건에 대해 그것이 명확한 사실임에도 불구하고 믿지 않는 것이다. 다만, 이것은 의식적으로 행해진다. 억압이 자신도 모르는 사이에 일어나는 것과 달리 부정은 자신이 그것을 분명히 인지하고 있으면서도 거부한다. 대표적인 사례로 사랑하는 사람이 죽은 사실을 믿지 않고 끊임없이 부정하는 것을 들 수 있다.

• 반동 형성

본능을 정 반대의 방식으로 표현하는 것이다. 문신을 하고 싶은 욕구가 강한 사람이 오히려 문신을 하는 사람들을 비난하는 행동을 취할 수 있다. 흔히 강한 부정은 긍정이라고 말하는데, 이 말이 반동 형성을 뜻하는 것이다.

• 투사

나의 나쁜 생각의 원인을 다른 대상에게로 돌리는 것이다. 이것은 흔히 연애관계에서 잘 드러난다. 많은 사람들은 헤어진 이유가 자신에게 있음에도 불구하고 그것을 공공연히 상대방의 탓으로 넘긴다.

• 퇴행

높은 긴장과 불안이 다가왔을 때 발달단계가 순간적으로 낮아지는 것을 뜻한다. 쉽게 말하면 유아나 아동의 행동을 하는 것이다. 이것은 책임감과 위험 부담이 낮아 만족스러웠던 기억을 떠올렸기 때문이다.

• 대리 형성

어떤 대상에게 잘못된 본능의 충동을 표현할 수 없다고 생각되면, 그 본능을 다른 만만한 대상에게 표현하는 것이다.

• **상환**
죄책감에서 벗어나기 위하여 필요 없는 행동을 하는 것을 뜻한다. 대표적인 것으로 사망한 배우자를 그리워하며 평생을 불행하게 사는 것이 있다.

• **합리화**
자신의 행동을 그럴듯하지만 부정확한 핑계를 사용하여 받아들여질 수 있도록 행동을 재해석하는 것이다. 이솝우화 중 여우의 신 포도가 대표적인 예시이다.

• **승화**
전위의 한 형태로서 수용될 수 없는 충동이 사회적으로 받아들여질 수 있는 형태로 대체되는 것이다.

③ 초자아(super-ego)

마지막으로 소개할 초자아는 3세 이상의 영유아부터 관찰할 수 있는 성격의 한 형태이다. 초자아는 사회, 문화적인 규범이라고 말할 수 있다. 우리 주변에는 수많은 규칙과 의무들이 있다. 해야 할 것도 있지만 하면 안 되는 것도 많다. 초자아는 이러한 외부의 영향을 받아서 생겨난다. 즉, 초자아는 본능과 달리 출생 시 가지고 태어나는 것이 아니라 학습에 의해 형성되는 성격이다. 초자아와 자아는 이 점에서 다르다. 다시 말하면, 초자아는 자아와 같이 현실과의 접촉을 통해 발달하지만 자아가 개인의 내부에서 자연스럽게 생겨나는 것과 다르게 사회의 영향을 받아 형성되는 것이다. 초자아는 양심과 이성의 두 부분으로 구성되어 있다. 잘못을 저질렀을 때 죄의식을 느끼고 특정한 사건을 논리적으로 이해할 수 있는 것은 모두 초자아의 역할 덕분이다. 초자아는 처벌과 비판의 형태를 활용한다. 초자아는 굉장히 이상적이고 도덕적인 관념들이라고 할 수 있으며 이 점에서 본능과 진정으로 대치되는 개념이라고 할 수 있을 것이다.

유아가 초등학교에 입학할 즈음에는 이미 세 가지 성격의 기능이 모두 활성화되어 있다. 따라서 본능과 초자아 사이에서 무엇을 선택할 것인지를 매번 고민하게 된다.

이러한 장면은 우리 주변에서 쉽게 볼 수 있으며 심지어는 자기 마음에서도 관찰할 수 있다. 흔히 마음속 천사와 악마 캐릭터로 대표되는 본능과 초자아는 매번 대립한다. 이 둘 사이의 관계를 조정하는 것이 바로 자아이다.

(4) 정신의 발달 과정

프로이드는 성격이 성적 본능에 의해 관련하여 형성된다고 보았다. 그리고 리비도라는 성적 에너지 개념도 제시하였다. 리비도는 우리 몸속에 골고루 퍼져 있는 것이 아니라, 인간의 발달 시기별로 집중되는 것이라고 보았다. 그것은 크게 다섯 가지 시기로 구별할 수 있는데, 그것은 구강기, 항문기, 남근기, 잠복기, 성기기이다. 대부분의 사람들은 이 과정을 정상적으로 겪고 성인이 되지만, 간혹 특정 시기에 지나친 좌절을 경험하거나 반대로 극단적으로 만족해버려서 특정 단계에 머물러 있는 사람들도 있다고 한다. 프로이드는 이것을 고착이라는 단어로 표현하였다(신한석, 2015: 30).

① 구강기

정신발달의 첫 단계는 구강기로서 구강기는 출생부터 12개월까지이다. 이 시기 영아의 성 에너지는 입에 몰려 있다. 따라서 입을 자극시켜 주면 쾌감을 얻는다. 영아 스스로도 입이나 입술, 혀, 잇몸 등을 자극하는 데 만족을 느껴 빨고, 깨물고, 삼키고, 입술을 오므렸다 펴고, 먹는 행동을 가장 좋아한다. 이 시기에는 젖을 먹는 과정이 중요하다. 어머니와 영아가 피부를 맞대고 수유하는 것은 가장 이상적이다. 적당한 만족감을 얻게 되면 다음 과정으로 수월하게 넘어갈 수 있다. 하지만 젖 먹는 시간이 부족하거나 불편한 환경에 있거나 부모의 애정이 없거나 한 경우에는 다음 단계로 넘어가지 못하는 고착현상이 나타난다. 아이러니하게도 영아는 너무 많은 만족을 느껴도 좋지 않다. 왜냐하면 누렸던 기쁨이 너무 크기 때문이다. 오히려 더 머물고 싶어 하고 다음 단계로 넘어가지 않으려고 한다. 이 과정을 제대로 수행하지 못한 사람들은 손가락을 빨거나 술과 담배에 잘 빠져들고 말을 많이 하는 성격이 된다고 알려져 있다.

② 항문기

항문기는 3세까지를 이야기한다. 이름에도 나와 있듯이 성 에너지가 항문으로 옮겨간다. 이 시기 가장 중요한 과업은 배변훈련이다. 그 전까지는 소변이나 대변을 몸안에 의도적으로 보유하지 않았다. 그러나 하체의 근육이 발달하면서 처음으로 이것을 훈련하게 된다. 사실 배변훈련은 고통스럽기도 하면서 동시에 쾌감을 가져다준다. 배변훈련에서 만일 부모가 대단히 엄격하고 억압적으로 훈련한다면 성인이 된 뒤에 완벽주의나 편집증 같은 증상을 보이게 된다. 반면에 너무 신경을 쓰지 않고 방관해 버리면 자기 자신을 절제하는 데 어려움을 겪게 된다. 결론적으로 부모가 배변훈련을 적절하게 해주면 영유아는 처음으로 생산성이라는 것을 갖게 된다. 결론적으로 이 시기 유아는 쾌락을 추구하는 자신의 욕망을 금지하는 외부 세계를 처음으로 강하게 경험한다.

③ 남근기

남근기는 5세까지를 말한다. 이 시기가 성기기가 아니고 남근기인 이유는 주로 남성의 성기에 관심을 갖는 시기이기 때문이다. 이 시기 유아의 성 에너지는 성기에 집중된다. 이때 심리적 변화가 일어난다. 유아들은 자기 부모와 동일시하는 전략을 취하게 되는데, 이를 통해 적절한 역할이 무엇인지를 깨닫게 되며 이를 통해 적절한 역할을 습득하여 양심이나 자아상을 발달시켜 나간다. 남근기에 유아들이 겪는 가장 유명한 정서적 사건이 바로 콤플렉스이다. 프로이드는 연구 대상을 주로 남성으로 하였기 때문에 오이디푸스 콤플렉스를 남아가 어머니를 성적 애착의 대상으로 바라보게 되면서 생기는 내적 갈등이라고 하였다. 또한 아버지를 경쟁 대상자로 바라보게 되면서 적대감과 거세 불안을 느끼는 과정을 뜻하기도 한다. 프로이드 이후 상반된 개념으로 엘렉트라 콤플렉스라는 개념이 등장하였다. 이는 여아들의 경험으로서 사랑의 짝으로 아버지를 원하지만 어머니에 의해 좌절되는 것을 뜻한다. 프로이드는 이 시기에 성 역할을 제대로 확립하지 못하면 후에 성인이 되었을 때 여러 가지 현상이 나타날 수 있다고 하였다 예를 들어, 이성과 제대로 사귀지 못하는 사람들은 주로 이 시기에 안정감을 찾지 못한 경우가 대부분이라고 한다.

④ **잠복기**

아동이 초등학교에 다니는 시기로 성적인 욕구가 철저히 억압되어 심리적으로 비교적 평온한 시기이다. 이 기간 동안 아동들은 잠시 상대방 성에 대한 탐구를 멈추고 또래집단과 어울린다. 학습이나 사회적인 것을 추구하기도 한다. 이 시기는 다음에 다가올 폭발적인 변화를 준비하는 단계라고 할 수 있다.

⑤ **성기기**

성기기는 프로이드 발달단계의 마지막으로서 성인까지 지속된다. 이때는 신체적 성숙이 이루어지는 것과 더불어 무의식에 잠복해 있던 성 에너지가 의식의 세계로 출현하게 되는 것이 특징이다. 지금까지 성에 대한 관심이 무의식적인 것이었다면 이제는 성을 의식적으로 추구하게 된다. 잠복기에서 동성의 또래집단과 어울린 것에 반해 성기기에는 이성과의 접촉에 평생 중 가장 많은 관심을 보인다. 이 시기의 과업은 성적 에너지를 승화시키는 것에 있다고 하겠다. 이성에 대한 성적 욕구를 심미적인 활동을 통하여 해소하는 것이 중요하다. 독서, 운동, 봉사 활동, 음악, 미술 등 수많은 대체 활동이 있다. 이 시기를 순조롭게 보낸 청소년은 이타적인 사람으로 성숙해지고, 성인이 되어서 균형 있는 생활을 할 수 있다. 반면에 이 시기의 성적 에너지를 제대로 처리하지 못한 청소년들은 비행을 저지르게 되기 쉽다.

(5) 종합

지금까지 프로이드의 이론을 살펴보았다. 그의 정신분석이론은 정신질환으로 대표되는 인간의 비정상적인 행동에 대해 심리적 원인을 명쾌하게 설명하는 거의 최초의 이론이었다. 그럼에도 불구하고 다음과 같은 한계를 지니고 있다. 우선 프로이드의 주장은 실험이나 생물학적 연구방법으로는 증명이 불가능하다. 즉, 개념들이 추상적이다. 따라서 비과학적이라는 비판이 있다. 또한 모든 인간을 오로지 성 에너지 관점에서 보았고 다른 요인들을 완전히 무시했기 때문에 다양한 학문영역과 융합되는 데 실패하였다. 심지어 심리학 내에서도 프로이드의 이론을 거부하는 현상이 발생하기도 하였다.

2) 융(Jung: 1875~1961)

융은 분석심리학을 창안하였다. 사실 융은 프로이드와 학문적으로 각별했다. 그러나 프로이드의 주장에 이견을 가진 융은 독자적인 이론을 전개해 나간다. 융의 이론은 학문적 범위가 굉장히 넓다. 융의 견해에 따르면 인간의 정신은 자아(ego)와 자기(self), 개인무의식, 집단무의식으로 이루어져 있다(정은숙, 2009).

(1) 정신의 구조

① 자아

자아는 지각, 기억, 사고 및 감정으로 되어 있는 의식적인 마음이다. 우리의 의식은 자아에 의해 지배된다. 프로이드와 유사한 개념이지만 차이점은 외향성과 내향성으로 나타나는 성격 유형에 있다. 의식의 상당한 부분이 외향성의 태도와 내향성의 태도에 의해 결정된다. 외향성은 객관적 현실인 외부 세계를 지향하는 성격을 말한다. 객체를 중요시하고 외부 세계의 변화에 관심을 두며 이를 추구하는 경향이 강하다. 그러므로 주체보다는 객관적 상황을 보다 중요하게 생각한다. 반면, 내향성은 내부의 주관적인 것에 삶의 방향과 가치를 두고 자신의 내적인 삶이 충실한 것을 더 중요하게 생각한다. 그러므로 내향적인 사람은 외적인 조건을 고려하지만 이에 대한 판단과 행동의 결정적인 단서는 자신의 주관성에 둔다.

② 개인 무의식

자아 바로 밑 부분에는 개인 무의식이 있다. 개인 무의식은 본질적으로 의식에 남아 있지는 않지만 언젠가 의식으로 떠오를 가능성이 있는 기억 저장고의 역할을 한다. 개인 무의식은 프로이드의 전의식과 유사한 측면이 있다. 상실된 기억이나 억압되어진 불쾌한 여러 표상 등 의식에서 없어진 내용들이 여기에 저장된다.

③ 집단 무의식

한편, 집단 무의식은 보편적 무의식이라고도 하며 융이 제안한 독창적인 개념으로서 분석심리학에서 가장 중요한 부분을 차지한다. 집단 무의식은 사람들이 역사와 문화를 통해 공유해 온 모든 정신적 자료의 저장소를 뜻한다. 집단 무의식은 직접적으로 의식화되지는 않으나 신화, 민속, 예술 등을 통해 간접적으로 관찰될 수 있다. 집단 무의식은 정신의 구조가 유전될 수 있다는 사실을 처음으로 주장한 개념이라고 할 수 있다.

④ 원형

집단 무의식과 관련하여 알아두어야 할 중요한 개념이 원형이다. 원형은 일종의 보편적인 경험으로서 우리 정신의 무의식 속에 잠재되어 있는데, 인류 역사를 통해 전승되어 온 모든 인류가 공통적으로 공유하는 개념이다. 원형에는 대표적인 세 가지 요소가 있다. 첫째, 아니마와 아니무스는 융의 양성적 입장을 반영하는 개념이다. 융은 인간이 태어날 때 본질적으로 양성적인 측면을 모두 가지고 있다고 주장한다. 남성의 내부에 있는 여성을 아니마, 여성 내부의 남성을 아니무스라고 한다. 심리적 건강을 위해서 남자는 여성적인 성격도 받아들이고 표현해야 하며 여성은 남성의 공격적인 측면도 표현할 수 있어야 한다. 둘째, 그림자는 가장 강력하면서도 잠재적으로 해로운 원형이다. 그것은 동물의 본능을 포함하고 있어 인간의 원초적인 동물적 욕망에 기여하는 원형이다. 그림자는 사회가 악하고 부도덕하다고 생각하는 거의 모든 충동을 포함한다. 때문에 그림자는 억압되어야만 하는 숙명을 지니고 있다. 셋째, 노현인이나 태모가 있다. 태모는 정신적인 성장을 돕거나 방해하는 것이고, 노현인은 창조적인 삶으로 인도하는 안내자이다. 넷째, 자기(self)원형은 집단 무의식의 깊은 심층에 자리 잡고 있는 본질적인 자신이다. 웬만해서는 의식 밖으로 나오지 않으나 인간의 내부에서 가장 근원적인 자아(ego)를 통하여 의식화됨으로써 개성화(자기실현)를 가능하게 한다. 이 외에도 귀신을 비롯한 여러 신화적인 요소 등이 인류가 공유하는 원형이라고 알려져 있다.

(2) 정신의 발달단계

융은 성격발달을 아동기, 청소년기, 성인기, 중년기, 노년기로 구분하였다. 융은 성격발달에 있어 아동기, 청소년기와 성인기보다 중년기와 노년기의 성격발달을 더 강조하였다. 이것은 프로이드의 의견과는 정 반대라고 할 수 있다. 다만 이 책에서는 모든 과정을 소개하지는 않기로 한다. 중요한 과정은 중년기이다. 융에 의하면 중년기에는 개성화라는 특별한 과업이 이루어진다. 개성화란 독특한 개인이 되어가는 과정을 일컫는다. 개성화 기간 중에 페르소나, 그림자, 아니마와 아니무스에 변화가 생긴다.

인간은 인생의 전반기에 페르소나의 도움으로 자신의 어두운 면을 적당히 감출 수 있었다. 그러나 개성화가 이루어지면 페르소나가 덮고 있는 자기의 온전한 정신의 윤곽인 자기(self)를 조망할 수 있게 된다. 개성화가 잘 이루어진 사람은 자신의 좋은 면과 나쁜 면을 있는 그대로 수용하고 한층 더 성숙해질 수 있게 된다. 그러나 실질적으로 개성화는 중년기에만 가능한 것은 아니고 전 인생에 걸쳐서 개성화 작업을 시도할 수 있다.

(3) 종합

융의 이론은 현대 심리학의 발전에 크게 영향을 미쳤으며, 특히 최근에 많이 조망받고 있다. 그가 제시한 내적 경험의 중요성, 중년기 발달에 관심 등은 지금까지도 중요하게 다루어지고 있다. 그럼에도 불구하고 비판도 존재한다. 우선 그의 이론이 너무 어려워서 접근하기가 쉽지 않다. 또한 융의 이론은 그다지 체계적이지도 않고 모호한 내용이 많다. 따라서 많은 후속 연구가 필요하다고 하겠다.

3) 아들러(Adler: 1870~1937)

아들러 역시 프로이드를 따랐던 학자였다. 그러나 후에 그와 결별하고 개인 심리학을 발달시켰다. 그의 이론은 생활양식과 열등감이라는 단어로서 설명할 수 있을 것이다.

(1) 생활양식

생활양식이란 사람들이 의미를 찾기 위한 방식이다. 사람마다 의미가 다르고 목표가 다르기 때문에 개인별로 생활양식도 극단적으로 다르다. 같은 어려운 상황이라고 하더라도 사람마다 전부 대처하는 방식이 다르다. 아들러는 생활양식을 한 개인이 느끼고 행동하는 모든 것의 기반으로 보았다. 이 개념은 프로이드의 무의식의 특징과 약간 유사한 면이 있다고 할 수 있다. 생활양식은 어린 시절에 한 번 형성되면 거의 변하지 않는다. 따라서 유아기에 가정에서나 유치원에서의 생활환경이 평생에 영향을 준다고 주장하였다. 일단 생활양식이 형성되면 이것은 외부세계에 대한 전반적인 태도를 결정하고, 더 나아가 평생 지속되기 때문에 중요한 역할을 수행한다. 생활양식의 종류에는 4가지가 있으며 그것은 지배형, 기생형, 회피형, 사회형으로 제시한다.

① 지배형

지배형은 독단적이고 공격적이다. 부모가 막무가내로 힘을 통해 자녀를 지배하고 통제할 때 자녀의 생활양식이 지배형으로 형성된다.

② 기생형

기생형은 의존성이라는 단어로 설명할 수 있다. 모든 생활에 결정을 내리지 못한다. 이러한 생활양식은 부모가 자녀를 지나치게 과잉보호할 때 나타난다.

③ 회피형

회피형은 주어진 상황에 소극적으로 대처한다. 자신감이 없기 때문에 실패를 두려워하고 문제를 회피한다. 부모가 자녀교육을 할 때 자녀의 기를 꺾어버리면 이러한 생활양식이 만들어질 수 있다.

④ 사회형

사회형은 앞선 형태보다 좋은 것이다. 심리적으로 건강한 유형으로서 높은 사회적 관심과 높은 활동성을 가지고 있다. 다른 사람과 수월하게 협조하고 양보도 잘 한다.

(2) 열등감

인간은 출생에서 사망에 이르기까지 우월감을 추구하기 위해서 노력한다. 반대로 이야기하면 열등감에서 벗어나고 싶어 한다. 즉, 우월은 모든 인간이 갖는 기본적인 동기이다. 개인이 열등감을 극복하고 완성에 도달하기 위한 우월성 추구를 하면 건설적 생활양식을 갖게 되어 심리적 건강을 달성한다. 이러한 사람은 자신의 부족한 점을 스스로 인정하고 그것을 극복하려는 의지와 노력을 통해 자기완성을 이루기 위해 매진한다. 아들러는 자기완성을 위한 필수요인으로 열등감을 제시함으로써 열등감을 긍정적인 측면에서 보았다. 물론 열등감에 사로잡혀 열등감의 노예가 된다면 부정적인 결과를 초래한다. 우리의 삶은 열등감 콤플렉스에 빠져버리게 되는 것이다. 구체적으로 아들러는 열등감 콤플렉스의 세 가지 원천으로서 기관열등감, 과잉보호, 양육태만을 제시하였다.

① 기관열등감

기관열등감은 각 개인의 신체와 관련되어 있다. 이것은 개인이 부모에게서 물려받은 자신의 신체에 대하여 어떻게 생각하는가를 말하는 것이다. 외모, 신체, 건강 등에 대해 자신이 지각하는 정도는 열등감과 큰 관련이 있다. 자신의 외모가 괜찮음에도 불구하고 스스로 못생겼다고 좌절하는 영유아는 자연스럽게 모든 부정적인 결과를 외모와 관련짓게 된다. 그리고 이것은 또 다른 부정적인 결과를 낳는다.

② **과잉보호**

과잉보호는 열등감의 두 번째 원천이다. 이는 부모의 자녀교육과 관련된 것이다. 자녀를 얼마나 독립적으로 키우느냐 의존적으로 키우느냐는 부모의 교육방식에 따라 달라진다. 영유아가 학교나 사회에서 어떤 문제를 일으켰을 때 스스로 해결할 수 있도록 기회를 주기보다는 부모들이 먼저 나서서 모든 일을 해결해버리는 경우가 많다. 이 경우 열등감이 발생한다. 과잉보호로 자란 아이들은 다른 사람들이 항상 그를 위해 모든 것을 해주기 때문에 스스로 해결할 능력이 없다고 생각해버리게 된다.

③ **양육태만**

양육태만은 과잉보호의 반대편에 위치해 있다. 부모의 사랑을 받지 못하고 방치된 영유아는 자신이 이 세상에서 필요하지 않다고 느끼기 때문에 열등감을 극복하려고 노력하기보다는 오히려 문제에 대해 회피해버리고 만다.

(3) 형제의 관계

아들러는 형제의 관계를 유지하는 것을 중요하게 생각하였다. 특히, 그는 영유아가 출생 순서에 따라 다른 성격을 가진다고 주장하였다. 여기서는 간략하게 소개하도록 한다. 우선 첫째는 주로 혼자 생존하는 생활양식을 습득한다고 한다. 그리고 복종이나 권위 등의 개념을 더 잘 이해한다. 둘째는 경쟁심이 가장 많다고 한다. 그리고 다른 사람들의 관심을 끄는 행동을 좋아한다. 막내는 상당히 의존적이다. 그리고 한편으로는 자기중심적인 성격을 가진다고 한다.

4) 에릭슨(Erikson: 1902~1994)

에릭슨도 프로이드의 이론을 수정, 발전시켜 새로운 이론을 만들어 냈는데, 에릭슨의 이론은 성격 형성에 있어 성적인 본능보다는 사회적·환경적 요인을 더 중요시하였다는 점이 특징이다. 그는 인간의 성격발달을 사회적 측면에 주안점을 두어 체계시켰다. 그는 8단계에 맞추어 발달단계를 구성하였다. 에릭슨에 따르면 인간의 정신은 다음과 같이 8단계에 걸쳐 발달한다.

(1) 신뢰감, 불신감

에릭슨은 이 시기의 근본적인 갈등을 신뢰감과 불신감으로 표현한다. 생후 한 달 동안 영아는 자신의 주변 세계를 탐색하게 되는데, 이때 수유와 관심에 대한 욕구가 충족될 때 만족을 느끼게 되며 신뢰감을 발전시키게 된다. 이 시기에 영아의 요구에 대한 부모의 반응과 유대감은 신뢰감 형성에 큰 영향을 미친다. 즉, 어머니가 충분한 사랑과 안정감을 주면서 영아의 신체적인 필요에 적극적으로 반응하여 사랑하면 영아는 자신의 주위에 있는 세상을 신뢰하게 된다. 이렇게 생성된 기본적인 신뢰는 영아 자신에 대한 태도와 타인에 대한 태도의 주요한 특징이 된다. 어머니의 적절하고도 애정이 넘치는 반응의 결과로 영아는 세상으로부터 일관성, 지속성, 그리고 동일성의 정도를 기대하는 것을 배운다. 이처럼 영아의 자아가 배우는 기본적인 신뢰는 자기 자신에 대한 만족감 및 안정감 그리고 자신 및 다른 사람에 대한 신뢰로 발전한다. 반대로 어머니가 사랑을 주기를 거부하고 무뚝뚝하고 일관성이 없으면 영아는 세상에 대해 불신의 태도를 발달시킨다. 이러한 사람은 나중에 모든 사람과의 관계에서 의심이 많고 두려워하며 늘 걱정하는 사람이 된다. 에릭슨은 이 시기에 신뢰감을 형성하는 것은 그 후에 맺게 되는 모든 사회적 관계에서의 성공 여부와 관련되어 있기 때문에 이 시기를 가장 중요한 시기로 보고 있다.

(2) 자율성, 수치심

이 시기는 자율성 또는 자기조절이 획득되며 사회적 양식인 소유 혹은 관용에 대한 선택을 할 수 있게 된다. 이 시기의 유아는 여러 충동 가운데서 어떤 것을 스스로 선택하고자 하고 이를 통해서 자신의 의지를 나타내려는 자율성을 갖는다. 자율성은 유아가 급속하게 성장하고 말을 하게 되며 사회적 차별을 인식하게 되고 더욱 독립적으로 환경을 탐색하는 가운데 발달한다. 특히, 그들은 새로이 발견한 신체운동적 기능을 자랑으로 여기고 모든 것을 스스로 하려고 한다. 예를 들어, 혼자서 옷을 입고 밥을 먹으려 하는 행동이 여기에 속한다. 이러한 자율성은 부모에 대한 의존에서 벗어나고자 하는 행동으로서 부모와의 일차적 마찰을 가져오기도 한다. 자율성이 제대로 발달하지 못하면 수치심으로 변질된다. 부모가 영유아의 자율성을 억압하고 통제함으로 인해 영유아의 분노가 내면으로 향해서 얻어진 경험이라 할 수 있다.

한편, 이 시기에 어머니들은 유아들에게 사회적으로 적합한 행동을 하도록 훈련을 시킨다. 때와 장소를 가려서 배변을 하도록 하는데, 이러한 과정을 통해 유아는 사회의 기대와 압력을 알게 된다. 에릭슨은 엄격한 배변훈련은 영유아를 강박적으로 만들고 사랑, 노력, 시간, 돈에 있어 인색하며 소심해지게 하고 강박적 행위는 회의심, 수치심과 병행된다고 하였다. 반면에 확고하고 친절하며 점진적인 배변훈련을 받은 영유아는 자존감을 잃지 않으며 자기통제감각을 발달시켜 강하면서도 사회적으로 인정을 받는 자율의 감각을 획득한다고 보았다.

(3) 주도성, 죄책감

언어가 급속히 발달하고 행동반경이 넓어지며 새로운 과업과 기술을 익히게 되고 자신의 행동이 생산적임을 인정받기 위해 노력한다. 이와 더불어 영유아가 자신과 자기 세계를 구성하는 것에 대해 부가적인 책임의식을 갖기 시작하여 다른 사람의 일이나 새로운 것을 시도해 보려는 호기심과 함께 자기 주변의 사회에 대해서도 어떤 책임을 지고자 한다. 그리고 언어나 운동기술의 증가된 능력은 자신의 가정환경을 초월하여 또래와 관계를 맺고 지내는 것이 가능해진다. 즉, 일종의 사회생활에 참여한다. 이러한 과정을 통해 자신이 한 인간으로서 간주되고 생의 목적이 있음을 느끼기 시작하며 나는 내 뜻대로 할 수 있다는 정체감인 주도성을 갖게 된다. 만일 이 시기에 영유아가 자신의 계획이나 목표가 이루어지지 못하고 실패하는 과정을 계속해서 경험하면 죄책감을 느낀다.

(4) 근면성, 열등감

이 단계는 학교에 가는 시기와 일치한다. 형식적 교육을 통해 사회생활에 필요한 기초적인 기능과 문화요소를 습득한다. 또래와의 놀이 또한 사전에 정해진 규칙에 따라 행하고 학습에 있어서도 기본적인 연역적 추리와 자기 수양을 위한 능력이 향상되는 시기이다. 즉, 배우려는 의욕과 생산적인 의욕이 강하게 나타난다. 특별히 이 단계의 영유아들은 기초적인 학문적 능력이 증가한다. 따라서 끊임없이 확장되는 다양한 기술을 습득하고 연마하려는 근면성이 발달한다. 근면성은 앞으로의 자아성장에 결정적인 역할을 한다. 근면성을 발달시키지 못하고 실수나 실패만 경험하면 열등감을 갖는다. 따라서 교육환경을 지나치게 억누르거나 지나친 의무감을 지우는 것은 좋지 않다. 물론 방임도 좋지 않다.

(5) 정체감, 정체감 혼미

이 시기는 청소년기에 해당한다. 제목에서도 알 수 있듯이 이 시기에 가장 중요한 개념은 정체감이다. 정체감은 성취로서 완성되는 것이 아니다. 그리고 고정적이거나 불변하는 것도 아니며 사회적 현실 속에서 끊임없이 개정되는 자신에 대한 현실감이다. 이 시기의 청소년은 자기 존재에 대한 의문을 해결하려고 애쓰지만 그 해답은 쉽지 않기 때문에 고민하고 방황한다. 불행한 어린 시절의 경험이나 현재의 사회환경 때문에 정체감발달에 실패하면 이것은 정체감 위기를 초래한다. 정체감의 혼돈을 방어하기 위해 청소년들은 영웅이나 위인 등을 동일시하여 그들의 개성을 일시적으로 잊으려고 한다. 가까운 친구들도 서로 전형적 모델이 됨으로써 정체감 혼돈의 위기를 잘 지나가도록 돕는 역할을 한다.

(6) 친밀성, 고립감

전 단계에서 좋은 정체감을 형성한 사람은 타인과의 친밀한 관계를 형성하지만 그렇지 못한 사람은 스스로에 대한 자신감이 없어 타인과의 사회관계에서 고립감을 느끼고 자신에게만 몰두한다. 즉, 친밀성은 동성과 이성 간의 인간관계, 친밀감, 연대의식, 공동의식 등의 인간관계에서 형성된다. 그리고 고립감은 과도한 혹은 형식적인 인간관계에서 형성된다.

(7) 생산성, 침체성

이 시기는 성인기 이후 중년에 해당한다. 대부분의 사람들은 가정을 형성하거나 직업에서 일정한 성취를 이룬다. 앞서 친밀감이 확립된 사람은 타인에게도 친밀감을 확대하고 자녀를 양육하거나 다음 세대를 양성하는 생산성을 발휘한다. 침체되는 경우에는 자신의 욕구에만 관심을 보인다.

(8) 자아통합, 절망감

노년기에 들어서면 자신의 생애를 돌아보면서 보람이 있었고 가치가 있었다는 것을 인식하는 사람이 있는가 하면 신체적, 경제적 무력감을 느끼며 지나온 자신의 삶이 무의미했다고 생각하는 사람도 있다.

(9) 종합

지금까지 살펴본 8단계는 다음의 원칙을 가지고 있다. 우선 발달은 점진적으로 일어난다. 에릭슨은 각 단계를 명확하게 구분지을 수 없다고 했다. 그리고 각 단계마다 필수적으로 겪어야 하는 위기가 있다. 일종의 과업이라고도 할 수 있을 것이다. 매 단계에서의 위기를 어떻게 해결하느냐에 따라 각 개인의 독특한 성격이 형성된다. 발달의 각 단계는 개인에게 기본적 강점 혹은 덕목을 발달시킬 기회를 제공한다. 그리고 각 단계에서 성취한 개념들은 다음 단계에 영향을 준다.

2. 인본주의 및 현상학과 정신건강

인본주의에서는 각 개인이 세상을 경험하는 방식을 중요하게 생각한다. 스스로를 어떻게 생각하고 또 세상을 어떻게 바라보는지 여부가 행동을 결정한다. 따라서 인본주의이론은 인간과 동물을 구분하는 가장 큰 특징으로 자유와 자아실현을 제시한다.

1) 로저스(Rogers: 1902~1987)

로저스는 인본주의이론에서 대표적으로 등장하는 학자이다. 그는 모든 인간이 긍정적으로 성장한다는 전제하에서 자신의 이론을 제시한다. 주요한 개념은 자기결정 및 자아실현이다. 결론적으로 한 개인을 스스로 운명을 결정하고 선택하는 성장 가능한 긍정적인 존재로 바라보았다. 이 점에서 그의 이론을 인본주의라고 이야기한다. 그의 이론에서 등장하는 개념은 크게 다섯 가지 정도이다.

(1) 로저스가 제시하는 주요한 개념들

① 현상학

로저스는 개인에게 사건이 일어나는 방식과 개인이 그 현상을 어떻게 경험하고 느끼는지에 대해 관심을 보였다. 이것을 잘 설명해주는 이론이 바로 현상학이었다. 인간은 본래 결정되어 있는 것이 아니고 경험을 통해 형성된다고 보기도 하였다. 현상학에서는 과거의 경험을 해석하는 것이 더 중요하다.

② 자아

자아는 앞서 다른 학자들도 중요하게 제시한 개념이다. 로저스는 자아를 외적 대상을 지각하고 경험하며, 의미를 부여하는 주체로서 설명한다. 개인의 지각과 의미의 전체적인 체계가 자아에 의해 해석되면서 의미를 구성하는 것이다. 자아 혹은 자아개념이 형성되면 비로소 현상을 일관성 있게 이해할 수 있게 된다. 자아는 의식의 영역 안에 속해 있으며 경험을 자각하고 거기에 의미를 부여한다. 로저스는 자아 개념에 현재의 모습뿐만 아니라 미래의 모습도 포함시켰다.

③ **실현 경향성**

유기체는 하나의 기본적인 경향성과 목적을 가지고 있는데 그것은 유기체를 실현하고 유지하고 향상시키는 것이다. 실현 경향성은 사람이나 동물을 포함한 모든 생명체에서 볼 수 있다. 이것은 타고난 것으로 사람에게는 밖으로 자신의 존재를 표현하려는 잠재력을 가지고 있으며 모두는 그 잠재력을 실현하고자 하는 경향을 가지고 태어난다. 이러한 실현 경향성은 좀 더 능력 있는 사람이 되는 과정으로서 성숙을 지향하는 인간의 모든 노력을 포함한다.

④ **가치 조건화**

우리들은 경험을 통해 가치를 형성한다. 그리고 그것이 자신을 형성한다는 사실을 안다. 인간은 자신의 행동이 어떤 조건에 따라 판단되면서 그 조건에서 자신의 가치를 느꼈을 때 가치의 조건을 이해하게 된다. 이것은 결국 다른 사람들로부터 나의 가치를 인정받는 것과 관련이 있다.

⑤ **충분히 기능하는 사람**

이것은 현재 진행되는 자신의 자아를 완전히 지각하는 사람을 뜻한다. 로저스는 충분히 기능하는 사람은 최적의 심리, 성숙을 이루고 경험을 자유롭게 받아들일 수 있는 사람이라고 하였다. 이들은 경험을 잘 받아들일 뿐만 아니라 경험을 활용하는 데에도 융통성이 있다. 자신의 내면에서 무엇이 일어나고 있는지 체험할 수 있기 때문에 자신의 내면의 소리를 들을 수도 있다. 한편으로는 자기 자신을 신뢰하며 자신과 주변 사람들을 모두 만족시키는 행동을 할 수 있게 된다.

(2) 정신건강을 위한 원칙들

로저스는 다양한 환자들을 치료하고 성공적인 결과를 이끌어 내면서 다음의 세 가지 원칙을 제시한다. 이 원칙은 정신건강의 유지와 치료를 위해 필요한 요소들이다.

① **진실성**

진정한 상담자는 있는 그대로의 자신이 되려고 한다. 상담자는 겉치레를 하지 않고 개방적이며 진솔하다. 내담자는 상담자가 진실하다고 느낀다. 진실성이 있는 사람은 인간으로서 자신의 모습을 정확히 인식하고 진실되게 표현한다.

② **무조건적인 배려**

어떤 상황에서 어떻게 행동하든지 있는 그대로 조건 없이 수용해주고 인정해 주는 것을 의미한다. 무조건적인 관심을 받을 때 그 사람은 스스로를 긍정적이고 가치 있는 존재로 인식하고 성장한다.

③ **공감**

그들이 말하는 것을 그들의 입장에서 들어보는 것이다. 타인의 입장에서 현상을 같이 바라봐 줌으로써 지지를 얻고 문제를 해결할 힘을 얻게 된다.

2) 매슬로(Maslow: 1908~1970)

매슬로는 욕구이론을 펼치고 있지만 그 최종적인 목표가 자아실현이기 때문에 인본주의에 포함하였다. 그는 인간의 행동을 활성화시키는 욕구를 다섯 단계로 구분하였다. 그것은 생리적, 안전, 소속과 사랑, 존중감, 자아실현이다. 이 이론의 특징은 각 단계가 피라미드식으로 구성되어 있어 가장 상층부로 올라가는 것이 목적이 되는 데 있다.

(1) 생리적 욕구

생리적 욕구는 인간의 욕구 중에서 가장 기본적이고 강하며 분명한 것으로서 음식, 물, 공기, 수면, 성욕 등이 있다. 이 욕구는 굉장히 강한 특징이 있으며 모든 다른 욕구의 기반이 된다는 점에서 중요하다.

(2) 안전의 욕구

안전의 욕구는 말 그대로 고통을 받지 않고 편안하고자 하는 욕구를 말한다. 사고가 없는 환경, 질병이 없는 환경, 안심하고 잘 수 있는 환경 등이 안전의 욕구와 관련되어 있다. 개인이 환경 내에서 질서를 느끼고 현상을 예측할 수 있을 때 이 욕구가 충족된다. 안전의 욕구도 필수적으로 만족되어야만 다음 욕구로 발전할 수 있다.

(3) 소속과 사랑의 욕구

소속과 사랑의 욕구는 다른 사람과 잘 지내고 싶어 하는 욕구이다. 건전한 사회를 유지하려면 소속과 애정의 욕구를 잘 충족시켜 주어야 한다. 이 단계에서는 남들과의 애정, 소속감 등을 갈망하며 공동체의식을 느끼는 것이 개인의 목표가 된다. 이 욕구를 위해 각 개인은 일정한 사회적 단체에 포함되는 것이 중요하다.

(4) 존중감의 욕구

존중감의 욕구는 자기 자신과 다른 사람들을 구별하고, 그들로부터 존경을 받고 싶은 욕구이다. 존중감에 대한 욕구는 개인의 능력을 잘 다듬는 것은 물론이고 사회적인 활동도 잘 유지되어야만 얻을 수 있다. 끊임없는 노력이 필요한 욕구라고 할 수 있다.

(5) 자아실현의 욕구

자아실현의 욕구는 자신이 원하는 사람이 되고, 성취하고 싶은 것을 모두 성취하려는 욕구이다. 자아증진을 위한 개인적인 갈망이며 잠재적 능력을 실현하려는 욕망이다. 자아실현을 위해서는 다음 조건들이 필요하다. 우선 외부 세계에서 개인에게 요구하는 것들이 적어야 한다. 가령, 직장의 일이 야근을 해도 모자랄 정도로 많다면 자아실현의 기회는 거의 없다고 봐야할 것이다. 그리고 다른 수준의 욕구들이 충분하게 충족되어야 한다. 배가 고프거나 안전이 위협받는 상황에서 자아실현은 어렵다. 그리고 자기 자신에 대한 충분한 정보를 가지고 있어야 한다.

(6) 종합

매슬로의 이론은 인간의 욕구를 이해하기 쉽게 잘 설명했다는 장점이 있지만 비판점도 있다. 우선 욕구위계를 일반화하기 어렵다는 문제가 있다. 욕구위계는 그 특성상 서로의 위계를 판단하기 어렵고 개인마다 욕구를 중요하게 생각하는 정도가 다르기 때문에 모형을 획일적으로 제시할 수 없다. 또한 개념적으로도 취약하다. 예를 들어, 자아실현이라는 개념은 아주 다양하게 정의될 수 있으나 매슬로는 이와 관련하여 명확한 설명을 하지 못하였다.

3. 긍정심리학과 정신건강

긍정심리학은 인간이 어떻게 하면 더 행복해질 수 있을 것인가에 관해 연구하는 학문이다. 현대사회에서 행복을 추구하는 데 있어 긍정이라는 단어가 유용한 것으로 알려지면서 많은 관심을 받게 되었다. 결론적으로 가정, 학교, 기업, 심리학, 교육학, 인류학 전반에서 긍정이란 무엇이며 어떻게 하면 행복을 증진시킬 수 있을 것인지에 관한 학문적인 관심과 관련이 있다.

1) 긍정심리학의 개념

긍정심리학은 그 역사가 20년도 되지 않는 신생학문이다. 그러나 그 영향력은 현재 상당히 높다. 긍정심리학은 셀리그만(Seligman)에 의해 주장된 것이다. 그는 인간의 심리에서 약점을 고치는 것보다는 강점을 살리는 것이 더 중요하다는 생각을 갖게 되었다. 이것은 긍정심리학 이론의 철학적 바탕이 되고 있다. 지금까지의 심리학이 마음과 무의식 속에 깊이 숨겨진 인간의 나쁜 마음, 혹은 그림자로서 나타나는 정신적인 문제들에 초점을 맞추어 그것을 해소하고 치유하는 데 중점을 두었다면, 긍정심리학에서는 반대로 인간의 정신적인 강점들을 더욱 강조하여 여러 사회 현상이나 교육에서의 문제점 등을 해결하는 데 활용하려고 노력한다. 또한 긍정심리학에서는 우리 눈에 보이지 않는 무의식이나 인간의 정서 내면을 깊게 파고들기보다는 상당히 구체적이면서도 관찰 가능한 방법들을 활용하여 이론을 전개한다. 이를 통해 지금 현재를 개선하려는 궁극적인 목적을 가진다.

2) 긍정심리학의 입장

긍정심리학은 다음과 같은 입장을 갖고 있다.

(1) 인간은 열려 있는 존재

인간의 삶은 가능성이 열려 있는 것이라고 말한다. 이것은 우리 주변을 둘러보면 이해하기 쉬울 것이다. 긍정적으로 자신의 발전을 위해 나아가는 삶을 사는 사람들이 있는가 하면, 반대로 우울과 불안감에 젖어 하루하루 나날을 허비하는 사람들도 있다. 뉴스나 신문에서는 천사와 같은 착한 사람들과 파괴적이고 악마와 같은 삶을 사는 사람들의 모습도 볼 수 있다. 이 모든 일은 모두 가능한 일이며 어쩌면 당연한 것으로 생각되기도 한다. 긍정심리학에서는 모든 가능성을 인정하고 있다.

(2) 지속 가능한 발달

긍정심리학에서는 대부분의 사람들이 비극적인 경험이나 고통에도 불구하고 아주 정상적으로 잘 살아간다는 점에 주목한다. 그리고 더 나은 부모, 친구, 교사, 그리고 나 자신이 되기 위하여 끊임없이 노력하고 스스로를 발전시킨다. 긍정심리학은 이러한 평범한 사람들의 성취에 주목하고자 한다. 더 나아가 이러한 고통을 이겨내고 훨씬 높은 수준의 성취와 번영을 이룩한 사람들의 사례도 주목한다. 그들이 이야기하는 여러 삶의 요소들을 적극적으로 도입하여 연구의 중요한 주제로 제시하고자 한다.

(3) 좋은 삶

여기서 좋은 삶이란 부와 명예, 육체적 능력 등을 의미하는 것이 아니라 정서적으로 만족하는 삶을 의미한다. 그리고 좋은 삶을 구성하는 여러 요소들을 규명하고 그것이 생활에 어떻게 구체적인 영향을 미치는지를 연구하고자 한다. 자연스럽게 긍정심리학에서 인간의 나쁜 면을 인정하는 한편 긍정적인 점들도 함께 강조하고 있다. 이를 통해 인간이 나아가야 할 방향을 명확하게 제시해주고 있다. 우리는 긍정적이고 동시에 부정적인 존재인 것이 사실이지만 긍정적인 정서를 분명히 선택해야 한다는 것이다. 그리고 이것이 좋은 삶을 만들어준다는 것이다. 이에 따라 긍정심리학의 기본적인 전제들도 잘못된 부분을 교정하는 것보다는 잘하는 부분을 더욱 끌어올리는 데 초점이 맞추어져 있다.

(4) 인간의 긍정 정서 증명

정서를 과학적으로 입증하고 그것이 신뢰도를 가지게 되면 다양한 상황 속에서 그 법칙들을 조금씩 변용하며 활용할 수 있게 되는데, 긍정심리학에서는 이러한 이론의 적용 가능성을 상당히 중요하게 바라보고 있다. 즉, 긍정심리학에 따르면 우리 주변의 사람들, 그리고 개선하고자 하는 대상을 실제적으로 행복하게 만들어줄 수 있다는 희망적인 가정에서 출발한다고 말할 수 있게 된다.

(5) 개인과 조직에 관심

긍정심리학은 개인과 조직이 어떻게 하면 최적의 기능과 작용을 할 수 있을지 구체적으로 연구하는 학문이다. 긍정심리학에서 이야기하는 감사, 사랑, 배려, 용서, 따뜻함 등의 특징들은 결국 사회 속에서 한 개인이 원활하게 살아가는 데 꼭 필요한 요소들이다. 이러한 사실은 긍정심리학의 범위가 단지 개인 내부에만 있는 것이 아니라는 점을 의미한다. 개인은 결국 사회 속에 위치하며 그 사회 또한 긍정적인 정서를 추구해야 한다는 점을 중요시한 것이다. 물론 개인마다 무엇이 좋은 삶인지에 대한 기준이 다르듯이 사회적으로도 긍정적이고 좋은 삶이란 무엇인지에 대해 기준이 다를 것이다. 따라서 그러한 기준을 설정하고 가이드라인을 제시하는 것이 긍정심리학의 역할이 될 것으로 보인다.

3) 긍정심리학의 구성요소

긍정심리학의 이론적 토대를 구성하고 있는 구성요소는 다음 세 가지로 제시할 수 있다. 첫째는 기쁨, 평안, 감사, 자신감, 희망, 낙관성과 관련된 긍정정서이다. 긍정정서는 가장 중요한 요소로서 긍정적인 경험과 인간의 행복에 직접적으로 연관되는 개념이다. 둘째는 각 개인이 가진 강점과 미덕으로 설명할 수 있는 긍정특성이다. 긍정특성은 긍정정서를 불러일으킬 수 있는 가능성을 높임과 동시에 인간으로서 가능한 여러 성취와 번영에 직접적으로 관련이 있는 개념이다. 셋째는 긍정 경험과 긍정특성의 배경을 이루는 긍정제도로서 가족, 학교, 기업, 조직, 사회 등 개인의 긍정적인 경험을 지원하고 충족시켜주는 장소를 말한다.

4) 긍정심리학의 성과

(1) 정서지능의 발견

정서지능은 감정의 의미와 감정들 사이의 관계를 파악하고 그 느낌을 쉽게 받아들이는 능력을 말한다. 즉, 정서지능이 높은 사람들은 감정을 토대로 논리적인 추론을 펼칠 수도 있고 다른 사람들이나 자기 자신을 좀 더 깊이 이해하며 문제를 해결하는 방식도 창의적이다. 다른 사람의 감정을 알아내는 능력도 뛰어나기 때문에 대체적으로 공감능력이 뛰어나다는 평가를 받는다. 정서지능은 자신의 감정상태를 자유자재로 조절할 수 있는 능력과 관계가 있다. 따라서 정서지능이 높은 사람은 필요할 때 감정을 조절하여 일에 집중할 수 있다. 반대로 즐거운 상황에서는 감정을 자유롭게 표출하여 우울한 기분이나 마음속에 쌓인 분노 등을 효율적으로 해소할 수 있기도 하다. 충동을 억제하는 것도 더 쉽다.

긍정심리학에서는 정서지능을 발견하여 사람마다 자기를 이해하고 조절하는 정도가 다르다는 사실을 주장하였다. 정서지능은 사회에서 풍요로운 삶을 살게 해주는데 필수적인 요건이라고 할 수 있다.

(2) 몰입의 재발견

긍정심리학의 또 다른 성과는 몰입의 재발견이다. 몰입이란 어떠한 개인이 어떠한 보상도 없음에도 불구하고 사람들이 완전히 그 과업이나 활동에 깊숙이 참여하여 완전히 빠져든 채로 행동하는 의식상태를 말한다. 몰입은 완전히 새로운 개념은 아니지만, 다음의 이유 때문에 새로이 조명되었다.

① 행동과 생각의 통합

몰입을 경험하는 사람들은 현재 자신이 그 활동과 일체되었다는 것을 느끼기도 한다. 가끔씩 자신이 무엇을 하고 있는지 자각하지 못할 때도 있는데, 이것은 몰입을 반증하는 현상이다.

② 무의식적 집중

현재 과업에 완전히 집중한다. 더 중요한 것은 이것을 해야겠다는 의식적인 결정에서 집중하는 것이 아니라, 완전히 무의식에서 일어난다는 점이다. 나는 주변의 자극에서 분리된다.

③ 긍정적인 기분의 강화

우선 미래에 대한 걱정이 사라진다. 그 일을 하는 동안은 자신이 최고가 된 것 같은 느낌을 받는다. 자부심이 강렬해지고 주변 상황을 잘 통제하는 것처럼 느끼기 때문에 일의 효율이 높아진다.

④ **자아의 초월**

무엇을 할지 고민하고 걱정하는 단계가 사라짐으로써 그저 내가 하는 대로 따라가게 되는 것을 말한다.

⑤ **시간 개념의 변화**

시간이 훨씬 빨리 지나간다. 꿈을 꾸는 것과 비슷한 상태가 된다고 묘사한다. 몇몇 경우에서는 느리게 지나간다고 표현하기도 한다. 찰나의 순간에 완전히 정신을 집중하기 때문에 그렇게 느껴진다. 많은 사람들은 슈팅하거나 공을 치는 순간, 음악에 완전히 집중하여 절정에 빠진 순간 등은 시간이 흐르지 않는 것 같다고 표현하였다.

(3) 회복탄력성

회복탄력성은 사람들이 좌절의 경험에서 벗어나 좀 더 나은 삶을 살기 위해 다시 일어서는 것을 개념으로 표현한 것이다. 회복탄력성은 인간의 정신건강을 설명하는 데 있어서 중요한 요소로 작동한다. 회복탄력성은 영유아들에게 더 중요한 개념이다. 긍정심리학에서는 회복탄력성을 개발시키면 한 개인이 어느 정도 환경적인 제약을 벗어나 강점을 발달시키고 긍정정서를 얻을 수 있을 것이라는 주장을 펼친다.

회복탄력성은 의사소통기술에도 영향을 주고, 배려심이나 이해심 등의 능력이 성장하는 것에도 관여한다. 또한 회복탄력성이 강한 사람들은 감정을 효과적으로 다스릴 줄 안다. 마음속에 쌓이는 부정적인 생각들을 배출하고 다른 긍정적인 관심으로 돌리는 데 뛰어난 능력을 발휘한다. 더 중요한 것은 회복탄력성이 뛰어난 사람들은 자신에게 부족한 것이 있다고 느낄 때 그것을 적극적으로 찾아 나서고 반대로 해가 되는 것이 있을 때는 능동적으로 회피하는 모습을 보인다는 점이다. 이처럼 회복탄력성은 같은 상황에 처하더라도 더 나은 결과를 가져올 수 있도록 해준다는 점에서 긍정심리학의 주요한 연구 결과와 성과로 인정받고 있다.

5) 종합

긍정심리학의 주된 연구 분야는 행복과 만족으로서 영유아의 정신건강에서 가장 진보적이고 중요한 개념이라는 것을 알 수 있다. 긍정심리학의 성과로 나타난 정서지능, 몰입, 회복탄력성 역시 마찬가지이다. 긍정심리학 이론에 따르면 영유아들은 무한한 가능성을 지닌 존재이다. 그리고 약점보다는 강점에 초점을 맞출 것을 제안하고 있다. 즉, 긍정심리학은 부모와 교사들이 가진 고정관념과 편견을 지적하고, 더 나은 방향으로 발전하도록 도울 수 있는 여러 방법적 지식을 제공한다는 점에서 의미가 있다고 하겠다.

Chapter 07

영유아의 발달과 정신건강

1. 영아기 발달과 정신건강
2. 유아기 발달과 정신건강
3. 아동기 발달과 정신건강

제7장에서는 영유아의 발달과정을 살펴보고 이것이 정신건강과 어떠한 관련이 있는지를 자세히 살펴보도록 한다. 성인과는 다르게 영유아는 발달관계를 고려해야만 그들의 정신건강에 대해 올바로 이해할 수 있게 된다. 발달에는 신체적인 변화와 정신적인 변화가 포함되어 있는데, 2가지를 함께 고려해야 한다. 특히, 영유아들은 발달과정에서 외부 세계와 끊임없이 교류하며 발달해 나간다. 영유아의 발달은 영아기, 유아기, 아동기 3단계로 나누어 소개한다.

1. 영아기 발달과 정신건강

영아기는 태어나서 24개월까지의 시기를 뜻한다. 영아 시기를 유아와 구분 짓는 것은 그 발달 속도 때문이다. 영아는 한 인간의 생애에서 가장 발달이 역동적으로 일어나는 시기이다. 모든 신체 부위가 급격하게 성장한다. 또한 발달의 방향이 결정되고 굳어져버리기 때문에 가장 중요한 시기이기도 하다. 영아 이후의 발달은 모두 이미 정해진 방향대로 성장하는 것에 불과하다. 오직 영아에게만 발달의 가능성이 열려 있다고 할 수 있다. 영아는 신체적으로만 발달하지 않는다. 신체 변화 이외에도 인지능력, 사고력, 인간관계능력, 언어능력, 정서 등이 급속히 발전한다.

영아 시기는 2가지 방향으로 나누어지는데, 생후 1개월까지를 신생아라고 한다. 학자들마다 의견이 달라서 특별한 의미를 부여하지 않는 경우도 있지만, 신생아기의 특징은 출산의 충격으로부터 회복하고 새로운 환경에 적응하기까지의 과정을 포함한다는 점에서 주목할 만하다. 즉, 신생아들은 육체적으로나 정신적으로 태아와 별 차이가 없지만 새로운 환경에 적응하려고 노력한다는 측면에서 의의가 있다고 하겠다.

한편, 생후 2~24개월까지는 영아라고 한다. 영아는 신생아를 포함한 조금 더 넓은 개념이다. 이 시기에는 급속한 성장이 이루어진다. 육체적 성장은 물론이고 두뇌가 발달함에 따라 다양한 정서적·정신적 발달이 일어난다. 성인의 사고능력처럼 정교하지는 않지만 기본적인 토대가 거의 비슷해진다. 정서를 표현하거나 사건의 인과관계를 파악하고, 다른 사람과 의사소통이 가능해진다. 따라서 이 시기에는 주변 사람들의 역할이 중요하다. 영아들을 안정시키고 호기심에 가득 차게 만들고 다른 사람들과 잘 어울리게 하는 데 어른들의 역할이 절대적이다. 영아의 발달적 특성을 신체, 정신, 그리고 발달과제 측면에서 알아보고자 한다.

1) 신체적 발달

어머니의 자궁에서 10개월을 지내고 몸 밖으로 나온 신생아는 매우 연약하다. 물론 신생아마다 어머니의 건강상태와 유전, 그리고 성별에 따라 조금씩 신체적인 조건이 다르기는 하지만, 갓 태어난 신생아들은 대부분 약 50cm의 키와, 약 3.4kg의 몸무게를 가진다. 신생아들은 성인에 비해서 머리의 비율이 굉장히 크다. 거의 머리가 몸의 절반을 차지할 정도이다. 물론 이러한 비율은 성장하면서 바뀐다. 그만큼 뇌가 다른 신체 부위에 비해서 상당 부분 발달되어 태어난다는 것을 알 수 있다.

(1) 키와 몸무게

시간이 지나면서 영아는 몸집이 급속하게 커진다. 태어난지 12개월이 지나면 키가 1.5배 증가하고 24개월이 지나면 성인의 약 1/3에서 1/2까지 성장한다. 물론 여기에는 개인차가 많이 나기는 하지만, 그만큼 키가 급속하게 성장한다는 사실을 알 수 있다. 몸무게도 마찬가지이다. 태어난지 3개월 만에 약 2배로 증가하고 24개월이 될 즈음에는 성인 체중의 1/4(신생아의 5배)까지 성장한다. 이처럼 영아의 키와 몸무게가 크게 늘어나는 까닭은 골격과 근육이 발달하기 때문이다. 특히, 뼈의 변화가 심해진다. 태어날 때 열려 있던 머리뼈가 점점 닫히고 뼈의 개수와 크기도 증가한다. 뼈가 점점 단단해지면서 몸에 자리를 잡는 것이다. 따라서 이 시기에는 영아의 자세를 올바르게 하는 것이 중요하다. 단단해지기 전의 뼈는 손상을 쉽게 입지 않지만 자세에 따라 그대로 굳어져 버린다. 근육도 발달한다. 근육 세포들이 커지고 단단해지면서 점점 다양한 신체 활동이 가능해진다.

(2) 운동

신체가 발달해짐에 따라서 운동이 가능해진다. 영아의 운동은 전신운동이라는 용어로 설명할 수 있다. 전신운동이란 특수운동의 반대말로서 신경이 완전히 발달하지 못하여 신체 각 부분이 미분화된 상태로 움직이며 불완전한 운동을 하는 것을 말한다. 예를 들어, 신생아가 팔과 다리를 움직이는 것을 볼 수 있는데, 이것은 팔과 다리를 각각 독립적으로 움직이는 것이 아니라 그저 움직이려고 하면 팔과 다리가 함께 작동하는 것이다. 이 시기의 움직임은 자신의 의지에 따른 것이 아니라 대부분 자극에 반응하는 형태로 이루어진다. 영아들의 운동에서 가장 많이 찾을 수 있는 점은 반사행동이다. 반사행동에는 7가지가 있다.

- 찾기 반사: 얼굴 주변에 가해지는 자극에 반응하여 입을 움직임
- 바빈스키 반사: 발바닥을 간질이면 발가락을 부챗살처럼 펴고 발을 안으로 비틈
- 빨기 반사: 입에 닿는 거의 모든 것들을 빨려고 함
- 모로 반사: 큰 소리를 들으면 소리가 나는 방향으로 머리를 돌리며, 등은 굽히고 팔과 다리를 벌린 자세를 취함
- 목 강직 반사: 등을 바닥에 대고 눕힌 후 머리를 한쪽으로 돌리면 한쪽 팔다리는 펴지고 반대쪽 팔다리는 구부러짐
- 걷기 반사: 신생아의 팔 밑을 잡고 평평한 곳에 맨발이 닿게 하면 걷는 것처럼 발을 교대로 움직임
- 파악 반사: 손바닥을 손가락으로 누르면 그것을 강하게 움켜쥠

영아들은 점차적으로 시간이 지남에 따라 몸을 자유롭게 움직일 수 있게 된다. 우선 몸통을 움직일 수 있게 된다. 생후 5개월 정도가 되면 누워 있는 상태에서 몸을 뒤집을 수 있다. 물체를 보고 손을 뻗고 숟가락을 잡고, 옷을 벗을 수 있게 된다. 물론 이러한 발달과정은 24개월에 걸쳐 천천히 이루어진다. 보행은 이보다 더 극적인 과정이다. 영아가 걷기 위해서는 머리 들기, 뒤집기, 앉기, 기어가기, 일어서기 등이 순차적으로 이루어져야 한다. 또한 중추신경과 균형을 잡는 전정기관, 그리고 뇌의 기능 등이 조화되어야 한다.

(3) 감각

영아들은 감각기관이 상당히 민감한 편이다. 또한 다른 기관들에 비해서 비교적 일찍 발달한다. 따라서 다양한 자극에 잘 반응한다. 또한 여러 감각을 한꺼번에 탐색하여 사물과 접촉하고 사물을 판단한다. 시각적으로는 움직이는 물체를 눈으로 따라가며 머리를 돌리려고 노력하기도 한다. 소리에도 잘 반응하는데, 부모의 음성을 구별할 수 있다. 따라서 부모의 음성은 다른 목소리와 다르게 영아의 행동을 제어하는데 큰 역할을 한다. 미각도 민감하다. 쓴 약이나 레몬 등은 뱉어내며 단 것은 계속 먹으려고 한다.

(4) 수면

영아들은 수면의 방식과 시간도 점점 발전한다. 갓 태어난 신생아들은 거의 불규칙적인 수면을 취한다. 심지어는 낮과 밤이 바뀐 채 생활하기도 한다. 그리고 자극에 대해 모든 신체기관이 동시에 반응하기 때문에 상당히 피곤한 상태로 하루하루를 지낸다. 초기에는 하루의 3/4을 수면으로 보낸다. 그러다가 신체의 각 부위가 독립적으로 발달하고 가정에서의 생활에 적응함에 따라 안정된 수면시간을 갖게 된다.

(5) 배설

신생아와 영아들은 배설을 통제할 수 없다. 대소변에 관여하는 신경과 근육이 완전히 발달하지 못하기 때문이다. 따라서 대소변을 가리지 못하는 것이 당연한 일이다. 배설은 영아기와 유아기를 구별시켜주는 중요한 과업으로서 영아들이 완수해야 할 과제가 된다.

2) 정신적 발달

영아들에게는 정신의 발달이라는 용어보다 정신의 형성이라는 용어가 더 적절할지도 모른다. 그만큼 이 시기는 한 개인의 평생의 정신과 정서의 형태 및 기능을 결정한다는 점에서 대단히 중요하다고 하겠다.

(1) 언어

언어의 경우 영아들은 초기에는 언어능력이 없는 상태에서 출발한다. 따라서 의사소통도 몸짓이나 울음으로 해결한다. 울음은 강력하고 효과적인 의사소통수단이다. 최근 연구 결과에 따르면 울음도 구별이 가능한 것으로 알려지고 있다. 가령, 몸이 아파서 우는 것과 배가 고파서 우는 것은 울음의 강도나 패턴이 다르다는 것이다.

생후 2개월부터는 옹알이를 시작한다. 이것은 영아의 구강 및 성대 근육이 발달하는 것과 맥을 같이 한다. 단순히 소리를 내는 것이 아니고 자신의 의도대로 글자 하나를 이야기하는 것이다. 그 다음부터는 한 단어를 말할 수 있게 된다. 여기서 영아들이 말하는 단어는 다양한 의미를 지닌 것으로서 다른 뜻을 가지고 있거나 하나의 문장을 말하기도 한다. 20개월 정도가 되면 단어를 조합하여 말할 수 있게 되며 이것은 문장 단위로까지 확장된다. 언어 활용의 대부분은 다른 사람과 의사소통을 위한 것이라기보다는 자신의 욕구를 표현하는 데 치중되어 있다. 소리나 단어도 자신이 직접 창작한 것이 아니고 주변 사람들이 사용하던 것을 따라한다. 소리를 모방하면서 계속 반복하다가 언어를 모방하게 된다.

(2) 인지

영아들은 감각기관을 통해 주변 환경 정보를 받아들이고 자신이 획득한 정보들을 모아 조직하여 도식을 형성한다. 그들이 제작한 도식은 다른 자극에 대해 행동을 만들어 내는 역할을 담당한다. 이것이 인지의 구조이다. 우선 외부 자극에 대해 반응을 하게 되면서 자극을 인지한다. 여기에는 자극을 받아들이는 감각기관의 발달이 선행된다. 영아는 스스로 행동하고 자신들의 감각을 체험하면서 지능을 발전시킨다. 이 시기에 영아들이 얻게 되는 중요한 개념이 바로 대상영속성이다. 하나의 사물이 자신의 눈에서 벗어나더라도 존재한다는 것을 깨닫는 것이다. 이것은 다른 논리적인 개념들이 모두 획득되어야 하는 것이기 때문에 영아들에게는 상당히 어려운 개념이다.

영아의 인지에 관해서는 다음의 6단계 발달과정이 가장 많이 알려져 있다(최경숙, 2006). 1단계는 반사기로서 생후 1개월까지 반사적으로 행동하는 것만을 지칭한다. 2단계는 1차 순환 반응기인데, 영아들은 자신이 했던 행동 중에서 반응이 좋은 행동을 하려고 한다. 3단계는 2차 순환 반응기로서 환경과 관련된 사물들에 반응하는 것과 관련이 있다. 4단계는 순환 반응 조정기라고 하는데, 여기서 처음으로 영아는 의도적인 행동을 한다. 이것은 빠르면 8개월부터 시작된다. 5단계는 3차 순환 반응기로서 이제 영아는 자신의 행동을 목표하는 반응에 맞추어서 변화시킬 수 있다. 의도가 더욱 정교하게 된다고 할 수 있다. 마지막 6단계는 18개월쯤에 나타나는 정신적 연합단계로서 이 시기에는 아주 기초적이지만 연역적인 방법을 사용할 수 있게 된다. 즉, 직접 해보지 않고도 어떻게 될 것인지 이해한다. 6단계 발달을 완수하면 논리적인 사고의 기초를 획득한다.

(3) 정서

① 기쁨

영아들이 가장 많이 보여 주는 감정이 기쁨이다. 사실 우리는 신생아들이 보여 주는 배냇미소를 기쁨이라는 감정으로 오해하는 데 이것은 사실 기쁨의 감정을 표현하는 것이 아니다. 배냇미소는 신생아들이 잠들고 싶을 때 짓는 일종의 반사적인 행동이다. 진정한 의미의 기쁨은 생후 3개월 정도가 되어야 표현할 수 있다. 영아들은 친숙한 부모의 얼굴이나 자신의 주목을 끄는 모빌 등을 보고 기쁨을 미소로 표현한다. 기쁨과 비슷한 정서로는 애정을 들 수 있다. 애정은 기쁨에 타인에게 주는 메시지를 추가한 것이다. 즉, 여기서 영아가 짓는 미소는 의사를 전달하는 수단이 되는 것이다. 신체적으로 발달하여 몸을 자유롭게 움직일 수 있게 되는 영아들은 손을 흔들거나 껴안는 것으로서 애정을 표현한다. 애정의 감정에 익숙해진 영아는 애정을 표현하는 것뿐만 아니라 요구하는 것에도 익숙해지게 된다.

② **공포**

공포는 기쁨만큼 쉽게 유발되는 정서이다. 물론 대부분의 영아들은 공포를 잘 경험하지 않는다. 왜냐하면 대부분의 가정에서는 영아가 공포를 느끼지 않도록 다양한 안전장치를 해두고 철저히 보호하기 때문이다. 오히려 기초적인 공포는 교육에서부터 비롯된다. 부모가 영아들에게 위험한 도구에 대해 경고하거나 경찰, 도깨비, 귀신 등을 언급하면 공포가 형성된다. 한편으로는 부모와 영아가 따로 떨어지거나 낯선 사람과 만나게 되어도 공포감이 만들어진다. 영아가 공포를 느끼게 되면 자신의 모든 감정표현을 중단하고 몸을 숨긴다. 울음을 터뜨리기도 한다.

③ **분노**

분노는 욕구와 관련이 있다. 하고 싶은 것을 하지 못할 때 분노한다. 분노의 감정은 생후 5개월 정도부터 나타나기 시작한다. 특이한 것은 분노의 감정은 12~24개월 사이에 폭발적으로 증가하였다가 점차적으로 줄어든다는 사실이다. 이것은 발달의 과정 속에서 감정을 추스르고 조절하는 능력도 변화함을 의미한다. 분노의 정도는 부모와의 교류 속에서도 다르게 나타난다. 부모가 아동의 분노에 따뜻하게 대하고 발달의 과정으로 수용하여 대화로 해결할 경우 그것은 시간이 지남에 따라 정상적으로 감소한다. 그러나 그것을 큰 일로 여기고 강하게 억압하거나 같이 분노할 경우 영아의 감정은 공격성으로 확대되고 만다.

④ **불안**

불안의 감정은 부모의 분리와 관련이 있다. 최근에는 부모의 맞벌이로 인해 아주 어린 시절부터 부모와 떨어지는 경우가 있는데, 이것은 불안을 유발한다. 불안은 아주 자연스러운 것이지만 불안이 해소되지 못할 경우 다른 부정적 감정으로 변화된다는 점에서 주의해야 한다.

(4) 사회성

영아는 다른 사람과의 상호관계에서 의사를 표현하기 위해 사회적 표현행동을 보인다. 울기, 미소 짓기, 모방하기 등의 부정적·긍정적 표현행동으로서 자신의 욕구를 나타내며 사회적 관계를 형성한다.

① 울기

울기는 성장과정에서 점차 분화되어 사회적 의사 전달의 한 형태로 발달한다. 영아는 주위 사람들의 관심을 자신에게로 유도하기 위해 울고, 울음을 통해 자신의 의사를 전달함으로써 타인과의 관계를 형성한다. 울음은 주변에 사람이 있는지 없는지 여부와 그 사람이 자신에게 관심이 있는지 없는지 등에 따라 다르게 나타난다.

② 모방하기

모방하기는 영아가 성인과의 사회적 관계를 유지하는 중요한 표현행동 중 하나이다. 영아의 모방은 약 12개월 정도부터 활발히 나타나는데, 주로 부모나 애착관계에 있는 성인의 말과 행동을 많이 따라한다.

③ 애착

애착이란 영아와 부모 사이에 형성되는 정서적 유대관계로 사회성발달의 기초로 작용한다. 처음 애착이 형성되면 영아는 부모에게 더욱 의지하며 안정감을 보이고 불안이 감소한다. 다양한 정신역동이론에서 애착은 중요한 요소로 부각되고 있다. 일반적으로 초기 애착 형성 여부가 이후의 대인관계에 결정적 영향을 미치는 것으로 알려져 있다. 영아들이 안정된 애착을 형성하지 못하면 신뢰감이나 자신감을 제대로 형성하지 못한다.

영아기 애착은 3단계로 나누어 진행된다고 알려져 있다. 생후 3개월까지는 애착이 형성되지 않으며 이 시기에는 부모와 다른 성인들에 대한 구별 없이 애착행동을 보인다. 즉, 부모와의 유대감이나 동질감을 관찰할 수 없다. 8개월까지는 애착이 점차적으로 형성된다. 애착행동이 자신과 친한 몇 명의 성인들에게 한정된다. 중요한 사실은 여기에 부모가 포함될 수도 있고 아닐 수도 있다는 점이다. 영아는 자신을 돌보아주는 양육자에게 애착행동을 보여 준다. 8~24개월까지는 분명한 애착단계이다. 이 시기부터 영아는 한 명의 개인에게 특별한 애착을 보인다. 특히, 신체적 발달단계로 보면 영아는 기어 다니게 되므로 애착관계에 있는 성인과 가까워지려고 한다.

④ 자기인식

영아의 사회성발달에서 또 다른 중요한 요소는 바로 자기 자신을 인식하는 것이다. 이것은 영아가 자신이 다른 사람과 분리되어 있다는 것을 인식하는 것에서 출발한다. 자아인식은 분리된 자아감각을 발달시키고 자신의 모습을 있는 그대로 인식하는 것이다. 출생 초기에 영아는 엄마와 자신이 마치 하나인 것처럼 생각하고 자신의 육체와 엄마의 육체를 구분하지 못한다. 그러다가 6개월 정도가 지나면 영아는 자기와 엄마가 분리되어 있다는 사실을 느끼기 시작한다. 그것이 확립되는 것이 24개월쯤이다. 영아는 분리된 자아감각을 형성하면서 스스로를 인식한다. 영아들의 자아인식을 확인하기 위한 방법으로 거울이 활용된다. 거울을 보고 반응하는 형태가 차이가 있다. 6개월 정도 된 영아는 거울에 비춰진 자신을 보고 웃거나 옹알거리거나 만지려고 하는데, 이것은 영아가 거울의 모습을 보고 다른 영아로 생각했기 때문이다. 8개월 정도가 되어야 비로소 자신과의 유사성을 발견하고 거울에 비친 모습이 자신인지 확인하려는 행동을 해본다. 24개월이 되면 완전히 자기 자신이라는 확신을 갖고 입 속을 확인하거나 자기 이름을 부르기도 한다.

3) 발달과제 및 정신건강

여기서 말하는 발달과제란 영아 시절에 반드시 성취해야 할 기본적인 신체적, 정신적 능력을 말한다. 그렇지 않으면 이후에 유아기와 아동기에 해야 할 중요한 발달을 이룰 수 없게 되며 심하면 발달장애 진단을 받을 수도 있다. 발달과제의 성취를 위해서는 적절한 양육환경이 조성되어야 한다. 또한 영아의 건강한 정서발달을 위해서 부모와의 신뢰관계가 형성되어야 함은 물론이다. 더 나아가서는 대상영속성 개념도 확립되어 이를 토대로 성인 및 또래와 긍정적인 관계를 형성해야 할 것이다. 영아의 주요한 발달과제로는 애착, 분리, 대・소변을 들 수 있다.

(1) 애착

부모와의 애착 형성 정도는 영아기의 정서발달에 많은 영향을 미친다. 이 시기에 가장 중요한 정서발달 과제는 부모와 신뢰관계를 형성하는 것이다. 부모와의 신뢰관계 형성은 영아가 성장하는 과정에서 안정적이고 긍정적인 자아상을 형성하는 데 반드시 필요하다. 애착은 신생아 시기부터 형성되기 시작한다. 출생 후 감각기관을 통해 정보를 흡수하게 되는데, 누가 자신을 보살피는가를 알게 되며 애착을 형성하기 시작한다. 미소, 옹알이, 잡기, 매달리기, 울기 등이 애착행동으로 나타나며 이것은 태어날 때부터 프로그램화되어 있는 것이다. 애착이 없다면 영아는 부모로부터 보살핌을 받을 수 없을 것이다. 애착은 부모와 자녀의 관계를 형성시켜주는 첫 단추로서 중요한 역할을 한다.

만일 여러 이유로 애착이 결핍된다면 부정적 반응이 나타난다. 이것을 애착장애, 혹은 결핍이라고 표현한다. 영아가 부모와 긴 시간 떨어져 있게 되면 저항과 실망, 좌절 등에 빠지게 되는데, 이 과정이 고착화되면 애착이 분리되어 버린다. 이 경우에는 부모가 다시 돌아오더라도 예전처럼의 반응을 보여 주지 않는다. 부모에 대해 적개심을 가지는 한편 또 부모님이 어디론가 가버리지 않을까 하는 불안에 휩싸이게 된다. 이러한 과정을 겪은 영아들은 자라서 대인관계에 있어 무감각해지거나 감정을 추스르는 데 어려움을 겪게 된다. 이러한 증상은 일시적이지 않고 지속되기 때문에 더 주의해야 한다.

부모와 자녀의 관계는 애착으로부터 시작되며 안정된 애착을 형성하는 데는 양육자의 민감성이 중요한 역할을 한다. 양육자와 영아 사이에 나타나는 상호작용에 대한 패턴은 정서적인 양육자의 민감하고 따뜻한 반응에서 비롯된다. 또한 애착관계에서 나타나는 안정성의 질도 개인마다 다양하게 나타난다. 여기서 부모의 민감성은 최소한 세 가지의 다른 구성요인들로 구성되어 있다. 그것은 즉시 반응하기, 일관되게 반응하기, 적절하게 반응하기로 정의된다. 애착은 다음의 몇 가지 유형으로 나누어볼 수 있다. 우리는 발달과업에서 안정애착을 획득할 수 있도록 해야 한다.

- 안정애착: 영아가 어머니와 함께 있을 때는 마음 편안하게 장난감을 가지고 놀며 낯선 상황을 적극적으로 탐색하려고 함. 어머니와 분리될 때는 약간 저항하지만 곧 돌아올 것을 알고 차분히 기다림. 돌아오면 매우 반가워하고 안기려고 함. 다시 처음 상태로 빠르게 회복함
- 불안정 회피애착: 어머니와 낯선 사람에게 같은 방식으로 행동함. 어머니가 자리를 떠나도 별다른 반응을 보이지 않음. 오히려 장난감이나 다른 대상에게 관심을 더 많이 보임. 어머니와 시선을 마주하지 않고 신체적으로 상호작용하는 것도 좋아하지 않음
- 불안정 저항애착: 오로지 어머니 곁에만 있으려고 함. 주변을 탐색하려는 시도를 일체 하지 않음. 낯선 사람을 보면 공포에 질림. 어머니와의 분리 시에는 심하게 울며 높은 불안을 보임. 어머니가 돌아오면 접촉을 원하지만 한편으로는 피하려고도 하는 양가감정을 보이게 됨.
- 혼돈 애착: 낯선 상황에서 가장 큰 스트레스를 받으며 불안정하고 회피와 저항이 복합됨. 어머니가 돌아오면 처음에는 다가가서 안겼다가 화난 듯 밀치면서 어머니에게서 떠나는 양극적인 반응을 보이게 됨.

[출처 : 임효진, 선혜연, 황매향. (2016). 교육심리학. 학이시습.]

(2) 분리

두 번째로 제시할 내용은 영유아기의 가장 중요한 발달과제 중 하나로서 그것은 부모로부터의 정신적 독립이다. 이는 분리라는 용어로 설명한다. 분리는 생후 4개월부터 시작하여 24개월 이후로까지 지속된다. 영아는 정신적으로 독립해야 자율성을 가지고 생활하며 자신이 아닌 타인과 정신적인 거리를 유지할 수 있다. 분리가 잘 이루어지면 영아는 부모와 떨어져 있어도 부모가 자신을 완전히 떠난 것이 아니라는 것을 확신할 수 있기 때문에 불안해하지 않는다. 분리과정은 4단계로 나누어지며 그것은 구별, 연습, 재접근, 대상항상성으로 이름 붙여진다(이영실, 이윤로, 2009: 177).

① **구별**

구별단계는 영아가 어머니로부터 스스로 무엇인가를 해보고자 하는 욕구가 행동으로 나타난다. 눕혀진 장소에서 보이는 것만 보고, 듣고, 만지고 하던 수동적인 상태에 있던 영아가 스스로 새로운 장소를 찾아가 새로운 환경에 접하려고 처음으로 어머니와의 결합에서 벗어나려는 시도를 한다. 자신이 아닌 타인으로 어머니에 대한 관심이 시작되면서 어머니의 행동은 영아에게 좋고 나쁜 경험을 주기 시작한다. 생후 6개월이 되면 영아는 어머니를 외부 대상으로 인식하고 확인하려는 활동이 증가하는데, 이 시기는 신체적으로나 심리적으로 분화의 시작을 알리는 가장 중요한 시기로 낯가림을 시작하게 되며 어머니와 다른 사람을 구분할 수 있게 된다.

② **연습**

연습단계는 영아의 직립운동과 함께 시작된다. 직립운동과 함께 영아의 시야는 무한히 넓어지고 시야에 들어오는 것들은 영아의 기분을 고조시킨다. 이때는 새로운 세계를 탐험하고 어머니로부터 분리됨에 따라 영아는 새로운 문제와 부딪히게 된다. 갑자기 자신이 매우 거대한 세계 안에 존재하는 아주 작은 사람인 것을 깨닫는 것이다. 이러한 깨달음은 그 동안 유지하고 있던 이상적인 자신감을 상실하게 되는 결과를 가져온다. 그럼에도 불구하고 대부분의 영아들은 어머니가 있다면 적극적으로 낯선 것, 흥미롭고 새로운 것을 탐색하다가 언제라도 탐색 또는 놀이를 중단하고 어머니에게로 돌아와서 기대거나 안기며 정신적인 안정감을 느낀다.

③ **재접근**

재접근단계에서 걸음마 영아는 어머니에 대해 새롭게 인식하게 된다. 어머니가 실제로 분리된 사람이며 새롭게 확장된 자신의 세계를 다루는 데 어머니를 항상 이용할 수 없다는 사실을 분명하게 인식하게 된다. 영아는 좀 더 새롭고 높은 수준에서 어머니와 상호작용한다. 16~24개월 정도에 이루어지며 인지와 정서기능이 발달하여 어머니에 대한 격리불안이 높아진다. 어머니 존재에 대한 무관심이 적극적인 접근행동으로 바뀐다. 어머니가 어디에 있는지에 대해 지속적으로 관심을 보이고 자신이 경험하게 된 많은 것들에 대해서 어머니와 이야기를 나누려고 하며 의사소통방법이 발달한다.

④ 대상항상성

대상항상성단계는 분리의 최종단계이다. 36개월 정도까지 지속된다. 대상항상성은 대상영속성과는 조금 다른 개념이다. 대상영속성은 사물이 실제로 없을 때에도 영아의 마음 안에 계속 남아 있는 것을 가리킨다. 이 능력은 18개월쯤에 이미 나타난다. 이와 비교하여 대상항상성은 그 이후에 나타나는 개념으로서 분명한 자기 실체감을 형성하고 정서적 안정성을 획득하는 것을 말한다. 이때는 어머니에 대한 긍정적 혹은 부정적 이미지를 내재화하여 정서적 대상항상성이 형성되기 때문에 어머니를 변하지 않는 애정의 대상으로 여기게 된다. 따라서 어머니와 분리되더라도 심리적인 안정감을 갖기 때문에 혼자 있어도 놀이를 할 수 있게 된다. 만약 이보다 더 어릴 때 부모와의 이별을 경험하거나 부모에 대한 대상항상성을 확보하지 못하게 되면 그것은 분리불안의 문제로 인하여 사회적 발달의 저해요인으로 작용할 수 있다. 분리불안은 낯가림과 함께 부모에 대한 애착 정도의 중요한 지표가 되며 부모로부터 안정된 애착관계를 형성한 영아는 그렇지 않은 영아보다 분리 불안반응을 덜 보이는 경향이 있다. 성인, 특히 주 양육자인 어머니는 영아들이 주변을 탐색하는 안전기지가 되므로 그들의 사회성발달에도 많은 영향을 미친다. 따라서 영아들은 타인과의 관계형성에 기초가 되는 사회, 정서발달 및 부모와의 애착관계 형성을 최우선 과제로 삼아야 한다.

(3) 배변훈련

배변훈련도 영아가 반드시 성취해야 할 발달과업이다. 대・소변훈련은 괄약근의 조절능력이 발달하면서 이루어진다. 배설은 직장에 대변이 차거나 방광에 소변이 차면 항문과 방광 괄약근이 자동적으로 열리면서 이루어지는 일련의 과정을 말한다. 영아들이 대·소변을 실수하는 것은 통제에 필요한 근육과 신경이 아직 성숙되지 않았기 때문이다.

대·소변 통제를 위해 필요한 근육과 신경의 성숙은 6개월이 되어야 이루어지며 12개월을 전후로 해서 대소변을 보는 시기나 시간을 어느 정도 알 수 있게 된다. 이 시기가 되면 소변을 보는 시간의 간격이 상당히 길어진다. 더 세부적으로 살펴보면 일반적으로 대변은 소변보다 더 일찍 가리게 되어 12개월 정도가 되면 가리기가 가능하며 소변은 20개월 이상 되어야 가능하다. 그리고 24개월이 되면 기저귀를 착용하지 않고 혼자서 유아용 변기를 사용할 수 있게 된다. 그러나 부모는 영아가 대·소변을 스스로 여유 있게 가릴 수 있을 때까지 인내심을 갖고 지켜봐 주어야 한다.

배변훈련은 대략적인 영아의 발달상태를 고려함과 동시에 각 영아의 건강상태와 정서상태에 따라 계획을 세워 진행하는 것이 좋다. 환경적인 조건으로는 영아가 혼자서 일어서고 앉을 수 있으며 쉽게 걸을 수 있어야 하고 공간 및 움직임에 대한 부모의 지시를 알아들을 수 있어야 한다. 영아가 성인의 화장실 사용을 보면서 모방을 하고 배설작용에 흥미를 느낄 때가 있는데, 이때 배변훈련을 하면 효과적이다. 대·소변 훈련은 별것 아닌 것 같지만 영아기 이후 성장하면서 성격 형성에 큰 영향을 미친다. 따라서 대·소변을 가릴 것을 강요하거나 너무 엄격하게 훈육하는 것은 옳지 않다.

(4) 종합

영아기의 발달을 한 문장으로 정의하면 그동안 육체적으로 결속되어 있던 부모에게서 분리·독립되는 과정이라고 할 수 있다. 영아기의 신체와 정신의 발달은 어머니의 배속에서 세상으로 나와 처음으로 이루어지는 발달이라는 점에서 의미가 있다. 영아기의 발달은 유전적 순서에 따라 내적이고 자연스럽게 이루어진다. 하지만 이것이 그들을 내버려두어도 자연스럽게 자란다는 것을 의미하는 것은 아니다. 오히려 다른 어떤 시기보다 세심한 배려가 필요하다. 이 시기 영아의 발달을 결정적으로 좌우하는 것은 부모이다. 영아들은 언어로 자신의 욕구나 의사를 표현할 수 없기 때문에 부모가 항상 영아의 곁에서 필요한 것을 제공하고, 보살펴주어야 한다. 보살핌과 교육(스킨십의 정도, 배변훈련 등)의 결과로 생성되는 애착과 성격특성은 거의 평생 동안 유지되며 영유아를 다른 사람들과 구별되는 유일한 존재가 되도록 만든다.

2. 유아기 발달과 정신건강

유아는 일반적으로 2~6세까지의 발달을 총칭한다. 좀 더 명확한 구분을 위해 초등학교 입학 전까지를 유아라고 표현하기도 하는데, 이것은 학자, 협회, 국가마다 약간씩 차이가 있다. 유아와 영아를 구분할 수 있는 것은 각 신체기관의 분화와 관련이 있다. 영아들은 신체 각 기관들이 분화되어 있지 않다. 존재하더라도 제 기능을 온전히 하지 못한다. 그러나 유아의 기관은 크기만 작은 것이지 신체기관이 제 역할을 한다. 아주 짧은 시기이지만 둘은 상당 부분에서 다른 특징을 보인다. 유아들은 제한적이지만 독립적인 활동을 할 수 있게 된다. 그 이유는 신체적으로 보면 다양한 근육들이 발달하기 때문이다. 대근육이 커지면서 활동반경이 굉장히 넓어지고 힘도 강해져서 각종 도구들을 가지고 놀 수 있게 된다. 한편으로는 소근육도 함께 발달하여 그림을 그리거나 손을 활용한 섬세한 활동을 수월하게 할 수 있게 된다. 또한 유아들이 접하는 세상은 완전히 새로운 것이므로 자신의 주변의 모든 것들에 대해 관심을 가지고 적극적으로 탐색하려고 시도한다.

유아들은 지금까지 부모 혹은 형제자매와 상호작용을 하던 것에서 벗어나 처음으로 교사 및 또래를 맞닥뜨리게 된다. 따라서 이 시기는 사교의 범위가 급격하게 증가한다. 이를 통해 사회생활에 필요한 기초적 능력이 확립된다. 유아들은 사회적으로 친구를 사귀고 다른 성인들과 유대감을 형성하는 데 즐거움을 느끼며 그것을 계속적으로 추구하려고 한다. 물론 아직 유아는 육체적으로 성숙하지 못한 것이 사실이다. 특히, 면역력은 영아와 별 차이가 없는 상태이다. 따라서 질병이나 외부의 영향을 받지 않도록 양육자의 세심한 돌봄이 요구된다.

여기서 유아의 발달을 고려한 적절한 교육이 반드시 필요하다고 할 수 있다. 유아에 대한 교육을 중요하게 여기는 이유는 유아의 발달은 결정적인 특징이 있기 때문이다. 처음에 한 번 경험한 것은 거의 잊히지지 않으며 평생에 걸쳐 영향을 준다. 특히, 지능과 성격은 이 시기에 거의 확립된다고 알려져 있다. 뿐만 아니라 사회생활과 태도, 문제해결력, 창의성과 같은 요소들도 결정적인 영향을 받는다. 따라서 유아들에게 적절한 환경과 자극이 주어져야만 한다. 유아의 발달 역시 신체적 발달, 정신적 발달, 그리고 발달과업 측면에서 살펴보기로 한다.

1) 신체적 발달

겨우 3kg에 불과했던 신생아들은 24개월 정도만에 네 배 이상 성장한다. 그러나 이것은 시작에 불과하다. 유아들은 더욱 세밀하고 복잡한 발달과정을 거치게 된다. 신체발달은 모든 발달의 기초로 작용한다. 심지어 정신건강에서도 신체적 발달을 알아보는 것이 중요하다. 왜냐하면 단순히 겉모습이 성장하는 것 이외에 정신에 영향을 끼치는 뇌와 신경의 발달이 신체적 발달에 포함되기 때문이다. 지능과 언어, 성격 등에 신체가 영향을 준다.

한편으로는 신체적 발달의 결과가 간접적으로 유아의 정신에 영향을 준다. 만일 신체적 발달의 결과가 다른 유아들보다 훨씬 우월하고 만족스러울 경우 주변 환경에 적극적으로 대처할 수 있고 사회적으로 상호작용하는 데 있어서도 상당히 효과적일 것이다. 따라서 그들의 정신발달에 큰 도움을 줄 수 있다. 반대로 신체 특정 부분에 손상을 입은 유아는 조그마한 자극이나 타인의 작은 반응 등에도 큰 상처를 받고 계속적으로 심리적인 부담을 갖게 될 것이다. 궁극적으로 이것은 열등감으로 발전한다.

유아 신체발달에 큰 영향을 주는 것에는 다음과 같은 요소들이 있다. 우선 유전이 있다. 유전은 부모에게서 전달받은 발달의 대략적인 청사진이다. 설계도라고 표현하기도 한다. 즉, 유아의 발달은 유전적으로 어느 정도 결정되어 있다고 해도 과언이 아니다. 외모, 키, 몸무게, 질병 등 많은 부분이 유전의 영향을 받는다. 물론 최근에는 의학의 발달과 더불어 영양상태의 개선, 환경의 조력 등으로 인해 유전의 영향력이 상당히 줄어들고 있기는 하다. 그렇다고 하더라도 유전은 무시할 수 없는 영역이다. 그 다음으로는 환경과 영양이 있다. 이것은 후천적 요인이다. 아동의 바깥에서 지속적으로 영향을 주는 다양한 요인들을 떠올리면 좋을 것이다. 유아의 신체적 발달은 주변 환경의 영향에도 많은 영향을 받는다. 특히, 유아를 둘러싼 환경과 시설이 신체를 발달시키고 건강을 촉진시키는 데 중요한 역할을 한다. 유아의 올바른 성장을 위해서는 신체발달을 저해하는 요인들을 제거하고 보다 나은 생활환경을 마련해 주는 데 초점이 맞추어져야 할 것이다.

(1) 키와 몸무게

유아들의 외모에서 가장 두드러지는 변화는 키와 몸무게로 대표되는 외형적인 변화가 있을 것이다. 우선 머리의 형태가 변화한다. 머리뼈가 닫히고 상대적으로 덜 발달되어 있던 입과 턱 부분이 커진다. 왜냐하면 치아가 발생하기 때문이다. 이때 나오는 치아는 유치이다. 유치는 20개로서 영구치에 비해 기반이 약하고 쉽게 빠지며 충치가 생기기 쉬운 형태이다. 영구치는 32개로서 유치가 생길 때 이미 잇몸 속에 잠복하고 있으며 유치가 빠진 자리를 채운다. 머리가 발달함에 따라 얼굴의 형태가 성인의 비율과 유사해진다. 이것은 뇌의 발달이 급격하게 이루어지기 때문이다. 놀랍게도 6세 정도가 되면 성인의 뇌와 비슷한 정도로까지 발달이 이루어진다. 한편, 유아들은 키가 급격하게 증가한다. 이는 팔과 다리가 길어짐에 따른 것이다. 영아 때 자리를 잡았던 뼈들이 이 시기에 들어서면 양적, 질적 성장을 시작한다. 팔과 다리가 길어지고 근육이 늘어남에 따라서 자연스럽게 움직일 수 있게 된다. 유아들마다 개인차가 심하기는 하지만 대부분 만 5세를 전후로 키가 100cm를 돌파한다. 몸무게로 보면 16kg을 초과하는 경우가 많다. 이에 따른 남아와 여아의 차이는 거의 없는 편이다. 신체의 균형이 잡히고 몸의 비율이 성인과 비슷해진다.

(2) 운동

유아의 운동능력은 영아와 비교할 수 없을 정도로 발달한다. 걷고, 달리는 활동이 가능해지면서 활동반경이 상당히 넓어진다. 이제는 자신의 움직임을 조절하는 것도 가능하게 된다. 이것은 단순히 반사행동이 대부분이던 영아의 운동 패턴과는 그 성질이 다른 것이라고 할 수 있다. 속도를 다르게 할 수도 있고 동작 유형도 자신이 원하는 대로 바꿀 수 있다. 행동을 조절할 수 있게 되면서 그 행동에 목적을 부여하게 된다. 단순히 걷기 위해 걷는 것이 아니라 특정한 목적지로 향하기 위해 걷는 것이다. 손을 움직이거나 도구를 활용하는 것도 자신의 의도를 추가하여 활동할 수 있게 된다. 예를 들어, 식탁에 앉아서 수저를 들어 밥을 먹는 것이 가능해진다. 물론 활동의 정교함은 떨어지겠지만 적어도 스스로 먹고 싶은 음식을 먹을 수 있게 된다는 점에서 의의가 있다. 이 외에도 다양한 활동을 수행할 수 있다. 화장실에 혼자 가서 대・소변을 가리고 가벼운 세수나 손발을 씻는 것도 가능하다. 옷을 혼자서 벗고 입는 것도 할 수 있다. 다만, 중요한 것은 양육자 혹은 주변 성인들의 도움이 필요하다는 사실이다. 가벼운 행동부터 성취하여 자신감을 가지도록 하면 다른 행동들도 자연스럽게 도전하게 된다.

2) 정신적 발달

유아들의 정신발달은 언어와 인지, 정서, 사회성 측면으로 나누어볼 수 있다.

(1) 언어

유아의 언어적 능력은 인지발달과 밀접한 관련이 있다. 언어도 일종의 자극으로서 주변의 현상을 바라보고 그것을 표현하고 싶어 하는 유아의 욕구를 증폭시키는 것이다. 유아들도 아직은 발달이 완전하지 않기 때문에 자신의 생각을 완전한 문장으로 자신의 생각을 표현하는 것은 어려워한다. 하지만 주변 사람들의 말을 듣고 그것을 자신의 것으로 소화하여 끊임없이 문장 형식으로 이야기하려고 노력한다. 이것은 단순한 소리나 단어 중심으로 표현을 하려고 하는 영아와 구별되는 차이점이다.

한편, 이 시기의 언어 사용은 대부분 자신의 의견을 말하기 위해 사용되는 것이다. 유아들은 기본적으로 말하는 것에 대해 굉장한 흥미를 느끼고 있다. 왜냐하면 언어가 자신의 의사를 표현하는 효과적인 수단임을 이제 막 깨달았기 때문이다. 만일 유아의 다양한 생각과 의견이 양육자에 의해서 대부분 수용된다면 유아는 더 적극적으로 자기를 표현하려고 할 것이고 이에 따라 언어적 능력이 훨씬 더 발달할 것이다. 또한 자신의 생각을 표현하면서 논리적 사고능력이 향상되고 자신의 감정을 표현하여 정서적 능력도 증진시킬 수 있다. 언어는 이처럼 다른 지적·정서적 능력의 발달을 촉진시키는 효과적인 도구로서 활용될 수 있다. 따라서 유아들이 말을 많이 한다고 해서 그것을 가로막거나 무시해서는 안 된다. 유아들의 기본적인 말하려는 욕구를 차단하게 되면 앞으로의 언어활동에 제약이 생길 수 있다.

유아에게 유익한 언어적 활동들은 다음과 같다. 우선 자신의 생활에 대해서 특별한 주제나 시간의 제한 없이 말하게 하는 것이다. 스스로의 생활 사건에 대해 말하기 위해서는 관련된 단어와 문장 구성 능력, 그리고 기초적인 말하기 실력이 필요하다. 유아들이 자유롭게 말하는 과정 속에서 이러한 능력들이 총체적으로 발전한다. 추가적으로 놀이를 통해 언어를 학습하게 하는 것도 좋다. 대표적인 언어놀이에는 수수께끼가 있다. 책을 읽어주고 비슷한 이야기를 만들어보는 것도 도움이 된다. 그리고 기초적인 쓰기를 지도하는 것도 아동의 언어능력을 향상시키는 데 도움을 준다. 다만, 쓰기의 경우 과도한 지도로 인해 유아가 괴로워하거나 싫증을 내지 않도록 해야 한다.

(2) 인지

기본적으로 유아들은 두뇌기능이 확장됨에 따라 다양한 논리적 사고를 할 수 있다. 대표적인 것이 분류이다. 유아는 물건을 특정한 기준에 따라 나눌 수 있다. 물론 기준은 부모나 교사들이 제시해주어야 하지만 그럼에도 불구하고 물건이나 사람의 공통점과 차이점을 구별할 수 있다는 것은 상당한 발전의 결과라고 할 수 있다. 또한 등수를 매기는 것도 가능하다. 키나 몸무게와 같은 서열 척도에 따라 순서를 지정할 수 있다. 사물의 특징을 나열하기도 한다. 이것은 한 사물을 다른 사물과 구별할 때 사용할 수 있는 유용한 인지기능이다. 이 외에도 기억을 떠올리거나 앞으로의 일을 상상하는 것도 할 수 있게 된다. 이러한 유아의 인지발달을 정리하면 크게 지각, 개념, 기억의 발달로 요약할 수 있다.

① 지각의 발달

자극을 뇌의 정보 처리로 받아들이는 과정이 성숙함을 이야기한다. 여기서 지각은 자극에 단순히 반응하기만 하는 것이 아니고 그 자극을 처리할 수 있는 정보 형태로 가공하는 것이다. 외부 자극에는 물건, 주변 환경, 움직임 등이 있는데, 이것을 감각기관으로 확인하고 그것이 무엇인지를 파악하는 복잡한 인지적 과정이 지각이라는 것이다. 지각이 민감하게 잘 발달하면 대상의 특징과 속성을 명확하게 파악할 수 있게 된다.

물론 유아의 지각발달은 처음에는 단순하게 시작한다. 부분적인 특징만을 보고 사물을 판단하거나 짐작해버리기도 한다. 따라서 오류도 많고 소요되는 시간도 오래 걸린다. 그러다가 점차 뇌의 기능이 정교하고 섬세해지면서 뇌로 전달되는 자극 여러 부분을 조합하여 사물을 전체적으로 파악하는 것이 가능해진다. 예를 들어, 나무에 대해 지각한다고 할 때, 발달이 미성숙한 유아는 단순히 나무의 겉모습이나 색으로만 생각해버리는 경우가 많지만 지각발달이 어느 정도 이루어지고 나면 나무껍질의 촉감이나 나뭇잎의 흔들림, 그리고 나무의 세부적인 모습을 관찰한 내용 등을 바탕으로 나무라는 것에 대해 총체적으로 인식할 수 있게 된다.

유아의 지각발달에는 여러 가지 요인이 영향을 미치는데, 특히 그중에서도 개인적인 성향요인에 의한 영향을 많이 받는다. 성향과 정서, 인지적 구조는 개인마다 모두 다르다. 따라서 지각이 발전하는 속도나 과정도 개인마다 독특한 특징을 지닌다. 이 과정에 어느 누구의 발전과정이 더 바람직하고 그렇지 않은지 평가하는 것은 거의 불가능하다. 다만, 유아 개개인이 나름대로 환경 속에서 무엇인가를 인지하고 그것을 의미로 형성하는 과정 그 자체로 바람직한 것이라고 판단할 뿐이다.

② 개념의 발달

앞서 유아들이 수행한 지각의 과정에 대한 결과로 마음에 저장되는 지식의 구조가 증가하는 현상을 말한다. 유아들이 만들고 저장하는 개념은 유아의 지식구조와 성격에 따라 다르기도 하지만 더 중요한 것은 그들이 속한 문화와 과거 경험에 더 많은 영향을 받는다. 왜냐하면 문화나 과거 경험이 유아가 가지고 있는 개념의 양상과 형태를 어느 정도 결정하기 때문이다. 유아의 개념은 처음에는 거의 모호하고 미분화되어 있지만 차츰 명료해지고 분화되어 간다. 또한 유아의 개념발달은 일반적으로 단순한 상태에서 복잡한 상태로, 구체적인 것에서 추상적인 것으로, 식별되지 않는 상태에서 식별되는 것으로, 분산된 상태에서 조직적인 상태로, 자아중심에서 사회중심적인 상태로 발전하는 특성을 가지고 있다.

③ 기억의 발달

구체적으로는 기억능력 및 기억용량이 발전하는 것이다. 유아의 기억력은 연령이 높아짐에 따라 증가하고 그 흔적 또한 점차 확대, 분화하여 그 지속기간이 길어진다.

유아의 기억발달 특징을 요약하면 유아는 전체적인 기억을 한다고 설명할 수 있다. 유아는 노래나 이야기를 처음부터 끝까지 외우고 기억하는 것에는 대단히 능숙하다. 단순기억능력만으로 판단한다면 유아와 성인을 구별하기 힘들다. 다만, 외운 것을 중간부터 기억해 내는 것은 서툴다. 또한 기억한 내용을 부분적으로 추출해서 다시 기억하는 것도 잘 못한다. 이는 기억에 관한 뇌의 발달이 완전히 성숙하지 않았기 때문이다. 유아의 기억능력에는 기억한 것을 쪼개는 범주화 능력과 그것을 조합하는 군집화 능력이 부족하다. 분절화도 잘 하지 못하기 때문에 전체적인 맥락에서 특정 사물이나 사건을 기억하지 못하기도 한다. 또한 유아의 기억은 유아의 감정이나 욕구와 관련된다는 것도 독특한 특징으로 들 수 있다. 유아는 자신의 흥미와 관심을 끄는 것에 주의를 기울이며 자발적으로 기억하고 오랫동안 기억을 유지한다. 기억할 당시의 감정과 환경을 조성하면 옛날 기억을 금방 회상할 수 있다.

(3) 정서

유아의 정서는 다른 시기와 구별할 수 있는 몇 가지 독특한 특징이 있다. 이러한 특징을 이해하는 것은 유아의 정신건강을 유지하는 데 도움을 줄 것이다. 우선 알아두어야 할 점은 유아의 정신이 감정과 정서에 의해 대부분 좌지우지된다는 것이다. 성인의 정신은 감정과 더불어 이성과 자아에 의해 강력히 통제되지만 유아는 그렇지 않다. 따라서 정서의 상태가 곧 정신의 상태라는 특징을 가지고 있다. 또한 이 시기에는 미분화되어 있던 정서가 각각의 상황에 알맞은 특수한 정서적 반응으로 발전해 나간다. 이것은 신체기관이 세부적으로 발달하는 것과 비슷한 양상이라고 할 수 있다. 앞서 설명했듯이 영아는 표정과 감정이 일치하지 않으며 대부분 욕구에 따른 정서의 표현이 대부분이었다. 그러나 시간이 지나 유아가 되면 스스로의 감정이 어떤 상태인지 구별이 가능해진다. 구체적으로 살펴보면 안 좋은 감정들이 좋은 감정보다 좀 더 빨리 등장한다. 분노나 짜증은 일찍 나타나고, 애정과 같은 복잡한 감정은 12

개월 이후가 되어야만 확실히 표현할 수 있게 된다.

유아 정서의 특징은 세 가지 정도가 있다. 첫째, 유아의 정서는 지속시간이 상당히 짧은 편이다. 성인들은 보통 몇 시간에서 길게는 며칠까지 정서가 지속되지만 유아의 정서는 한 시간을 넘기지 못한다. 이러한 현상은 유아들이 집중력이 낮고 정신적으로 문제가 있는 것이 아닌가 하는 우려를 낳지만 이것이 정상이다. 그만큼 유아의 정서는 기복이 심하다. 이유는 간단하다. 유아가 정서를 느끼면 그것을 숨기지 않고 그대로 표출하기 때문이다. 즉, 유아의 정서는 굉장히 유동적이고 변하기 쉽다. 유아의 정서는 돌발적이고 극단적으로 변한다. 방금까지 웃고 있던 유아가 금방 울게 되는 장면을 아주 쉽게 관찰할 수 있다. 유아는 성인보다 정서를 표현하는 횟수가 많다. 이것은 유아가 성장하면서 여러 상황이나 경우에 적응하는 능력이 발달하는 것과 관계가 있다. 정서를 다양하게 표현해 본 유아일수록 더 성숙한 정신을 기대할 수 있다. 둘째, 유아의 정서는 폭발적으로 표현된다. 앞서 제시한 특징과 같은 맥락이라고 할 수 있다. 유아의 정서는 아주 강렬하게 표출된다. 대신 정서가 사라지는 시간도 매우 짧다. 말로 할 수 있는 간단한 의사나 감정표현도 떼를 쓰거나 울음으로서 강력하게 표시한다. 이러한 유아의 정서 표현 방식은 성인과는 상당히 다르기 때문에 이러한 특징을 제대로 이해하는 것이 중요하다. 또한 그들의 정서표현방식은 개인별로 모두 다르기 때문에 정서표현방식을 또래와 비교해서는 안 된다.

다른 발달영역과 마찬가지로 정서발달 역시 개인에 따라 다소 차이가 있다. 어떤 유아는 정서 반응이 빨리 나타나는가 하면 어떤 유아는 늦게 나타나는 경향이 있다. 정서의 분화상태나 정도, 반응 대상 등은 개인마다 모두 다르다는 점을 알아두도록 하자. 따라서 유아의 정서 반응을 강요하거나 가르치려고 해서는 안 된다. 끈기 있게 기다리면 정서 반응은 성숙하게 되어 있다.

(4) 사회성

한편, 유아기의 사회성발달은 자아 개념의 발달과 관련이 있다. 자신을 다른 사람과 구별된 독립된 개체로 인식하게 되면서 다른 사람들과의 관계를 구성할 필요가 생기는 것이다. 대부분의 사회성은 또래와의 비교를 통해 생겨난다. 즉, 자신의 몸에서 일어나는 변화가 다른 사람에게도 똑같이 일어나는지 아니면 다른 사람과 나의 차이점은 무엇인지 등에 대해 고민하면서 자율성이 발달하고 이와 동시에 사회성의 기초를 다질 수 있게 된다. 자율성과 비슷한 개념은 바로 자존감이다. 자존감은 쉽게 말해 스스로 생각하는 자신의 행동이 성공할 확률이다. 즉, 자존감이 높은 유아는 자신이 언제나 성공할 것이라고 기대한다. 자존감은 부모의 양육태도에 따라 큰 차이를 보인다. 자존감이 높은 유아는 사회성도 자연스럽게 발달시킬 수 있는 가능성을 지니게 된다.

① 모방, 동일시

한편, 유아는 사회성을 발달시키기 위하여 부모나 주위 사람들의 행동과 생각을 모방하게 된다. 이것을 동일시 과정이라고 한다. 이 과정은 성인들이 가지고 있는 가치태도 및 행동기준을 유아가 그대로 내면화하는 것을 의미한다. 유아가 속해 있는 사회나 문화집단의 규칙과 기준을 학습하는 것은 굉장히 중요하다고 할 수 있다. 빠르게 적응하는 유아는 그만큼 집단의 인정을 받고 많은 혜택을 받을 수 있기 때문이다. 이러한 사회성의 범위는 시간이 지남에 따라 점점 넓어진다. 유아가 성장하면 사회적 환경도 확장되는 것이다. 즉, 유아들은 친구관계를 맺기 전에는 가족이라는 제한된 환경으로부터 경험을 하고 타인과의 관계도 성인 관점에 초점을 두고 습득하게 되지만 장소를 이동하여 교사 및 또래와 만나면 새로운 관계를 맺는다. 결과적으로 훨씬 다양하고 복잡한 상황을 체험하게 된다.

② **또래**

유아의 사회성발달에서 가장 핵심적인 것은 또래 간의 관계이다. 또래는 유아들이 부모 이외에 처음으로 경험하는 사회적 집단이다. 유아들은 대체적으로 3세 정도가 되면 또래들과 서로 아주 가까이 지내면서 노는 것을 볼 수 있다. 다른 유아들과 뜻을 맞추어 잘 지내게 되면 우정이 싹트게 되고 사회성이 잘 발전할 수 있는 기반을 마련할 수 있다. 다만, 유아의 우정은 기간이 길지 못하고 일방적인 관계가 많다는 특징이 있기도 하다. 또래와 사회적 교류를 하면서 사회적 행동을 익혀 가는 가운데 유아들은 만족과 불만의 두 가지 경험을 동시에 하게 된다. 이것은 유아들로 하여금 스트레스를 일으키지만 꼭 필요한 요소이다. 이에 따라 다툼도 종종 발생한다. 왜냐하면 아직 유아들의 사회성이 완전하지 않기 때문이다. 각종 사회적 상황에서 자신의 욕구를 우선하게 되면서 싸움이 일어나는 것이다. 결론적으로 유아들의 싸움은 협력하고 배려하는 마음이 미숙해서 그런 것이다. 또한 이 시기의 싸움은 소유물에 대한 갈등에서 주로 기인되며 가장 친한 친구와 많이 싸우는 경향이 있다. 물론 이러한 싸움은 아주 사소하며 금방 풀어지게 된다.

③ **경쟁심**

사회성과 관련하여 언급할 또 다른 내용은 경쟁심이다. 경쟁심은 유아가 느끼는 열등감에서부터 출발한다. 유아는 자신이 타인보다 열등하거나 남들에 비해 자신의 대우가 좋지 않다거나 불공정한 대우를 받고 있다는 생각이 들면 마음속에서 열등감을 만들어 낸다. 열등감이 형성되면 유아는 어떠한 방식으로든지 자신의 약점을 나타내지 않기 위해 보완하려는 보완적 행동을 하게 되는데 이것이 바로 유아에게서 나타나는 경쟁심이다.

④ **도덕성**

도덕성의 발달도 유아의 중요한 사회적 발달의 한 단면이다. 유아는 처음에는 옳고 그름에 대한 판단을 완전히 권위자의 결정에 의존하는 타율적 도덕성을 보인다. 그러다가 점차 자율적으로 자신의 도덕적 행동을 결정할 수 있게 된다. 드물기는 하지만 외부의 법칙이나 다른 사람의 의견에 지배받지 않고 스스로 만든 도덕률에 따라서 결정하는 유아들이 있기는 하다. 다만, 대부분의 유아들은 타율적인 도덕성에 의지한다. 유아 도덕성발달에 영향을 주는 요인은 부모와 교사, 또래, 대중 매체 등이 있다. 일반적으로 유아들은 가정에서 부모 형제들과 상호작용하면서 많은 도덕적 행동을 습득하게 된다. 여기서 가족들의 행동은 모범의 의미를 지니며 본보기가 된다(성정현, 여지영, 우국희, 2014). 특히, 부모는 유아가 바람직한 행동을 했을 때 적극적인 보상을 주고 바람직하지 못한 행동을 했을 때 처벌을 주어서 사회적으로 인정된 행동 규범을 습득하게 하고 점차적으로 옳고 그름을 분명하게 판단하는 도덕적 인식능력을 내면화시키는 중요한 역할을 담당한다. 한편, 유아의 도덕적 기준과 행동은 또래에 의해 강한 영향을 받는다. 유아는 또래의 좋은 행동이든 나쁜 행동이든 아무런 이유 없이 따라한다. 특히, 또래의 행동이 인기를 끌게 되면 그 행동이 어떠한 결과를 가져올 것인가에 대한 깊은 생각 없이 무조건적으로 따라한다. 각종 그림책이나 대중매체도 유아의 도덕성을 발달시키는 중요한 통로이다. 만일 TV에서 공격적이고 모험적인 장면이 방송되면 아동들은 그것을 무심코 따라한다. 따라서 이러한 자극을 조절해주는 것도 중요하다고 하겠다.

최근에는 유아들이 빠르게 사회화되는 경우가 늘어나고 있다. 24개월이 지나자마자 가정을 떠나 보육기관으로 이동하는 것이다. 이것은 사회화가 자신의 의지와는 관계없이 강제로 일어날 가능성이 있다는 것을 의미한다. 자기를 타인에게 적응시키고 여러 아동과 사회적 집단을 형성하여 비교적 비사회적 단계로 발달하여 가는 것은 자연스럽지만 그것이 억지로 일어나서는 안 된다.

3) 발달과제 및 정신건강

유아들은 개인차가 아주 심하다. 또한 스스로 의견을 표시하고 자신의 의지대로 하고 싶어 하기 때문에 부모가 발달과제를 강제할 필요는 없다. 빨리 성취한다고 해서 좋은 것이 아니다. 성취가 느린 경우에도 인내심을 조금 갖고 기다려주면 된다.

(1) 근육발달

유아들은 미세한 근육들이 발달하면서 자신의 몸을 자유자재로 움직일 수 있게 된다. 이러한 사실은 유아들에게는 굉장히 신나는 일임에 틀림이 없다. 근육이 발달하면서 유아는 자신이 할 수 없던 행동들을 할 수 있게 된다. 자연스럽게 유아는 몸을 다양하게 움직이려는 욕구를 갖게 된다. 몸을 움직인다는 것은 단순히 걷고, 뛰고, 뒹구는 것만을 뜻하는 것은 아니다. 주변 생활반경이나 놀이터에서 놀이기구를 활용하거나 장난감을 가지고 노는 것부터 시작하여 부모와 교사와 함께 다양한 생활 용품들을 조작하는 것까지도 포함한다. 이러한 다양한 활동들은 단순히 신체근육을 발달시키는 것 이상의 의미를 가지고 있다고 할 수 있다. 유아는 다양한 기구를 조작해 보면서 인지기능을 함께 발달시키고 사회생활에 필요한 기초적인 습관을 형성시키기도 한다.

물론 근육의 발달은 다양한 활동이 없더라도 자연적으로 발생할 수는 있다. 그러나 유아가 움직이고자 하는 욕구를 제한받으면 인지적, 정신적 발달까지 영향을 미칠 수 있다. 이 점에 유의하면서 유아의 행동을 촉진시켜 주어야 한다. 특히, 각 신체 부위의 근육특성에 맞는 행동적 자극이 부여되면 좋다. 가령, 손가락의 경우에는 아주 미세하고 정교한 능력이 요구될 것이다. 따라서 종이 접기나 밀가루 풀을 가지고 노는 활동이 유용할 것이다. 소근육발달은 인지발달에 영향을 미치기도 한다.

(2) 주체성의 발달

유아는 영아와 다르게 자신의 목표를 위해 다양한 활동을 직접 수행할 수 있는 기초적인 능력을 갖추고 있다. 따라서 양육자는 유아들이 어떤 일을 할 수 없을 것이라고 단정지어서는 안 된다. 그럼에도 불구하고 부모들은 유아들을 과도하게 통제하는 경향이 있다. 이러한 생각을 할 수밖에 없는 이유는 부모를 비롯한 성인들이 영아기부터 함께 해왔기 때문이다. 항상 보호하고 감싸던 습관이 남아 있는 것이다. 이러한 습관을 바꾸려고 노력해야 한다.

부모는 유아로 하여금 주체적인 활동을 스스로 수행할 수 있도록 이해해 주고 격려해 주어야 한다. 그리하여 주체성이 완전히 확립될 수 있도록 도와주어야 한다. 유아를 완전히 풀어주라는 말은 아니니다. 다만, 유아가 하는 행동 하나하나에 의미를 부여하고 그들이 올바른 결과를 도출하여 자신감을 얻을 수 있도록 뒤에서 세심하게 도와주어야 한다는 것이다. 스스로 할 수 있는 일을 구별하고 책임감을 부여하는 것도 필요하다. 비록 그 과정은 까다롭지만 유아들이 한 번 주체성을 느끼게 되면 그것은 계속적으로 발달하는 과정에서 자기 자신에게 영향을 미칠 것이다. 주체성을 확보한 유아는 앞으로도 어떠한 일이든지 도전할 수 있는 기초적인 역량을 갖추게 된다. 물론 이를 위해서는 신체적 발달이 선행되어야 하고 질병에 걸리지 않은 상태여야 한다.

(3) 부모와의 관계 정립

유아는 모든 행동을 자기중심적으로 처리하려고 한다. 한편으로는 사건의 인과관계에 대한 이해가 아직 덜 발달되어 있다. 따라서 부모와 많은 갈등이 일어나기 쉽다. 성인의 입장에서 유아의 행동은 굉장히 수준이 낮고 이기적인 것으로 비춰지기 때문이다. 따라서 부모들은 이러한 유아의 행동이 지극히 정상이고 당연한 과정에 있음을 이해해야 한다. 의외로 유아의 자기중심성에 대해 이해하지 못하고 잘못된 방식으로 유아를 지도하는 부모들이 너무나 많다.

부모는 유아의 행동에 일일이 간섭하기보다는 조망수용능력을 기를 수 있는 다양한 경험을 제공해주는 것이 필요하다. 부모도 유아의 행동을 통해 학습하는 것이 필요하기도 하다. 이것을 부모와 유아 간의 관계를 정립한다고 말할 수 있는 것이다. 유아는 이제부터 본능이 아니라 자신의 생각과 정서에 의해 부모를 바라본다. 따라서 부모의 말 한 마디, 행동 하나가 유아의 마음구조를 변화시킨다. 유아는 부모로부터 다른 사람의 생각과 감정을 이해하는 방법을 배우고 자신의 생각과 감정을 표현할 줄 알게 된다. 또한 무조건적으로 자신만 생각하기보다는 조금 기다리는 것이 필요하다는 사실을 깨닫는다. 본질적으로 이러한 관계 형성은 내적인 주관적 경험을 공유하는 것이라고 할 수 있다. 부모의 반응은 유아에게 긍정적, 혹은 부정적인 심리적 경험들을 형성하는 하나의 틀이 된다. 결론적으로 부모와의 관계 정립 여부에 따라서 유아의 정신적 삶이 풍성해질 수도 있고 그렇지 못할 수도 있다.

(4) 종합

유아기는 영아기에 이어 급속한 발달이 지속된다는 점에서 의미가 있다. 유아들은 일어나 걸을 수 있게 되면서 자신의 세계를 확장한다. 이 시기가 되면 표현할 수 있는 감정의 폭이 확장되고, 언어도 발달하면서 보다 수월한 의사소통이 가능해진다. 이에 발맞추어 부모의 품을 떠나 또래, 선생님, 이웃 등을 만나게 되고 사회성을 처음으로 발달시킨다. 하지만 여전히 자신을 먼저 생각하고, 사건의 인과관계에 대한 이해가 낮다는 점에서 부족한 점도 찾을 수 있다. 유아들은 무엇이든지 스스로 해보고자 노력하지만 그만큼 실수도 많이 한다. 여기서 부모, 교사와 같은 양육자들은 무조건 자녀를 감싸고 보호하기만 해서는 안 되고, 자녀가 어느 정도 시행착오를 겪을 수 있도록 주의 깊게 지켜봐주어야 한다.

3. 아동기 발달과 정신건강

아동기를 연령으로 구분하면 6~12세까지의 시기를 말하는 것으로서 대략적으로 초등학교 시기를 말한다. 아동은 학교에 진학하게 되면서 생활방식이 완전히 달라지는 것을 경험한다. 가장 큰 차이점은 바로 본격적인 학습의 시작이다. 지금까지는 대부분 가정에서 생활하거나 유아교육기관에서 교육이 이루어졌다. 그리고 대부분의 학습 형태는 놀이를 통한 방법으로 이루어져 왔다. 하지만 학교는 환경 및 체제가 대부분 인지적 학습에 맞추어져 있다. 학교에는 놀이 공간보다는 학습 공간이 훨씬 더 많다. 활동도 대부분 수업에 맞추어져 있다. 아동은 학교에서 국어, 수학, 영어 등의 지식 교과를 공부하는 동시에 음악, 미술, 체육 등의 실천적인 교과를 배움으로써 신체와 정서를 고루 발달시킨다. 공부해야 할 내용이 늘어남에 따라 가정보다 학교에서 활동하는 시간이 더 많아진다. 게다가 최근에는 학원이 초등학생들의 방과 후 시간을 담당하는 장소가 되어서 가정에서 지내는 시간이 굉장히 줄어든 것이 특징이기도 하다.

자연스럽게 이 시기는 부모보다는 또래의 영향이 급속도로 커진다. 욕구발달의 측면으로 볼 때도 이 시기는 집단에의 소속감이 더 중요해진다. 시간적으로도 많이 어울리고 질적으로도 다양한 상호작용이 일어난다. 학습과 생활, 취미 등을 함께 하는 또래는 아동의 발달에 큰 영향을 준다. 또래는 쉽게 말하면 친구라고 할 수 있다. 친구와의 교류를 통해 사회적 기술을 익히고 대인관계능력을 시험한다. 한편으로는 성역할을 직접 체험해보기도 한다.

이처럼 아동은 행동이 성인과 같은 수준으로 정교하게 발달하고 점차적으로 부모의 영향력에서 벗어나게 된다. 아동은 대부분 신체적, 정신적으로 언제든지 자율성을 발달시킬 잠재력을 가지고 있다. 다만, 신체적으로 보면 아동들은 잠시 발달이 정체된다. 키와 몸무게가 유아기에 비해 폭발적으로 성장하지 않는다. 그렇다고 해서 운동을 소홀히 하면 안 된다. 그 이유는 이후 청소년이 되었을 때 2차 성징을 준비하는 단계가 아동 시기이기 때문이다. 따라서 운동능력과 더불어 정서적 능력이 성숙해질 수 있도록 다양한 활동을 제공해야만 한다.

1) 신체적 발달

앞서 간략히 언급하였듯이 아동의 신체적 발달의 변화는 다른 시기에 비하여 극심하지 않다. 신장과 체중이 완만하게 변화한다. 따라서 부모나 성인들이 아동의 발달이 지체되는 것이 아닌가 하는 걱정을 하지만, 이것은 아주 정상적인 발달 속도로서 걱정할 필요가 없다. 대신 아동의 신체기관은 훨씬 더 성숙하게 된다. 특히, 12세 이후 청소년 시기가 되면 신장과 체중이 상당히 증가한다. 따라서 정체기라기보다는 이를 위한 준비단계라고 이해하는 편이 더 좋을 것이다. 아동기에는 특히 감각기관이 더 정밀해진다. 예를 들면, 눈과 귀와 같은 감각기관은 거의 완성되기 때문에 시야가 넓어지고 다양한 소리에 민감하게 반응할 수 있게 된다. 이미 발달이 거의 완료된 두뇌도 더 정밀해진다. 우리가 일반적으로 알고 있는 두뇌의 독특한 능력 대부분이 이 시기에 활성화된다. 치아도 발달한다. 유치가 전부 빠지고 영구치가 그 자리를 대신한다. 사랑니를 제외한 30개의 영구치가 이때 자리를 잡는다. 영구치는 유치에 비해 더 크기가 크고 튼튼하여 더 많은 영양소를 섭취하고 신체를 유지할 수 있는 기반을 다지도록 도와준다.

(1) 키와 몸무게

키를 살펴보면 남자 아동은 6세 즈음에 약 115cm이고 12세에는 약 143cm까지 자란다. 여자 아동은 6세에 약 114cm이던 것이 12세에는 약 144cm로 커진다. 체중은 다음과 같은 변화가 있다. 남자 아동은 6세에 약 21kg이고 12세에는 약 38kg이 된다. 여자 아동은 6세에 20kg이고 12세에는 약 37kg이 된다. 물론 영아나 유아와 같이 급격한 성장을 하지는 않지만 꾸준히 키와 몸무게가 증가한다는 사실에는 변함이 없다. 또한 주목할 점은 이와 같은 신체발달이 매년 꾸준한 증가 추세를 보이고 있다는 점이다. 영양소의 공급이 적절히 이루어지고 환경적으로 아동이 성장하기 좋은 상태가 보장되며, 국민 경제가 향상됨에 따라 양질의 영양 섭취를 비롯한 다양한 환경의 개선에 의한 결과라고 볼 수 있다.

더 중요한 사실은 수치적으로 증가하는 것에 있지 않다. 오히려 내적으로 신체기관들이 성숙하고 골격구조가 변화하면서 아동의 신체 비율이 성인과 거의 흡사해진다는 점에 주목해야 한다. 처음에 태어난 직후에는 머리가 몸의 절반 크기 정도의 비율이었지만 아동은 적절한 비율로 변화된다. 이러한 신체적인 발달은 상호 관련이 있으므로 아동기에 발생한 신체나 감각기관의 발달 결함은 아동의 전체적 인성특성에 영향을 미친다. 아동의 신체적 발달 양상은 아동이 유능하고 책임 있는 사회적 존재로 발달하는 데 있어서 기본이 된다.

(2) 운동

운동능력 측면에서도 발달이 이루어진다. 아동의 신체적 발달에서 주목할 점은 운동능력이 개인별로 차이가 심해진다는 것에 있다. 특히, 성별에 따라 차이가 두드러지기 시작한다. 즉, 일반적으로 남자 아동이 여자 아동에 비해 힘이 강해진다. 그리고 발달 속도도 차이가 나기 시작한다. 남자 아동의 경우는 5~17세까지 힘과 기술이 꾸준히 증가하지만 여자 아동은 12세 정도가 되면 발달 속도가 완만해진다. 전체적으로 본다면 미세한 근육 활동이 자유로워지고 능숙해져서 여러 가지 취미생활을 할 수 있게 된다. 대표적으로는 달리기 능력이 크게 증가하고 다양한 공과 손에 잡는 도구를 활용한 스포츠가 가능해진다. 따라서 아동들은 축구, 농구, 피구, 배구 등 공을 다루는 운동과 더불어 테니스, 배드민턴 등 라켓을 다루는 운동에 흥미를 느끼고 몰입하기 시작한다. 이것은 운동능력발달이 더 정교한 기술에 초점이 맞추어지기 때문이라고 할 수 있다. 아동의 신체가 균형이 맞추어지듯이 운동능력도 좀 더 정밀한 작업을 위해 다듬어진다.

2) 정신적 발달

(1) 언어

아동은 언어에 관해서 만큼은 다른 어느 발달단계보다 크게 발달한다. 유아들이 쓰는 언어와 아동들이 쓰는 언어는 굉장히 다르다. 생활 속에서 그들의 언어를 관찰한다면 그 차이를 알 수 있게 될 것이다. 그만큼 아동은 언어를 구사하고 쓰는 활동을 자유롭게 수행할 수 있게 된다. 의사표현도 자유롭게 할 수 있게 된다. 이것은 굉장히 큰 개념적 발전이라고 할 수 있다. 문법적으로 글을 이해하게 된다. 문법의 순서에 따라서 문장을 고치고 자신의 의견을 전달하기 위해서 길고 복잡한 문장도 활용할 수 있게 된다. 한편으로는 말만 들어도 아동이 누구인지를 구별할 수 있을 정도로 개인별 특징이 뚜렷해지게 된다. 대화에 패턴이 생기기도 한다. 특히, 아동은 의사소통하는 상대방의 상황에 따라 다른 말하기를 할 줄 알게 된다. 개인별로 특징이 뚜렷해진다는 것은 발달의 정도에 차이가 난다는 말로도 해석할 수 있다. 아동의 언어발달은 지능, 신체발달, 성별, 가정, 형제, 경제적 상황, 도시와 농촌 등에 따라 큰 차이를 보인다. 따라서 언어발달의 중요한 시기인 아동기에 발달순서에 따라 정확하고 다양한 언어 경험을 할 수 있도록 하며, 표준말의 사용 등 좋은 언어습관이 형성되도록 주의 깊은 지도가 필요하다.

① 상징화 능력

상징화는 단어를 상징적인 것으로 판단할 수 있게 되는 능력, 즉 표상능력을 말한다. 아동은 대상으로부터 단어를 분리하여 생각할 수 있게 된다. 이것은 나중에 설명하게 될 인지적인 측면의 발달과도 상당히 연관성을 지닌다. 이러한 언어능력은 점차적으로 개념 이해와 표현이라는 고차원적인 사고과정으로 발전하게 되며 문자 언어와 음성 언어를 자유자재로 활용하는 데도 도움을 주게 된다. 시간 순서대로 배열해보면, 6세에는 이해와 음성 언어가 발달하고, 12세 이후에는 표현과 문자 언어가 발달한다. 좀 더 세부적으로 알아보면 다음과 같은 발달과정을 살펴볼 수 있다.

6세에는 주로 사용하는 언어의 기본적인 문장구조를 이해한다. 그 전까지는 문장 형식에 맞지 않은 단어 중심의 표현을 하다가 이 시기부터 문장 형식을 갖추어 말하기 시작한다. 7세쯤에는 문법 규칙으로는 이해되지 않는 불규칙적인 단어나 문장 형식도 어느 정도 이해하여 활용한다. 즉, 초등학교 1, 2학년 시기에는 문자능력이 발달한다. 다양한 조사와 전치사를 사용하는 능력도 이르면 10세에는 거의 완성된다. 초등학교 3, 4학년들이 발표를 열심히 하고 문법에 관심을 가지는 이유이기도 하다. 마지막으로 초등학교 고학년 시기에 해당하는 11세부터는 복잡한 문법구조와 유형을 이해하고 문장이 길어지더라도 이해할 수 있게 된다. 초등학교 5, 6학년 학생들은 교과서의 긴 지문들도 독해를 통해서 주제를 파악하고 요구되는 문제를 해결할 수 있게 된다. 이처럼 단어를 이해하고 암기하는 능력이 발전함에 따라 동의어, 반의어, 등에 대해서 설명할 수 있게 된다. 아동은 이렇게 발전된 언어능력을 일종의 지적인 도구로 인식하게 된다. 학습에 필요한 장치 정도로 이해하게 되는 것이다. 아동에게 있어 학습은 중요한 과제인데, 그 과제를 훌륭하게 해결하도록 도와주는 도구가 언어라고 할 수 있다. 따라서 정신적 발전에서 언어는 빼놓을 수 없는 요소가 된다.

② 맥락 이해

한편, 의사소통과 관련하여 아동들이 겪는 변화도 있다. 그중에서도 가장 주목할 점은 맥락에 따른 대화이다. 아동은 대화를 하는 대상이 누구인가에 따라 다른 의사소통을 할 수 있게 된다. 아동은 대화하는 상대방의 나이, 성별, 대화수준, 성격 등을 미루어 짐작하고 여기에 알맞게 자신의 언어수준을 조절한다. 즉, 예를 들어 아동은 어른과 유아에게 다른 말하기를 할 수 있게 되는 것이다. 물론 이러한 이해 여부는 아동이 지레짐작한 것이기 때문에 틀릴 수는 있다. 그렇다고 하더라도 이러한 능력을 갖추고 시도한다는 것 자체에 의미가 있는 것이라고 하겠다. 이러한 맥락에 따른 대화능력은 상대방에게 필요한 정보가 무엇인지를 파악하고 자신이 어떤 말을 해야 할지 생각한 뒤 말할 내용을 조절하는 고등사고기술 중 하나이다. 유아의 자기중심적 사고와는 완전히 다른 형태의 사고력으로서 사회성발달에 큰 영향을 준다. 이러한 경험이 많이 이루어지지 않는다면 아동은 자기를 벗어나 다른 사람의 입장을 생각해보는 데 상당히 어려움을 겪게 된다.

(2) 인지

아동은 자신의 흥미와 욕구를 지연시킬 수 있는 능력이 발달한다. 인과관계에 대해 이해가 가능해지고 시간에 대해서도 인지한다. 따라서 시간의 순서에 따라 계획을 수립하고 목표를 달성할 수 있다. 또한 아동은 환경에 대해 일정하게 반응하는 도식이라는 것을 생성한다. 도식이란 한 인간이 환경에 대해 인식하고 반응하는 체제로서 대표적인 것으로는 수렴적 사고, 확산적 사고, 배려, 충동 등이 있다.

인지적 능력과 관련하여 아동은 학교로 대표되는 외부 세계의 영향을 많이 받는다. 특히, 이 시기는 생활공간이 가정에서 학교나 학원, 마을의 여러 장소로 확장된다. 추가적으로 가족 이외에 친한 친구들이 생기고 집단으로 다양한 활동을 하는데, 이를 통해 인지적 활동이 대단히 복잡한 양상을 띠게 된다. 다만, 중요한 방향으로는 아동의 행동이 점차적으로 자기중심성에서 벗어나 다른 사람의 관점을 고려하는 능력이 커진다는 점이다. 기존의 문화와 다른 사람들의 생각이 아동의 마음속에 유입되면서 아동의 인지구조는 예측할 수 없는 형태로 발전해 나간다.

아동은 외부 자극을 인지하여 의미 있는 지식으로 전환시키는 심리적 과정인 지각을 의식적으로 수행할 수 있다. 이것은 논리적인 사고의 기초를 이룬다. 아동이 책을 읽고 그 의미를 파악한다든지, 음악을 듣고 즐거워한다든지, 수학 공식을 보고 셈의 결과를 이해하는 것과 같은 행동은 지각의 과정을 전제로 한다. 이것은 유아 단계에서는 찾아볼 수 없는 행동이다. 유아들은 책을 읽더라도 다만 소리 내서 글자를 말하지 그 의미를 전체적으로 이해하지는 못한다. 음악을 듣고 춤을 추더라도 그것은 음악에서 의미를 찾아서 그런 것은 아니다. 그 점에서 아동의 인지적 발달이 이전의 과정과 큰 차이를 보인다.

한편, 아동의 인지발달과정에서 생겨나는 개념들을 구체적으로 살펴보면 다음과 같다. 첫째, 아동은 사건과 사물 사이의 어떤 원칙이나 관계를 이해하고 이용할 수 있다. 이것을 논리성이라고 한다. 더 쉽게 설명하면 논리성이란 사실로부터 다른 사실을 추론해 내는 능력을 뜻한다. 둘째, 탈중심화가 가능해진다. 이는 어떤 한 상황을 한 가지 관점이 아닌 여러 관점에서 동시에 고려할 수 있는 능력을 말한다. 이를 통해 다양한 입장을 이해하고 받아들이게 된다. 셋째, 물체가 공간적 배열을 달리하거나 모양을 다르게 해도 그 속성은 변하지 않는다는 보존개념에 대한 이해가 발달한다. 보존 개념을 이해하려면 우선 가역성과 필연성을 이해해야 한다. 즉, 어떠한 대상에 아무것도 더해지거나 빼지지 않았다는 사실을 눈으로 확인하고 나서 그 양이 필연적으로 똑같을 것이라는 것을 알게 된다. 이 개념들이 확립되어야만 수학의 덧셈과 뺄셈도 이해할 수 있다. 보존 개념과 유사한 또 다른 인지발달의 증거로는 사물의 크기나 무게 등을 순서대로 배치하는 능력인 서열화가 있다. 넷째, 아동은 사물을 분류할 수 있게 된다. 분류라는 것은 먼저 물건의 속성을 추출해낼 수 있어야 한다. 그 후에 대상 물체 간의 공통성이나 차이점 및 관계성을 이해하게 된다.

아동들은 이처럼 상당한 수준의 지적 발달을 성취한다. 다만, 이러한 아동들의 인지적 능력은 성인에 비해서는 제한적인 수준만을 이야기한다는 점을 명심하도록 하자. 아직까지는 논리적 사고는 눈으로 관찰할 수 있는 물건이 있을 때에만 가능하다. 익숙하지 않은 몇몇 상황이나 대상에 일반화시키거나 가설 개념을 이해하는 단계에는 미치지 못한다. 따라서 아동의 인지적 성취를 과도하게 촉진하려고 어려운 논리적 문제를 풀도록 강요하거나 무조건적으로 지식을 주입하려고 하는 행위는 바람직하지 않다.

(3) 사회성

아동은 처음으로 가정을 떠나 학교라는 또 다른 공동체에 속하게 된다. 따라서 사회성의 발달이 급속하게 일어난다. 아동은 다른 사람들과 좋은 관계를 맺고 싶은 욕구가 증가한다. 한편으로는 눈치를 보기 시작하게 된다. 따라서 자신의 의견을 자신있게 말하지 못하는 상황을 처음 경험하게 된다. 이러한 과정을 거쳐 성격이 형성된다. 다른 사람과의 관계 속에서 자신은 적극적인 사람인지, 아니면 소극적인 사람인지를 확인한다. 또한 자기 존중감도 함께 발달한다. 공동체의 다양한 구성원들과 어울리면서 그 속에서 자신을 찾는 방법을 몸으로 터득한다. 예를 들어, 우정에 대해 살펴보면 아동 초기에는 근거리 중심의 우정이 발달한다. 즉, 같은 동네, 같은 반, 짝꿍 등 많은 시간을 공유할 수 있는 관계 중심으로 사회화가 이루어지다가 차츰 성장할수록 객관화가 이루어진다.

3) 발달과제

아동의 발달과제는 일일이 나열할 수 없을 만큼 다양하다. 이제 발달이 신체 기관별로 분화되면서 할 수 있는 사고와 행동들이 굉장히 많아지기 때문이다. 대표적으로는 신체적 운동기능 활성화하기, 또래와 어울리기, 질서와 태도 학습하기, 인지의 기초적인 기술인 읽고 쓰고 셈하기, 올바른 사회적 역할 자각하기 등이 있다. 아동이 이 모든 과제들을 균형 있게 수행하는 것은 상당히 어렵다. 필연적으로 아동들마다 잘 수행되는 과제와 그렇지 못한 과제들이 있기 마련이다. 이것은 정상적인 발달과정으로서 개인의 차이가 만들어 내는 것이다. 그럼에도 불구하고 아동들이 갖추어야 할 필수적인 발달과제들이 있다. 그것은 크게 세 가지로 나타낼 수 있다.

(1) 학교에 익숙해지기

학교는 아동이 가정 다음으로 많이 생활하는 장소이다. 초등학교 고학년이 되면 가정보다 더 많은 활동을 펼치게 된다. 아동이 가족의 보호와 유아교육기관의 개방적인 학습 형태에 익숙하게 생활해오다가 낯선 장소인 학교로 가게 되면 굉장한 어려움을 겪게 된다. 장소가 어색하기도 하지만 학교에서 하는 행동들은 가정과 유아교육기관에서 하던 것과 상당히 다르다. 정해진 시간표에 따라 공부를 해야 하고 자신의 자리는 스스로 청소를 해야 하며 선생님과 또래들과 좋은 관계를 유지해야만 한다. 가정에서는 별로 중요하지 않았던 규칙이나 약속이 굉장히 중요한 요소가 된다는 것도 아동을 힘들게 한다.

한편, 학교는 학습을 하는 공간이다. 따라서 공부를 잘 못하는 아동에게 학교는 굉장히 스트레스를 받는 장소가 된다. 결국 아동에게 학교에 적응하는 문제는 다른 어느 과제보다도 중요한 문제가 된다. 국어와 수학 학습을 시작으로 다양한 교과에 대한 학습을 준비해야 한다. 논리력이나 기억력 등을 육성하는 것도 반드시 필요하다. 물론 최근 들어 학교의 학습이 아동의 지적 부담을 줄이고 그들이 가진 가능성을 펼치는 방향으로 이루어지고 있다는 점은 긍정적이다. 여기에 추가적으로 학교의 교사가 수업의 장면 속에서 강의 이외에 발견 학습이나 다면적 평가, 그리고 실수를 인정하고 그것을 학습에 대한 긍정적인 태도 등으로 변화시킬 수 있는 학습지도를 수행하기도 한다. 궁극적으로는 학교에서 아동들이 자신이 원하는 공부를 할 수 있도록 개별적인 교육과정을 제공해주려는 노력이 필요하다. 아동이 학교에 잘 적응하는 것은 청소년기와 성인 이후 평생의 학습을 결정한다는 점에서 대단히 중요하다고 하겠다.

(2) 자기효능감의 발달

자기효능감이란 아동이 주어진 행동을 잘 수행할 수 있는가에 대한 자신의 생각을 말한다. 즉, 자기효능감은 자신감과 비슷한 용어이다. 학교에 간 아동은 공부, 운동, 사교 등의 분야에서 자기효능감을 만들어 낸다. 자기효능감은 각 행동마다 다르다. 가령, 운동에 자기효능감이 높은 아동이 있는가 하면, 책 읽기에 자기효능감이 뛰어난 아동이 있다. 즉, 생성된 자기효능감은 나이가 들고 할 수 있는 행동에 따라 분화된다. 대표적인 자기효능감에는 학업 자기효능감이 있다. 이것은 나중에 국어, 수학 등의 세부 과목으로 나누어진다. 또 다른 자기효능감에는 사회적 자기효능감이 있는데, 이것은 또래와의 관계 및 부모와의 관계에 대한 자기효능감으로 나누어진다. 중요한 것은 세분화된 자기효능감은 다시 자신을 표현하는 전반적인 자기효능감으로 통합된다는 사실이다.

자기효능감을 구축하는 것이 중요한 까닭은 자기효능감이 대부분의 정서적, 인지적 발달의 기초가 되기 때문이다. 자기효능감이 높은 아동은 쉽게 말해 자신을 유능하고 가치 있다고 판단한다. 따라서 전 생애에 걸쳐 자신에 대해 유능성과 자신감을 지속적으로 가지게 된다. 자기효능감이 높은 아동은 적절하고 효과적인 방법으로 당면한 문제를 해결하고자 하며 쉽게 좌절하지 않고 대인관계에서도 원만하고 적극적이다. 다른 과제에 대해서도 우수한 성취를 보일 것으로 예상할 수 있다.

그렇다면 자기효능감을 어떻게 증진시킬 수 있을까? 아동의 자기효능감의 형성에 영향을 주는 요인은 아주 다양하다.

① 부모의 지원

부모가 아동을 격려하고 지원하는지 아니면 비난하고 통제하려고 하는지에 따라 자기효능감은 큰 차이를 갖는다. 즉, 아동의 자기존중감은 자신에 의해서도 형성되지만 부모가 어떻게 상호작용하는지에 따라서도 달라지는 것이다. 즉, 부모가 자녀에 대해 가지는 긍정적인 양육 태도가 바람직한 자기효능감 형성에 중요한 변인으로 작용한다. 다시 말하면, 부모의 양육 태도가 수용적이고 자율적일수록 아동의 자기효능감은 높게 나타나고 부모의 양육 태도가 거부적이고 통제적일수록 자기효능감은 낮게 나타난다.

② **성공 경험**

성공하는 경험이 많을수록 자기효능감이 높아진다. 하지만 아동은 언제나 성공할 수는 없다. 따라서 실패한 경험이 있더라도 격려받고 회복하는 것도 자기효능감을 증진시키는 데 큰 도움이 된다는 점을 기억해야 한다. 항상 아동을 격려하고 응원하여 그들에게 희망을 불어넣어 주어야 한다.

③ **신체발달**

이 시기의 아동은 또래들과 자신의 모습을 비교해 가면서 자신을 평가한다. 가장 많이 비교하게 되는 요소가 바로 신체적인 부분이다. 또래와 비교한 내용은 스스로의 만족과 우월감을 가져오고 이것이 자기효능감에 많은 영향을 준다. 즉, 신체적 우월감에 따른 자기효능감의 형성은 개인적 만족 및 사회 적응의 중요한 역할을 하게 되는 것이다. 예를 들어, 신체가 튼튼하고 운동을 잘하는 아동은 학급에서도 적극적인 역할을 담당하게 되는 경우가 대부분이어서 성격도 밝고 자기주장도 강하다. 반면에 신체가 허약하고 운동을 잘 하지 못하는 아동은 소심하고 겁이 많으며 소극적이다. 따라서 아동이 적절한 영양을 섭취하고 운동을 통해 체력을 기를 수 있도록 지원해야 한다.

(3) 사회성 증진

아동은 초등학교에 입학하면서 가정 밖에서 보내는 시간이 많아지고 사회성을 증진하는 것이 중요한 과업이 된다. 사회성 없이는 아동이 온전히 발달할 수 없다. 사회성을 증진하는 데 가장 강력한 영향을 주는 것이 또래이다. 이에 따라서 또래집단의 중요성이 이전과는 비교할 수 없을 만큼 커지게 된다. 아동은 또래와의 상호작용을 통해서 자기 자신에 대해서 지각하게 되고 집단에 대한 소속감을 발달시키며 다양한 사회적 기술을 배우게 된다. 아동은 다양한 상황에서 또래가 다른 사람과 상호작용하는 것을 보고 모방하게 되며 동등한 위치에 있는 또래를 생각하면서 성인과의 관계에서 시도할 수 없었던 여러 가지 다양한 역할을 시도해 보게 된다.

자연스럽게 아동들은 또래에 대해 많은 관심을 갖는다. 즉, 사회적 환경 중에서도 또래관계가 특히 중요해진다. 또래와의 수평적 관계 속에서 아동은 양보하기, 돕기, 공감하기, 협상하기, 협력하기 등 다양한 사회적 기술과 역할을 습득한다. 따라서 또래관계는 아동의 발달에 있어서 매우 중요한 요소로 작용한다. 또래관계는 아동이 놀이를 하고 친밀감을 형성할 수 있는 기회를 제공할 뿐만 아니라 언어, 인지, 도덕성을 발달시켜준다. 이러한 과정이 반복되면 사회성을 증진시키는 기초를 완성한다.

자연스럽게 이 시기에는 또래 사이에서의 인기를 중요하게 생각한다. 또래 인기도는 아동이 또래집단에서 얼마나 수용되고 어떤 사회적 지위를 차지하고 있는지를 알게 해주는 지표이다. 아동이 또래관계에서 획득하는 인기의 정도는 대인 간 문제해결능력과 관련이 있다. 또래 아동으로부터 선호되는 아동은 사회적 행동특성을 발달시키며 대인 간 문제 상황에서 협동적이고 우호적이며 긍정적인 전략을 선택한다. 아동들은 이러한 특성을 발전시키도록 노력해야 한다.

(4) 종합

결과적으로 아동기의 정신건강은 성공적인 학교생활을 통하여 습득하게 되는 자기효능감의 영향을 받는다는 것을 알 수 있다. 이것은 그 다음 발달단계, 청소년기의 발달과업인 자아정체성과도 관련이 있다. 그러므로 부모와 교사는 긍정적인 또래관계 유지, 학교생활에서의 성취감 획득, 그리고 이것들로 인하여 형성되는 자아 존중감 등이 아동의 정신건강을 좌우한다는 점을 유념하여 이들을 보살필 필요가 있다(국가청소년위원회, 2006).

하버드 대학의 조세핀 김 교수는 자존감이 한 사람의 정신건강을 좌우하는 중요한 키워드가 된다고 주장하고 있다. 자존감이 높은 건강한 사람을 키워내려면 8세 이전까지는 부모의 역할이 중요하지만 8세 이후부터는 학교생활이 절대적인 영향을 미치게 되는데, 그 중심에는 교사가 있다. 특히, 이 시기는 에릭슨의 심리사회적 발달 단계에서 근면성 대 열등감을 획득하는 시기로서 교사를 통하여 인정받으며 자존감이 높아진 아동은 근면성을 발달시키며 정신적으로 건강한 아동으로 성장할 수 있는 반면 이 시기에 좌절을 경험하며 인정받지 못한 아동은 열등감에 빠져서 정신건강이 위험해질 수 있다(김조세핀, 2015).

Chapter 08

DSM-5에서 본 영유아 인지장애

1. DSM-Ⅳ에서 DSM-5로의 주요 변화사항
2. 지적장애
3. 자폐 스펙트럼장애
4. 특정학습장애
5. 의사소통장애

이 장에서는 DSM-5의 내용 중에서 영유아의 인지와 관련된 정신문제들을 살펴볼 것이다. 영유아의 정신건강과 관련하여 명심해야 할 점은 영유아의 정신적 문제는 평생에 걸쳐 영향을 미친다는 점이다. 그렇기 때문에 영유아의 상태를 항상 주의해서 관찰해야 한다. 특히, 성인과 달리 영유아들은 자신의 마음에 발생하는 문제를 제대로 이야기하지 못하는 경우가 많다. 따라서 영유아들을 대하는 부모와 교사들의 세심한 주의가 요구된다. 더 중요한 일은 영유아들의 정신건강에 해가 될 만한 요소들을 미리 차단하는 것이 될 것이다. 결론적으로 정신건강과 관련하여 적극적인 예방 활동이 반드시 필요하다는 점을 명심하도록 하자.

한편, 영유아의 인지적 문제는 학업과 사회생활의 측면에서 여러 가지 어려움을 가져다준다. 영유아들은 적절한 시기에 적절한 수준의 학습을 받아야 하지만, 학습에 문제를 겪게 되면 발달이 지체되어 더 어려운 학교 공부에서 뒤쳐질 수도 있다. 따라서 인지적 측면에서의 문제점들을 정확하게 이해하고 적절한 학습적·생활적 지원을 제공하는 것이 요구된다(권준수 외, 2015).

1. DSM-Ⅳ에서 DSM-5로의 주요 변화사항

1) 지적장애

가장 먼저 제시할 내용은 지적장애와 관련된 변화이다. 지적장애는 DSM-Ⅳ에서 정신지체라는 용어로 설명되던 것이다. 다만, 이번에 지적장애로 불리게 된 이유는 지적장애라는 단어가 더 많이 사용되기 때문이다. 정신의학이나 교육학과 같은 학문 분야 그리고 언론과 정책 등의 대중적 부분에서도 지적장애라는 용어가 더 많이 사용되었다. 따라서 이번에 지적장애라는 용어로 통일된 것이다. 지적장애를 진단하는 가장 큰 기준은 IQ와 각 개인이 발달수준에 맞게 보여 주는 행동이다. IQ는 별로 낮지 않더라도 나이에 맞는 적절한 행동을 하지 못하고 적응하지 못하면 지적장애로 판별될 수 있다.

2) 자폐 스펙트럼 장애

자폐 스펙트럼 장애는 DSM-Ⅳ에서는 없었던 범주이지만 이번에 생겨났다. 자폐 스펙트럼 장애는 자폐성장애(자폐증), 아스퍼거 장애, 소아기 붕괴성장애, 레트 장애 등을 포함하여 새로이 생겨났다. 그만큼 자폐 스펙트럼 장애를 진단할 수 있는 기준이 상당히 세분화되었다는 것을 의미한다. 그럼에도 불구하고 기존의 두 가지 핵심적인 기준은 여전히 유지되고 있다. 그것은 사회적 의사소통에서 어려움을 느낀다는 것 그리고 특정 행동에 굉장한 흥미를 느끼고 반복하여 숙달한다는 것이다.

3) 특정학습장애

특정학습장애는 DSM-Ⅳ에 따로 제시되었던 읽기 장애, 쓰기 장애, 산수장애, 기타 학습장애 등을 포함하고 있다. 즉, 학습장애는 대체적으로 아주 기본적인 수준의 학습을 어려워하는 것을 의미한다. 특정 학습장애는 그것을 설명하는 의학적 용어가 있을 정도로 널리 알려진 정신질환이다. 읽기에서 어려움을 겪는 경우 읽기 곤란증이라고 불리고, 수 계산을 어려워할 경우 계산불능증이라는 용어로 설명된다.

4) 의사소통장애

의사소통장애는 기존에는 음성학적 장애로 불렸다가 이번에 변경되었다. 이 분류는 언어장애(의사를 표현하는 데 장애가 있는 것)와 말소리장애(말소리 내는 데 장애가 있는 것), 영유아기 발병 유창성장애(말을 더듬는 것)를 각각 포함한다. 이러한 장애는 사회적인 것도 포함한다. 즉, 다른 사람과 이야기를 나눌 때 언어나 비언어적 표현을 활용하는 것이 현저히 어려울 경우 사회적 의사소통장애라고 명명한다.

2. 지적장애(Intellectual Disability)

지적장애는 다른 용어로는 정신 지체라고도 한다. DSM-5로 개정되면서 공식적으로 지적장애라는 용어로 설명되고 있다. 지적장애는 영유아가 태어나서 본격적으로 발달하는 시기부터 진단이 가능하다. 간단하게는 지식, 사회, 실천영역에서 지적 기능과 적응기능 모두에 결함이 있는 상태를 말한다.

1) 지적장애의 진단 기준

지적장애를 진단하는 기준은 다음과 같다.

지적장애 진단 기준(APA, 2013)

a. 임상적, 혹은 개별적으로 실시된 IQ 검사로 확인되는 지적 기능(추론, 문제해결, 계획, 추상적 사고, 판단, 학업, 경험학습)에 뚜렷한 결함이 있다.

b. 적응기능의 결함으로 인해 독립성과 사회적 책임의식에 필요한 발달학적, 사회문화적 표준을 충족하지 못한다. 지속적인 지원 없이는 적응 결함으로 인해 다양한 환경(가정, 학교, 일터, 공동체)에서 한 가지 이상의 일상 활동(의사소통, 사회적 참여, 독립적 생활) 기능에 제한을 받는다.

c. 지적 결함과 적응 기능의 결함은 발달 시기 동안에 시작된다.

2) 지적장애의 수준

한편, 지적장애의 수준은 다음과 같이 분류된다. 진단을 수행하는 담당자는 여러 가지 상황과 대상자의 구체적인 행동적 증거에 따라 정확히 판단하여야 한다.

〈표 8-1〉 지적장애 진단수준(APA, 2013)

구분	개념	사회적 능력	행동
경도	학령 전기 영유아에서는 개념적 영역의 차이가 뚜렷하지 않을 수 있다. 학령기 아동과 성인에서는 읽기, 쓰기, 계산, 시간이나 돈에 대한 개념과 같은 학업기술을 배우는 데 어려움이 있으며 연령에 적합한 기능을 하기 위해서 하나 이상의 영역에서 도움이 필요하다. 성인은 학습된 기술의 기능적 사용(읽기, 금전)뿐 아니라 추상적 사고, 집행기능, 단기기억도 손상되어 있다. 문제나 해결에 대한 접근이 또래에 비해 다소 융통성이 없다.	전형적인 발달을 보이는 또래에 비해 사회적 상호작용이 부족하다. 또래들의 사회적 신호를 정확하게 인지하는 데 어려움이 있다. 의사소통, 대화, 언어가 연령 기대수준에 비해 좀 더 구체적인 수준에 머물러 있거나 미숙하다. 감정이나 행동을 조절하는 데 어려움이 있을 수 있다. 어려움은 사회적 상황에서 또래들에게 눈에 띈다. 사회적 위험에 대해 제한적으로 이해하고 미숙하여 다른 이들에게 속거나 조종당할 위험이 있다.	자기관리는 연령에 적합하게 수행할 수 있다. 복잡한 일상생활 영역에서는 또래에 비해 약간의 도움이 필요하다. 성인에서는 장보기, 교통수단, 가사, 아이 돌보기, 음식 준비하기, 은행, 금전과 같은 영역에서 도움이 필요하다. 여가기술은 또래와 유사하지만 웰빙과 여가 계획과 같은 판단에는 도움이 필요하다. 성인기에는 개념적 기술이 강조되지 않는 일자리에 종종 취업하기도 한다. 건강관리나 법률과 관련된 결정을 내리고 직업 활동을 능숙하게 수행하기 위해서 도움이 필요하다. 가족을 부양하는 데 도움이 필요하다.
중등도	전 발달영역에 걸쳐 개념적 기술이 또래에 비해 현저히 뒤처진다. 학령 전기 영유아에서는 언어와 학습 준비기술이 느리게 발달한다. 학령기 아동에게서는 읽기, 쓰기, 수학, 시간과 돈에 대한 이해가 전 학령기에 걸쳐 더딘 진행을 보이며 또래에 비해 매우 제한적이다. 성인기에도 학업기술은 초등학생 수준에 머무르며 개인생활이나 직업에서 학업기술을 사용하기 위해서는 도움이 필요하다. 일상생활의 개념적 업무를 완수하기 위해서는 지속적인 도움이 필요하며 다른 사람이 책임을 전적으로 대신하기도 한다.	전 발달과정에 걸쳐 사회적 행동과 의사소통행동에서 또래들과 확연한 차이를 보인다. 표현언어가 사회적 의사소통의 주요 수단이지만 단어나 문장이 또래에 비해 단조롭다. 대인관계를 맺는 능력이 있어 가족과 친구와 유대관계를 갖고 우정을 나눌 수도 있으며 연애를 할 수도 있다. 사회적 신호를 정확하게 감지하거나 해석하지는 못할 수도 있다. 사회적 판단과 결정능력에 제한이 있어 중요한 결정을 내릴 때에는 보호자가 반드시 도와주어야 한다. 직업적 영역에서 성공하기 위해서 많은 사회적, 의사소통적 도움이 요구된다.	식사, 옷 입기, 배설, 위생관리는 가능하나 이러한 영역을 독립적으로 수행하기 위해서는 장기간에 걸친 교육과 시간이 필요하며, 할 일을 상기시켜 주는 것도 필요하다. 성인기에 모든 집안일에 참여할 수 있지만 장기간의 교육이 필요하며 대체로 성인수준을 수행하기 위해서는 지속적인 도움이 필요하다. 제한된 개념적 기술과 의사소통기술이 요구되는 직업에 독립적 취업이 가능하고 사회적 기대, 업무 복잡성 및 일정 관리, 교통수단 이용, 의료보험, 금전 관리와 같은 부수적인 책임을 위해 타인의 도움이 필요하다. 일부 부적응적 행동과 사회적 문제가 보고된다.

구분	개념	사회적 능력	행동
고도	개념적 기술을 제한적으로 습득할 수 있다. 글이나 수, 양, 시간, 금전에 대한 개념 이해가 거의 없다. 보호자들은 인생 전반에 걸쳐 문제해결에 광범위한 도움을 제공한다.	말 표현 시 어휘나 문법에 상당한 제약이 있다. 한 단어나 구로 말을 하거나 다른 보완적 방법으로 내용을 보충한다. 말이나 의사소통은 현재의 일상생활에 관한 내용에 치중되어 있다. 언어는 설명이나 해석보다는 사회적 의사소통을 위해 사용되고 간단한 말이나 몸짓을 이해할 수 있다. 가족구성원과의 관계나 친밀한 이들과의 관계에서 즐거움을 얻고 도움을 받는다.	식사, 옷 입기, 목욕, 배설과 같은 일상생활 영역 전반에 대한 지원과 감독이 항상 필요하다. 자신이나 타인의 안녕에 대한 책임 있는 결정을 내릴 수 없다. 성인기에 가사, 여가활동이나 작업에 참여하기 위해서는 지속적인 도움과 지원이 필요하며 모든 영역의 기술 습득을 위해서 장기간의 교육과 지속적인 도움이 필요하다. 소수의 경우 자해와 같은 부적응적 행동이 문제가 될 수 있다.
초고도	개념적 기술은 주로 상징적 과정보다는 물리적 세계와 연관이 있다. 자기관리, 작업, 여가를 위해 목표 지향적 방식으로 사물을 이용할 수 있다. 짝 짓기, 분류하기와 같은 단순한 시각-공간적 기능을 습득할 수도 있으나 동반된 운동, 감각 손상이 사물의 기능적 사용을 방해할 수 있다.	말이나 몸짓의 상징적 의사소통에 대한 이해가 매우 제한적이다. 일부 간단한 지시나 몸짓을 이해할 수 있다. 자신의 욕구나 감정은 주로 비언어적, 비상징적 의사소통방식을 통해 표현한다. 친숙한 가족구성원이나 보호자와의 관계를 즐기며 몸짓이나 감정적 신호를 통해 사회적 의사소통을 맺는다. 동반된 감각적, 신체적 손상으로 인해 다양한 사회적 활동에 제한이 생길 수 있다.	일부 일상 활동에는 참여할 수도 있으나 일상적인 신체관리, 건강, 안전의 전 영역에 걸쳐 타인에게 의존적인 생활을 하게 된다. 심각한 신체적 손상이 없는 경우에는 접시 나르기와 같은 간단한 가사를 보조할 수 있다. 고도의 지속적인 도움을 통해 물건을 이용한 활동을 함으로써 일부 직업적 활동의 기초를 마련할 수 있다. 음악, 영화, 산책, 물놀이와 같은 여가활동에 참여한다. 신체적, 감각적 손상이 집안일이나 여가, 직업적 활동에 방해가 된다. 소수의 경우에는 부적응적 행동이 나타날 수 있다.

3) 지적장애의 특징

앞서 잠깐 언급했듯이 지적장애는 영유아의 발달이 본격적으로 이루어지는 시기와 맞물려 발생한다. 발달을 관찰할 수 있어야 지적장애도 비교하여 관찰할 수 있기 때문이다. 구체적으로는 최초 24개월에서도 지적장애 진단을 내릴 수는 있다. 다만 이러한 진단은 상당히 드문 편이다. 정도가 심하지 않은 지적장애는 증상이나 뚜렷한 징후가 잘 드러나지 않는다. 주로 초등학교에 입학할 즈음에 진단이 내려진다. 왜냐하면 초등학교에서 공식적인 의미의 학업이 시작되고, 복잡한 규칙이나 고차원적 사고를 요구하는 작업들을 직면하기 때문이다.

진단은 매우 엄격하게 이루어지는데, 지적장애를 진단하기 위해서는 반드시 과거의 행동들을 모두 세심하게 살펴보아야 한다. 그리고 현재 나타나는 행동들까지도 엄격하게 살펴보아야 한다. 지적장애 진단을 받는 많은 영유아들은 인지, 행동, 정서의 대부분에서 발달이 지체되는 현상을 보이게 된다. 한편으로는 지적장애가 신체적 증상과 같이 나타날 수도 있다(윤치현, 2003). 특히, 지적장애 증상이 유전이나 질병과 같은 요소에 의한 경우가 이에 해당한다. 가령, 영유아가 다운증후군과 같은 유전 질병을 앓고 있다면 신체적 변화와 함께 지적장애가 동반될 수 있다. 이러한 경우 행동적인 특징과도 결부지어질 수 있다. 또 다른 예시로서 영유아가 뇌질환이나 심각한 머리 부상을 앓게 되었다면 지적장애가 시작될 가능성이 존재한다. 특히, 머리 부상은 정상적인 영유아들이 이미 완성한 인지기능조차도 잃어버리게 만들 수 있다는 점에 주의해야 한다. 즉, 지적장애를 진단할 때에는 모든 가능성을 열어놓아야 한다.

4) 지적장애의 발달 가능성

발달적 측면에서 지적장애를 바라보면 다음과 같이 설명할 수 있다. 지적장애는 일반적으로 증상이 꾸준히 악화되거나 좋아지지 않는다. 물론 개인에 따라 그러한 차이는 어느 정도 존재하며, 간혹 질병이 심각해짐에 따라 장애의 정도도 심해지거나 나아지는 경우가 있기도 하다. 그럼에도 불구하고 지적장애는 대부분 한 번 발생하면 고정되어 평생 지속된다. 다만, 유아와 영유아에게 지적장애를 진단할 때에는 상당한 시간을 투자한다. 그 이유는 영유아가 발달을 진행하고 완료할 때까지 어떠한 변화를 보일지 알 수 없기 때문이다. 드물기는 하지만 지적장애 판정을 번복하여 정상적인 수준까지 성장하는 경우도 있다. 따라서 지적장애의 경우 보호자의 적절한 돌봄과 자극을 제공하는 것은 물론이거니와 꾸준한 관찰을 통해 그것을 완전히 증명할 때까지 관찰을 계속해야 한다. 성인의 경우에 들어서면 발달장애는 거의 고착화되기 때문에 어느 정도 정확한 판단을 내릴 수 있다. 이 경우에도 적절한 보호 조치와 개입이 있어야 한다는 사실에는 변함이 없다. 새로운 기술을 습득할 수 있도록 돕고, 일반인과의 발달 격차를 조금이라도 줄일 수 있는 여러 가지 방안을 강구해야 한다.

3. 자폐 스펙트럼 장애(Autism Spectrum Disorder)

자폐 스펙트럼 장애는 기존의 자폐증과 같은 여러 정신장애를 통합한 아주 큰 범위의 항목이다. 일반적으로 자폐증에 대해 우리는 단순하게 생각하고 있지만 실상 자폐증은 아주 복잡하고 진단하기 까다로운 정신질환이다.

1) 자폐 스펙트럼 장애의 진단 기준

다음의 자세한 진단 기준을 통해 진단할 수 있다.

자폐 스펙트럼 장애 진단 기준(APA, 2013)

a. 다양한 분야에 걸쳐 나타나는 사회적 의사소통 및 사회적 상호작용의 지속적인 결함으로 현재 또는 과거에 걸쳐 다음과 같은 특징으로 나타난다.
  - 사회적·감정적 상호성의 결함(예: 비정상적인 사회적 접근과 정상적인 대화의 실패, 흥미나 감정 공유의 감소, 사회적 상호작용의 시작 및 반응의 실패)
  - 사회적 상호작용을 위한 비언어적인 의사소통 행동의 결함(예: 언어적, 비언어적 의사소통의 불완전한 통합, 비정상적인 눈 맞춤과 몸짓 언어, 몸짓의 이해와 사용의 결함, 얼굴 표정과 비언어적 의사소통의 전반적 결핍)
  - 관계 발전, 유지 및 관계에 대한 이해의 결함(예: 다양한 사회적 상황에 적합한 적응적 행동의 어려움, 상상 놀이를 공유하거나 친구 사귀기가 어려움, 동료들에 대한 관심 결여

b. 제한적이고 반복적인 행동이나 흥미, 활동이 현재 또는 과거에 걸쳐 다음 항목들 가운데 적어도 2가지 이상 나타난다.
  - 상동증적이거나 반복적인 운동성 동작, 물건 사용 또는 말하기(예: 단순 운동 상동증, 장난감 정렬하기, 또는 물체 튕기기, 반향어, 특이한 문구 사용)
  - 동일성에 대한 고집, 일상적인 것에 대한 융통성 없는 집착, 또는 의례적인 언어나 비언어적 행동 양상(예: 작은 변화에 대한 극심한 고통, 변화의 어려움, 완고한 사고방식, 의례적인 인사, 같은 길로만 다니기, 매일 같은 음식 먹기)
  - 강도나 초점에 있어서 비정상적으로 극도로 제한되고 고정된 흥미(예: 특이한 물체에 대한 강한 애착 또는 집착, 과도하게 국한되거나 고집스러운 흥미)
  - 감각 정보에 대한 과잉 또는 과소 반응, 또는 환경의 감각 영역에 대한 특이한 관심(예: 통증/온도에 대한 명백한 무관심, 특정 소리나 감촉에 대한 부정적 반응, 과도한 냄새 맡기 또는 물체 만지기, 빛이나 움직임에 대한 시각적 매료)

c. 증상은 반드시 초기 발달 시기부터 나타나야 한다. 그러나 사회적 요구가 개인의 제한된 능력을 넘어서기 전까지는 증상이 완전히 나타나지 않을 수 있고, 나중에는 학습된 전략에 의해 증상이 감춰질 수도 있다.

d. 이러한 증상은 사회적, 직업적 또는 다른 중요한 현재의 기능영역에서 임상적으로 뚜렷한 손상을 초래한다.

e. 이러한 장애는 지적장애 또는 전반적인 발달지연으로 잘 설명되지 않는다. 지적장애와 자폐 스펙트럼 장애는 종종 동반되어 나타난다. 자폐 스펙트럼 장애와 지적장애를 함께 진단하기 위해서는 사회적 의사소통이 전반적인 발달수준에 기대되는 것보다 저하되어야 한다.

2) 자폐 스펙트럼 장애의 수준

자폐 스펙트럼 장애는 지적장애와 유사한 특징을 보인다. 지적장애가 여러 가지 수준으로 분류되듯이, 자폐 스펙트럼 장애도 심각도를 3단계로 구분하여 제시하고 있다. 각 수준을 정확하게 진단하는 것은 추후 어떠한 도움을 제공해야 할지 가늠할 수 있도록 도와준다는 측면에서 상당히 유용한 것이라고 판단된다. 다음의 기준을 확인하도록 하자.

〈표 8-2〉 자폐 스펙트럼 장애 진단 수준(APA, 2013)

심각도 수준	사회적 의사소통	제한적이고 반복적인 행동
3단계 상당히 많은 지원을 필요로 하는 수준	언어적, 비언어적 사회적 의사소통기술에 심각한 결함이 있고, 이로 인해 심각한 기능상의 손상이 야기된다. 사회적 상호작용을 맺는 데 극도로 제한적이며 사회적 접근에 대해 최소한의 반응을 보인다. 예를 들어, 이해할 수 있는 말이 극소수 단어뿐인 사람으로서, 좀처럼 상호작용을 시작하지 않으며 만일 상호작용을 하더라도 오직 필요를 충족하기 위해 이상한 방식으로 접근하며 매우 직접적인 사회적 접근에만 반응한다.	융통성 없는 행동, 변화에 대처하는 데 극심한 어려움, 다른 제한적이고 반복적인 행동이 모든 분야에서 기능을 하는 데 뚜렷한 방해를 한다. 집중 또는 행동 변화에 극심한 고통과 어려움이 있다.
2단계 많은 지원을 필요로 하는 수준	언어적, 비언어적 사회적 의사소통 기술의 뚜렷한 결함, 지원을 해도 명백한 사회적 손상이 있으며 사회적 의사소통의 시작이 제한되어 있고 사회적 접근에 대해 감소된 혹은 비정상적인 반응을 보인다. 가령, 단순한 문장 정도만 말할 수 있는 사람으로서 상호작용이 편협한 특정 관심사에만 제한되어 있고 기이한 비언어적 의사소통이 뚜렷하게 나타난다.	융통성 없는 행동, 변화에 대처하는 데 극심한 어려움, 다른 제한적이고 반복적인 행동이 우연히 관찰한 사람도 알 수 있을 정도로 자주 나타나며, 다양한 분야의 기능을 방해한다. 집중 또는 행동 변화에 고통과 어려움이 있다.
1단계 지원이 필요한 수준	지원이 없을 때에는 사회적 의사소통의 결함이 분명한 손상을 야기한다. 사회적 상호작용을 시작하는 데 어려움이 있으며 사회적 접근에 대한 비전형적인 반응이나 성공하지 않은 반응을 보인다. 사회적 상호작용에 대한 흥미가 감소한 것처럼 보일 수 있다. 친구를 만들기 위한 시도는 괴상하고 대개 실패한다.	융통성이 없는 행동이 한 가지 또는 그 이상의 분야의 기능을 확연히 방해한다. 활동 전환이 어렵다. 조직력과 계획력의 문제는 독립을 방해한다.

3) 자폐 스펙트럼 장애의 특징

자폐 스펙트럼 장애는 우리가 비교적 주변에서 쉽게 관찰할 수 있는 인지적 장애이다. 일반적으로 자폐증으로 불리는 자폐 스펙트럼 장애를 가진 영유아나 성인을 찾아볼 수 있다. 자폐 스펙트럼 장애의 발병은 일반적으로 24개월 이내에 이루어진다고 알려져 있다. 다만, 그것을 포착하여 진단을 내리는 것까지 신중하게 이루어진다. 자폐 스펙트럼 장애는 발달을 지연시키기 때문에 발달이 또래 아이들보다 늦은 것을 확인하는 과정에서 주로 진단된다. 발달이 심각하게 늦는 경우에는 12개월 이전에도 자폐 스펙트럼 장애가 진단될 수 있다. 반대로 증상이 별로 나타나지 않아서 24개월 이후에 진단을 받을 수도 있다. 물론 이 경우에도 발달장애와는 조금 다른 증상을 보이게 되므로 주의해서 진단해야 한다. 진단을 받는 기준은 앞에서 아주 자세히 제시되었지만, 대체적으로 사회적 의사소통을 제대로 하지 못하거나 언어적 능력이 지체되는 경우가 대부분이다. 진단을 받는 연령이 대체적으로 아주 낮으므로, 대부분의 진단은 부모의 진술이나 전문가의 판단에 의해 이루어진다. 스스로 자신이 자폐 스펙트럼 장애라는 것을 아는 것은 굉장히 어렵다.

(1) 사회적 활동 거부

자폐 스펙트럼 장애를 다른 인지 · 행동 · 정서적 장애와 구분하는 가장 큰 특징은 일반적인 사회적 활동을 거부하는 것에 있다. 영유아들은 어른들이나 또래 영유아들과 이야기하고 노는 데 별다른 관심을 보이지 않는다. 이로 인해 대부분의 자폐 스펙트럼 장애 영유아들은 또래 무리에서 소외되고, 발달이 현저히 늦어진다는 특징을 갖는다. 심지어는 이미 성취된 발달과업도 하지 못하는 퇴행을 겪기도 한다. 이것은 자폐스펙트럼만이 가지는 특이한 증상이다. 따라서 많은 진단가들은 이러한 특징을 포착하여 진단을 내리곤 한다. 만약 사회적 상호작용 이외에 다른 문제가 나타난다면, 또 다른 조사가 필요하게 될 것이다. 그럼에도 불구하고 일단 사회적 기능이 부족하다는 것은 자폐 스펙트럼 장애 진단을 내리는 데 가장 중요하고 확실한 조건이 된다.

(2) 특이한 행동

두 번째 특징은 특이한 행동에 있다. 자폐 스펙트럼 장애 영유아는 또래와는 다른 특이한 행동으로 주목을 끈다. 일반적인 사람들이 생각하지 않는 독특한 놀이나 학습을 한다. 그렇다고 해서 이들의 신체적 능력이나 감각이 나쁜 것은 아니다. 다만, 그렇게 행동할 뿐이다. 이것은 아주 어린 시절부터 나타나기 때문에 부모들이 비교적 쉽게 알아차릴 수도 있다. 반복적인 행동을 하거나 굉장히 특이하게 노는 것은 사실 다른 보통 영유아들의 놀이 모습에서도 흔히 나타나는 것이다. 하지만 자폐 스펙트럼 장애 영유아에게는 그것이 훨씬 강하고 일정하게 나타난다. 대표적인 행동 양식에는 다음과 같은 것들이 있다.

자폐 스펙트럼 장애의 대표적인 행동 양식
- 성인이나 또래의 얼굴을 전혀 쳐다보지 않고 이야기하기(눈맞춤이 안 됨)
- 말 대신 특정한 행동으로 대화하기
- 장난감을 전혀 다른 목적으로 가지고 놀기(예: 인형을 두드리는 용도로만 사용 등등)
- 글자를 알고 있음에도 불구하고 대화에 전혀 사용하지 않기
- 같은 행동을 반복하는 상동행동
- 질문하는 것을 되물어보는 반향어 사용

4) 자폐 스펙트럼 장애의 발달 가능성

정확하게 자폐 스펙트럼 장애를 진단하기 위해서는 앞서 제시된 진단 기준과 심각도 기준을 정확하게 참고하고, 오랜 기간 동안 관찰과 면담을 병행해야 한다는 것을 알 수 있을 것이다. 많은 사람들이 오해하기를 자폐 스펙트럼 장애가 지적장애와 같이 한 번 발병하면 평생 지속되며 호전되지 않는 정신질환으로 생각하지만 그것은 정확한 사실이 아니다. 자폐 스펙트럼 장애는 퇴행성질환이 아니고 성인이 될 때까지, 혹은 성인이 되고나서도 꾸준한 학습과 훈련을 통해 분명히 증상을 개선할 수 있다. 물론 그것은 어려운 일이기는 하다. 그렇지만 청소년기에 들면서 사회적으로 성

숙해질 수도 있고, 학습에서 발전적인 모습을 보이는 것도 가능하다.

즉, 자폐 스펙트럼 장애는 초등학생 시기에 가장 심각해지며 성인이 되면서 상당히 개선될 가능성을 가지고 있는 질환이다. 대부분의 영유아들은 나이가 들면서 행동이 개선된다. 물론 이들이 완벽하게 나아지지는 않는다. 자폐 스펙트럼 장애가 가진 사회적 상호작용 결핍은 성인으로서 정상적인 생활을 하는 데 결점으로 작용하므로, 여러 가지 상황에서 불이익을 가져다준다. 직장을 얻고 가정을 꾸리는 등의 과업은 소수만이 할 수 있다. 물론 많은 환자들이 직장에서 활동하거나 사회생활을 하고 있지만, 그것은 완전히 독립된 것이 아니라 주변의 조력을 받고 있다는 점을 염두에 두어야 한다. 자폐 스펙트럼 장애를 가진 성인은 굉장히 순진하고 사회적인 위험에 그대로 노출되어 있는 것 같은 느낌을 갖고 있다. 그들은 이러한 사실을 어느 정도 인지하고 있기 때문에 불안이나 우울을 경험하기도 한다. 때로는 자신의 장애 사실을 숨기기 위해 노력하고 그에 대한 스트레스를 받는다.

소수의 사례에서는 성인들이 자폐 스펙트럼 장애를 진단받는 경우가 있다. 이것은 대부분 다른 외부적 충격이나 변화에 따라 나타나는 것이다. 이 경우에는 유아나 영유아 시절의 경험에서는 원인을 찾을 수 없다. 심지어는 자신이 자폐 스펙트럼 장애인 것을 전혀 인지하지 못하기도 한다. 따라서 외부인(주변 동료나 전문 진단가)이 진단 기준에 따라 적절히 판단하는 수밖에 없다.

정리하면, 자폐 스펙트럼 장애는 비교적 명확하게 진단이 가능한 인지적 장애이다. 그 이유는 자폐 스펙트럼 장애에서만 고유하게 나타나는 몇 가지 증상이 있기 때문이다. 그럼에도 불구하고 이 장애 진단을 내리는 데는 상당한 숙고와 명확한 근거가 있어야만 한다. 그리고 장애를 개선시키기 위한 특별한 지원도 요구된다. 자폐 스펙트럼 장애를 이겨내고 훌륭한 사회적 성취를 이룬 몇 가지 사례들을 찾을 수 있다. 그러한 사례들을 바탕으로 그들에게 어떠한 지원을 제공해야 할지를 고민해야 한다.

4. 특정학습장애(Specific Learning Disorder)

특정학습장애는 인지적 문제 중에서 학습과 관련된 내용들을 종합해 놓은 것이다. 학습장애의 범주에는 우리가 일반적으로 생각하는 거의 모든 수준의 학습문제들이 포함된다. 진단 기준은 다음과 같다.

1) 특정학습장애의 진단 기준

특정학습장애 진단 기준(APA, 2013)

a. 학습기술을 배우고 사용하는 데 있어서의 어려움. 이러한 어려움에 대한 적절한 개입을 제공함에도 불구하고 아래에 열거된 증상 중 적어도 한 가지 이상이 최소 6개월 이상 지속된다.
 - 부정확하거나 느리고 힘겨운 단어 읽기(단어를 느리며 더듬더듬 소리 내어 읽기, 자주 추측하며 읽기, 단어를 소리 내어 읽는 데 어려움이 있음)
 - 읽은 것의 의미를 이해하기 어려움(본문을 정확하게 읽을 수 있으나 읽은 내용의 순서, 관계, 추론 또는 깊은 의미를 이해하지 못함)
 - 철자법의 어려움(자음이나 모음을 추가하거나 생략 또는 대치하기)
 - 쓰기의 어려움(한 문장 안에서 다양한 문법적, 구두점 오류, 문단 구성이 엉성함, 생각을 글로 표현하는 데 있어 명료성 부족)
 - 수 감각, 단순 연산값 암기 또는 연산 절차의 어려움(숫자 의미, 수의 크기나 관계에 대한 빈약한 이해, 한 자릿수 덧셈을 할 때 또래들처럼 단순 연산값에 대한 기억력을 이용하지 않고 손가락을 사용, 연산 진행이 안 되거나 연산과정 바꾸기
 - 수학적 추론의 어려움(양적 문제를 풀기 위해 수학적 개념, 암기된 연산값 또는 수식을 적용하는 데 심각한 어려움이 있음)

b. 보유한 학습기술이 개별적으로 실시한 표준화된 성취도 검사와 종합적인 임상 평가를 통해 생활연령에 기대되는 수준보다 현저하게 양적으로 낮으며, 학업적, 직업적 수행이나 일상생활의 활동을 현저하게 방해한다는 것이 확인되어야 한다. 17세 이상인 경우 학습의 어려움에 대한 과거 병력이 표준화된 평가를 대신할 수 있다.

c. 학습의 어려움은 학령기에 시작되나 해당 학습 기술을 요구하는 정도가 개인의 능력을 넘어서는 시기가 되어야 분명히 드러날 수도 있다(주어진 시간 안에 시험 보기, 길고 복잡한 리포트를 촉박한 마감 기한 내에 읽고 쓰기, 과중한 학업 부담).

d. 학습의 어려움은 지적장애, 교정되지 않은 시력이나 청력문제, 다른 정신적 또는 신경학적 장애, 정신사회적 불행, 학습 지도사가 해당 언어에 능숙하지 못한 경우, 불충분한 교육적 지도로 더 잘 설명되지 않는다.

진단 기준을 잘 살펴보면 특정학습장애는 읽기와 쓰기, 기초적인 수 연산에 문제가 있는 것을 말한다는 것을 알 수 있다. 이러한 학습기술은 다른 고차원적 사고와 학습을 할 수 있는 기반이 된다는 점에서 중요하다. 즉, 특정학습장애는 다른 발달적 지연이나 문제행동의 원인이 되기도 한다. 일반적으로 특정학습장애는 신체(두뇌 및 신경)의 문제와 관련이 있는 것으로 알려져 있다. 신경의 문제로 인해 인지적 과정에 장애가 발생하게 되면 같은 자극을 받아들이더라도 다른 사람들보다 자극에 반응하는 것이 느려지게 되며 이것이 학습장애를 발생시킨다. 뇌의 정보처리 속도가 느려지는 것도 이 장애와 관련이 깊다.

2) 특정학습장애의 특징

특정학습장애를 진단하는 데 반드시 드러나야 할 증상에는 세 가지가 있다.

(1) 핵심 학습기술 미성취

이것은 가장 필수적인 조건으로서 핵심적 학업기술을 학습하는 것을 어려워해야 한다는 것이다. 따라서 대부분의 학습장애는 초등학교에 입학할 무렵 시작된다. 핵심적 학업기술이란 앞서 말한 기초적인 읽고 쓰기, 수 연산과 추론 등을 말하는 것이다. 물론 또래 영유아들은 대부분 이러한 과업을 어려워하지만, 특정학습장애를 가진 영유아는 이것을 특히 더욱 어려워하고 심지어는 성취해 내는 것을 실패한다는 점에서 차이가 있다. 이것을 진단할 때 중요한 것은 학습의 기회가 박탈당하거나 사회적으로 부족한 돌봄과 같은 요소에 의해 일어나는 것이 아니라는 점이다. 부모 혹은 교사가 적절한 학습을 제공함에도 불구하고 학생들이 어려움을 겪는 것이어야만 특정학습장애가 된다. 이러한 기술을 습득하는 것에 실패한 영유아들은 학교에 가서 다른 과목을 공부하는 것도 방해를 받게 된다. 이러한 학습의 어려움은 단순히 영유아가 호소하는 것보다 더 확실한 방법으로 진단되어야 한다. 즉, 학습의 어려움이 관찰 및 묘사 가능한 행동과 증상으로 나타나야만 진단할 수 있다. 첫 번째 증상을 진단하기 위해 다양한 방법을 활용할 수 있다. 대표적으로는 관찰법과 구체적으로 대화하는 방법, 학교에서의 구체적인 성적 기록, 생활기록부, 과거 학습문제로 상담을 받았던 내용 등을 확인하여 진단을 내릴 수 있다. 한 번 진단을 잘 내리는 것이 중요한데, 그 이유는 학습장애는 상당히 오래 지속되면서 영향을 끼치는 질환이기 때문이다. 더 정확하게 이야기하면 6개월 이상 학습이 지체되고 큰 어려움을 겪어야만 학습장애의 가능성이 있다고 진단을 내릴 수 있으며, 진단이 확정되면 즉각적인 개입이 시작되어야 한다. 이와 관련하여 중요한 것은 여러 분야가 아니라 특정한 분야에서만 어려움이 나타날 수도 있다는 점이다. 즉, 어떤 학생이 다른 것은 다 잘 하는데 숫자를 세고 읽고 셈 하는 것을 지속적으로 어려워한다면 이것이 특정학습장애의 한 조건이 될 수 있다. 이러한 특징은 영유아기에 발병하지만 성인까지 지속되는 경우가 많다. 물론 이것이 사회생활을 완전히 방해하는 것은 아니지만, 장기적인 학업의 어려움과 문제 상황은 영유아의 심리·정서에 영향을 줄 수 있다.

(2) 또래보다 현저히 낮은 성취

특정학습장애의 또 다른 핵심적인 특징은 영유아가 다른 또래들보다 현저히 낮은 수준의 성취를 보여 준다는 것이다. 이것은 대단히 큰 문제가 아닐 수 없다. 대부분의 또래가 성취하는 내용들은 어느 정도 연령에 따라 나누어져 있는데, 이것이 차이난다는 것은 앞서 말한 첫 번째 특징과 연관되어 나타나는 큰 문제적 상황이라고 할 수 있다. 영유아가 또래보다 수준이 낮다는 것은 그만큼 학습에서 제대로 된 역할을 할 수 없다는 뜻이 되고, 이것은 그 영유아가 교실에서 적응하기 어렵다는 뜻도 된다. 따라서 학습장애를 가진 많은 학생들은 일반적으로 학습을 싫어하고 심지어는 무조건 거부해버리기도 한다. 학습장애를 가진 영유아가 성장하여 성인이 되면 직업이나 평범한 생활에서도 어려움을 겪는다. 즉, 성인의 경우에는 학습기술의 수준이 영유아나 청소년수준에 머물러 있다는 말이 된다. 다만, 두 번째 특징과 관련하여서는 좀 더 정밀한 진단이 필요한데, 왜냐하면 또래의 수준보다 더 낮다는 것에 정확한 정의가 존재하지 않기 때문이다. 주로 학업 성취도 검사나 지능검사를 실시하여 이것을 판별하는데, 사실 이를 정밀하게 구별하기란 불가능하다. 가령, 읽기 시험에서 60점을 넘기지 못하면 또래에 비해서 약간 낮은지를 알 수 있겠지만 그 영유아가 정말로 글을 읽고 쓰는 데 어려움을 느끼는지는 알 수 없다. 즉, 첫 번째와 두 번째 특징은 서로 별개의 문제라는 점에서 딜레마에 빠질 수 있다. 이 문제를 해결할 수 있는 방법 중 하나는 검사를 여러 개 실시하는 것이다. 한 가지 이상의 검사를 계속적으로 실시하여 꾸준히 또래보다 낮은 성취를 보일 경우 학습장애를 진단할 수 있고 이것은 어느 정도의 신뢰성을 가질 수 있다. 이 경우에는 사용되는 검사도구에 따라 정확한 점수가 다를 수 있다. 학습의 어려움이 임상적 평가, 학업에 관한 기록, 생활기록부나 꾸준히 누적된 시험 점수 등 여러 방면의 증거를 통해 뒷받침되는 경우에는 좀 더 확실하게 진단을 내릴 수 있다. 표준화된 검사가 모든 언어에서 사용 가능한 것이 아니므로, 이러한 경우에는 사용 가능한 검사로 측정한 점수에 대한 임상적 판단에 기초하여 진단을 내릴 수 있다.

(3) 다른 원인이 없을 것

학습의 어려움은 지적장애, 전반적 발달 지연, 청각장애나 시각장애 또는 신경학적 장애나 운동장애에 의한 것이 아니어야 한다. 그리고 경제적, 환경적으로 불리한 조건이나 만성적인 무단결석, 교육의 부족과 같은 일반적인 외부 요인에 의한 것이 아니어야 한다. 마지막으로 신경학적 장애나 운동장애 또는 시각장애나 청각장애에 의한 것이 아니어야 한다. 결론적으로 말하면 뚜렷한 다른 원인을 찾을 수 없어야 한다. 특정학습장애를 가진 영유아는 학습의 어려움이 없었더라면 정상 수준의 지적 기능을 보여 줄 것으로 예측된다. 이것을 잘 드러내주는 단어가 바로 예상 밖의 학업부진이라는 표현이다. 즉, 이것은 아무런 특정한 원인이 없음에도 불구하고 학습장애가 나타나는 것을 의미하고 있다. 더 놀라운 사실은 특정학습장애가 재능이 뛰어난 사람에게도 언제든지 발생할 수 있다는 사실이다.

진단적 특징을 통해 알 수 있는 점은 특정학습장애는 반드시 종합적으로 결정해야 한다는 것이다. 그리고 공식적이든 비공식적이든 학습이 시작되어야만 진단할 수 있다는 사실도 알 수 있을 것이다. 또한 어떠한 출처라도 단일 자료만 가지고는 특정학습장애를 진단할 수 없다. 좀 더 정확히 말하면, 특정학습장애는 개인의 신체적 특성, 발달과정, 교육받은 내용, 유전, 이전의 학습 경험, 현재 학습 경험, 학교에서 제시하는 의견, 성적표, 생활기록부, 표준화 검사 등을 종합하여 내리는 진단이다. 만일 지능, 감각, 신경학적 또는 운동장애가 의심된다면 이러한 장애에 적합한 방법을 포함하여 특정학습장애에 대한 임상적 평가를 해야 한다. 따라서 특정학습장애와 심리학적/인지적 평가에 전문성이 있는 전문가가 포괄적인 평가를 동시에 실행해야 한다. 한편, 전형적으로 특정학습장애는 성인기까지 지속되기 때문에 학습문제의 뚜렷한 변화가 나타나거나 특별한 목적이 있는 경우를 제외하고는 재평가가 거의 필요하지 않다.

3) 특정학습장애의 발달 가능성

특정학습장애의 발병 및 발견, 진단은 영유아가 읽기, 철자법, 쓰기, 산술을 습득해야 하는 초등학생 때 이루어진다. 대부분의 경우 특정학습장애는 저학년 때 분명하게 나타난다. 물론 그것이 고학년이 될 때까지 숨겨져서 나타나지 않을 수도 있다. 더 구체적으로 살펴보면, 언어 지연이나 언어 결함, 운율이나 숫자 세기의 어려움 또는 쓰기에 요구되는 미세운동기술의 어려움과 같은 증상은 보통 정규 교육과정을 시작하기 전에 나타난다. 이러한 학습에서의 어려움은 학습을 거부하거나 난동을 부리는 등의 행동으로 변질되어 나타날 수도 있다. 특정학습장애는 일생 동안 지속되지만 장애의 경과와 임상적 발현은 환경적으로 요구되는 과제, 개인이 겪고 있는 학습 문제의 범위와 심각도, 개인의 학습능력, 동반질환, 가능한 지원체계나 개입의 상호 작용에 따라 다양하게 나타난다. 그럼에도 불구하고 일상생활에서의 읽기 유창성과 독해력, 철자법, 쓰기, 수리능력의 문제는 보통 성인기까지 지속된다. 증상 발현은 연령에 따라 달라지므로, 학습문제는 평생에 걸쳐 지속되거나 변화할 수 있다.

(1) 취학 전 영유아

구체적인 증상을 다시 한 번 확인해보도록 하자. 학교에 입학하기 전 영유아에게 관찰되는 증상으로는 말소리로 하는 놀이에 대한 흥미 부족, 동요 습득의 어려움이 있다. 특정학습장애를 가진 영유아는 제대로 된 말을 사용하지 못하는 빈도가 높고, 단어를 과도하게 잘못 발음하며, 글자, 숫자나 요일의 이름을 기억하는 데 문제를 보이기도 한다. 자신의 이름에 있는 문자를 인식하지 못할 수도 있고 숫자 세는 것을 습득하는 데도 문제가 있을 수 있다. 특정학습장애가 있는 유치원생들은 문자를 인식하거나 쓰지 못할 수 있고 자신의 이름을 쓰지 못하거나 자기 멋대로 만든 철자로 쓸 수도 있다. 이들은 단어를 음절로 나누는 데 어려움을 겪기도 하며, 음조가 비슷한 단어를 인식하는 데 문제가 있을 수도 있다. 또한 소리를 글자와 연결 짓는 것에 어려움을 보일 수 있고 음소 인식을 못할 수도 있다.

(2) 초등학생

초등학생 연령의 영유아에서 특정학습장애는 대개 글자와 소리의 관련성, 유창한 단어 해독, 철자 또는 단순 연산 습득의 뚜렷한 어려움으로 나타나며 소리 내어 읽는 것이 느리고 부정확하다. 일부 영유아는 수의 규모를 말이나 글로 표현한 것을 이해하는 데 어려움을 겪는다. 초등학교 1~3학년의 영유아는 음소 인식과 처리의 어려움이 계속될 수 있고 흔히 사용되는 한 음절의 단어를 읽지 못할 수도 있으며 흔히 사용되는 불규칙한 철자의 단어를 인식하지 못할 수 있다. 소리와 글자를 연결하는 문제에 어려움을 느낄 수도 있다. 숫자나 글자를 차례로 배열하는 데 어려움을 보일 수도 있다. 또한 초등학교 1-3학년의 영유아는 단순 연산에서 덧셈, 뺄셈 등의 연산과정을 기억하는 데 어려움을 겪을 수 있고 읽기나 수학이 어렵다고 불평하며 이를 피하려고 할 수 있다. 특정학습장애가 있는 초등학교 4~6학년의 영유아는 긴 단어나 다음절 단어의 일부분을 빼먹거나 잘못 발음할 수도 있고 발음이 비슷한 소리가 나는 단어를 헷갈릴 수 있다. 이들은 날짜, 이름, 전화번호를 기억하는 데 문제를 보일 수 있고, 숙제나 과제를 정해진 시간 내에 마치는 것에도 문제가 있을 수 있다.

(3) 중학생

중학년의 청소년도 부족한 독해력을 보이는데, 느리고 부자연스러우며 부정확한 읽기가 동반되거나 동반되지 않을 수도 있다. 작은 기능어를 읽는 데도 문제가 있을 수 있다. 철자가 매우 서툴고 졸필이다. 단어의 첫 부분은 정확히 인지하나 나머지 부분은 터무니없는 추측을 하며, 소리 내어 읽는 것을 두려워하거나 아예 거부할 수도 있다.

(4) 고등학생 이후

한편, 청소년들은 단어 해독을 습득할 수 있으나 읽기는 여전히 느리고 부자연스러우며 독해나 쓰기, 단순 연산이나 수학적 문제해결방법을 습득하는 데 있어 뚜렷한 문제를 보이는 경향이 있다. 청소년기와 성인기로 접어드는 기간 동안 특정학습장애가 있는 개인에서는 철자 오류가 지속되고, 단어나 본문을 느리게 읽거나 많은 노력을 들이며, 다음절 단어를 발음하는 데 어려움이 지속된다. 그들은 내용을 이해하거나 핵심을 파악하기 위해서 자료를 다시 읽는 경우가 많고, 기록된 문서로부터 의미를 추론하는 데 어려움을 겪는다. 청소년과 성인은 읽기 혹은 산수가 요구되는 활동을 피할 수도 있다. 특정학습장애가 있는 성인에서는 철자법 문제와 느리고 부자연스러운 읽기, 또는 업무와 관련된 문서상의 수치 정보로부터 중요한 추론을 하는 데 어려움이 있다. 읽기나 쓰기가 요구되는 여가 활동이나 업무 관련 활동을 피할 수 있고 활자에 접근하는 대안적 방법을 사용할 수도 있다. 결론적으로 특정학습장애를 가진 개인은 기본적인 수 감각을 이해하지 못하거나 단어 인식이나 철자법의 미숙과 같은 국한된 학습문제가 일생 동안 지속된다. 학습기술이 요구되는 활동을 피하거나 마지못해 하는 경우가 영유아, 청소년, 성인 모두에서 흔하다. 신체 증상이나 공황발작을 포함하는 심각한 불안 또는 불안장해가 일생에 걸쳐 흔하게 나타나며, 국한된 학습문제와 전반적인 학습문제 둘 다 동반한다.

이러한 특징을 통해 진단하는 특정학습장애는 여러 가지 방법을 활용하여 도움을 제공할 수 있다. 하지만 이것은 부모와 교사, 또래의 희생을 강요하는 측면이 있어서 굉장히 힘들 수 있다. 대표적으로 반복적으로 지도하는 교사의 경우 시간과 정서적 에너지 소모가 심각할 수 있다.

5. 의사소통장애(Communication Disorder)

의사소통장애는 언어, 말하기, 의사소통의 결함을 포함하는 아주 광범위한 장애이다. 말하기는 소리로 표현하는 것으로서 여기에는 개인의 조음, 유창성, 목소리, 공명의 질과 같은 요소가 포함된다. 언어는 형태, 기능 및 의사소통 규칙 중심의 관용적 방식으로 기호를 사용하는 것을 포함한다. 의사소통에는 행동, 사고 또는 다른 사람의 태도에 영향을 미치는 언어적 또는 비언어적 행동들(의도적이든 의도적이지 않든 간에)이 포함되어 있다. 말하기, 언어, 의사소통능력에 대한 평가를 할 때에는 개인의 문화적이고 언어적인 배경을 고려해야 한다. 다문화적 상황에 놓인 사람을 평가할 때는 좀 더 신중하고 세밀한 기준을 적용해야 한다는 뜻이다. 언어발달과 비언어적 지적 능력에 대한 표준화된 평가는 반드시 문화 및 언어집단에 적절해야 한다. 이 말은 한 집단에서 개발되고 표준화된 검사가 다른 집단의 표준에 적절하지 않을 수도 있다는 것을 의미한다.

1) 의사소통장애의 진단 기준

의사소통장애의 진단적 범주는 다음과 같다. 다음에 제시되는 기준들을 확인해보도록 하자.

언어장애(Language Disorder) 진단 기준(APA, 2013)

a. 언어에 대한 이해와 생성의 결함으로 인해 언어 양식(말, 글, 수화)의 습득과 사용에 지속적인 어려움이 있으며 다음 항목들을 포함한다.
 - 어휘(단어에 대한 지식과 사용) 감소
 - 문장구조(문법이나 법칙을 기초로 단어나 어미를 배치하여 문장을 만드는 능력)의 제한
 - 담화(주제나 일련의 사건을 설명하거나 기술하고 대화를 나누기 위해 어휘를 사용하고 문장을 연결하는 능력)의 손상

b. 언어능력이 연령에 기대되는 수준보다 상당히 그리고 정량적으로 낮으며 이로 인해 개별적으로나 어떤 조합에서나 효율적인 의사소통, 사회적 참여, 학업적 성취 또는 직업적 수행의 기능적 제한을 야기한다.

c. 증상의 발병은 초기 발병 시기에 시작된다.

d. 이러한 어려움은 청력이나 다른 감각 손상, 운동 기능 이상 또는 다른 의학적, 혹은 신경학적 조건에 기인한 것이 아니며, 지적장애나 전반적 발달지연으로 더 잘 설명되지도 않는다.

2) 언어장애의 특징

언어장애는 의사소통장애 중에서 가장 대표적으로 제시할 수 있는 진단 종류이다. 언어장애의 핵심적인 진단 특징은 어휘, 문장 구조, 담론에 대한 이해와 생성의 결함으로 인해 언어의 습득과 사용에 어려움을 겪는다는 점이다. 언어장애를 가진 영유아는 말로 하는 의사소통, 글로 하는 의사소통이나 몸짓 언어에서 분명하게 징후를 드러낸다. 언어장애를 진단하는 기준은 언어를 수용하는 능력과 표현하는 능력에 기인한다. 표현하는 능력이란 단어, 몸짓 또는 언어적 신호를 생성하는 문제와 연관이 있다. 그리고 수용하는 능력이란 언어의 의미를 정확하게 이해하는 것을 말한다. 언어적 기술에 있어서 표현하는 능력과 수용하는 능력 모두를 평가해야 하는데, 그 이유는 각 능력의 손상이 다르게 진행되었을 수도 있기 때문이다. 예를 들어, 한 개인

의 표현능력은 심각하게 손상되었을 수 있지만 수용 능력은 거의 손상되지 않았을 수가 있다.

언어장애는 주로 어휘와 문법에 영향을 미치며 이러한 영향은 말하는 능력을 제한한다. 영유아의 첫 단어와 구가 나타나는 시기가 지연되기 쉽다. 상대적으로 학습하고 활용할 수 있는 어휘의 양이 적으며 기대되는 수준보다 다양하지 못하고 문장은 특히 과거 시제와 관련된 문법 오류가 많고 짧으며 단순하다. 언어 이해의 결함은 종종 과소평가되는데, 그 이유는 영유아가 문맥을 통해 의미를 추론하는 것에 능숙할 수 있기 때문이다. 단어를 찾는 데 어려움이 생길 수도 있고, 정의 내리기에 취약하거나 동의어와 다의어에 대한 이해나 연령과 문화에 적합한 단어 놀이에 대한 이해가 부족할 수도 있다. 새로운 단어와 문장을 기억하는 문제는 긴 지시를 따르지 못하고 일련의 언어 정보를 반복하는 어려움, 새로운 단어 습득에 있어 중요한 기술인 새로운 소리의 순서를 기억하는 어려움과 같은 문제로 나타날 수 있다. 담화에 대한 어려움은 핵심적 사건에 대한 적절한 정보를 제공하는 능력과 논리 정연하게 이야기를 서술하는 능력의 감소로 나타날 수 있다. 언어의 어려움은 연령의 기대 수준에 비해 상당히 낮고, 이는 학업 성취, 직업적 수행, 효과적인 의사소통이나 사회화를 방해한다. 언어장애의 진단은 개인의 과거 학습 경험, 다양한 배경에서의 직접적인 임상 양상의 관찰, 그리고 심각한 정도를 측정할 수 있게 해주는 언어능력에 대한 표준화된 검사 점수를 종합하여 내려야 한다.

3) 언어장애의 발달 가능성

언어 습득은 유아기에서 시작해서 청소년기에 성인수준의 실력까지 변화하는 것이 특징이다. 이러한 변화는 언어의 다양한 영역에 걸쳐 연령에 따른 단계적 증가를 보이며 동시적으로 나타난다. 언어장애는 초기 발달 시기 동안 나타난다. 그러나 초기 어휘 습득과 초기 단어 조합에 있어서는 상당한 차이가 있고 각각의 차이는 단일 지표로서 이후의 결과를 강력히 예측하는 것은 아니다. 4세까지는 평가의 정확도가 나아짐과 더불어 언어능력에 대한 개인차가 더욱 안정적으로 되어 이후의 결과를 높게 예측할 수 있게 된다. 4세 이후에 언어장애를 진단받은 경우에는 비록 특정한 언어적 강점과 결함이 발달 경과에 따라 달라질 수 있더라도 시간이 지나도 진단이 안정적인 경향이 있으며 일반적으로 성인기까지 장애가 지속된다.

4) 말소리장애의 진단 기준

말소리장애(Speech Sound Disorder) 진단 기준(APA, 2013)

a. 말소리 내기에 지속적인 어려움이 있으면 이는 언어 명료도를 방해하거나 전달적인 언어적 의사소통을 막는다.
b. 장애가 효과적인 의사소통을 제한하여, 사회적 참여, 학업적 성취, 또는 직업적 수행을 각각 혹은 조합해서 방해한다.
c. 증상의 발병은 초기 발달 시기에 시작된다.
d. 이러한 어려움은 뇌성마비, 구개열, 청력 소실, 외상성 뇌손상이나 다른 의학적 또는 신경학적 조건과 같은 선천적 혹은 후천적 조건으로 인한 것이 아니다.

5) 말소리장애의 특징

말소리장애는 의사소통장애의 또 다른 중요한 요소이다. 왜냐하면 말소리가 잘못되면 듣는 사람들의 입장에서 굉장히 어색하고 문제가 있다는 사실을 알아차리기 쉽기 때문이다. 이러한 말소리장애를 결정하는 것은 음소를 또렷이 소리 내어 구어를 조합할 수 있는가에 대한 문제로 귀결된다. 말하기 위해서는 언어음에 대한 음성학적 지식, 조음 기관의 움직임과 더불어 말하기 위한 호흡과 발성을 조절하는 능력이 모두 필요하다. 발음 생성에 어려움이 있는 영유아들은 언어음에 대한 음성학적 지식이나 말하기 위해 다양한 수준의 움직임을 조절하는 능력에서 어려움을 겪을 수 있다. 따라서 말소리장애는 기본적으로 이질적인 장애로서 음성학적 장애와 조음장애를 포함한다. 말소리장애는 언어음의 생성이 영유아의 연령과 발달단계에 기대되는 수준에 맞지 않고 이러한 결함이 신체적, 구조적, 신경학적 또는 청력 손상의 결과로 발생한 것이 아닐 때 진단된다.

말소리 내기를 명료하고 정확하게 생성하고 연결된 말을 유창하게 생성하는 법을 배우는 것은 영유아의 발달과 관련되어 있다. 입이나 성대의 구조가 발달하는 것, 그리고 뇌의 언어기능이 발달하는 것과 밀접하게 연관되어 있기도 하다. 말소리의 조음은 발달 양상에 따르며 이러한 발달 양상은 표준화된 검사의 연령표준에 반영된다. 전형적인 발달을 하는 영유아들이 말하는 법을 배우면서 단어와 음절을 짧게 말하는 것은 이상한 일이 아니지만, 3세경에는 발음 생성기술을 습득해서 대부분 이해할 수 있게 말해야 한다. 7세경에는 대부분의 말소리를 명료하게 생성해야 하며 대부분의 단어를 정확하게 발음해야 한다. 가장 빈번하게 잘못 발음되는 소리들은 늦게 학습되는 경향이 있다. 8세까지는 이러한 발음들을 잘못 하는 경우가 종종 발생한다. 혀 짧은 발음은 특히 흔하게 나타나며 앞면과 측면으로 공기 흐름이 나타날 수 있다. 이는 비정상적으로 혀를 밀어서 삼키는 양상과 연관이 있을 수도 있다. 말소리장애를 가진 대부분의 영유아는 치료에 대한 반응이 좋고 시간이 흐를수록 문제가 개선되기 때문에 장애가 평생 지속되는 것은 아니다. 그러나 만약 언어장애가 함께 존재하는 경우에는 말하기 장애의 예후가 더 나쁘며 특정학습장애와도 연관이 있을 수 있다.

6) 영유아기 발병 유창성장애(말더듬)의 진단 기준

영유아기 발병 유창성장애(말더듬)(Childhood-Onset Fluency Disorder)(Stuttering) 진단 기준(APA, 2013)

a. 말의 정상적인 유창성과 말 속도 양상의 장애로서 이는 연령이나 언어기술에 비해 부적절하며 오랜 기간 지속된다. 다음 중 한 가지 이상이 자주 뚜렷하게 나타나는 것이 특징이다.

- 음과 음절의 반복
- 자음과 모음을 길게 소리 내기
- 단어의 깨어짐(한 단어 내에서 머뭇거리기)
- 소리를 동반하거나 동반하지 않는 말 막힘(말의 중단 사이가 채워지거나 채워지지 않음)
- 돌려 말하기(문제 있는 단어를 피하기 위한 단어 대치)
- 과도하게 힘주어 단어 말하기
- 단음절 단어의 반복

b. 개별적으로나 복합적으로 장애는 말하기에 대한 불안 혹은 효과적인 의사소통, 사회적 참여, 또는 학업적·직업적 수행의 제한을 야기한다.
c. 발병은 초기 발달 시기에 시작된다.
d. 장애는 언어운동 결함 또는 감각 결함, 신경학적 손상에 의한 비유창성, 또는 다른 의학적 상태로 인한 것이 아니며 다른 정신질환으로 더 잘 설명되지 않는다.

7) 영유아기 발병 유창성장애의 특징

소위 말더듬이라고 불리는 영유아기 발병 유창성장애의 필수 증상은 연령에 부적절한 말의 유창성과 말 속도장애다. 이 장애는 음이나 음절을 자주 반복하거나 길게 하는 특징이 있다. 말의 유창성장애는 학업과 직업에서의 성취나 사회적 의사소통을 어느 정도 방해한다. 장애의 정도는 상황에 따라 다양한데, 흔히 의사소통에 대한 특별한 압력(발표, 면접)이 있으면 더 심해진다. 흥미롭게도 말더듬 증상은 노래, 무생물이나 애완동물에게 말하는 상황, 혼잣말하기 등의 상황에서는 나타나지 않기도 한다.

영유아기 발병 유창성장애는 80~90%가 6세경에 나타나며 발병 연령대는 2~7세 사이에 있는 것으로 알려져 있다. 발병은 서서히 시작되거나 갑작스럽게 나타나는 것 모두가 가능하다. 전형적으로 비유창성은 첫 자음, 구의 첫 단어나 긴 단어를 반복하면서 점진적으로 시작된다. 영유아는 비유창성을 인식하지 못할 수도 있다. 장애가 진행됨에 따라 비유창성이 좀 더 빈번해지고 방해가 되며 가장 의미 있는 단어나 구에서도 나타난다. 영유아가 말하기 문제를 인식함에 따라 청중 앞에서 말하는 것을 피하거나 짧고 간단한 말을 하는 것처럼 비유창성과 감정적 반응을 피하기 위한 방법을 개발할 수도 있다. 종단연구에서는 65~85%의 영유아가 비유창성으로부터 회복된다고 보고했으며 8세경에 유창성장애가 얼마나 심각한지를 통해서 회복될지, 아니면 청소년기 이후까지 지속될지를 예측할 수 있다고 하였다.

8) 사회적 의사소통장애의 진단 기준

사회적 의사소통장애(Social Communication Disorder) 진단 기준(APA, 2013)

a. 언어적, 비언어적 의사소통의 사회적인 사용에 있어서 지속적인 어려움이 있고 다음과 같은 양상이 모두 나타난다.
  - 사회적 맥락에 적절한 방식으로 인사 나누기나 정보 공유 같은 사회적 목적의 의사소통을 하는 데 있어서의 결함
  - 교실과 운동장에서 각기 다른 방식으로 말하기, 영유아와 성인에게 각기 다른 방식으로 말하기, 그리고 매우 형식적인 언어의 사용을 피하는 것과 같이 맥락이나 듣는 사람의 요구에 맞추어 의사소통방법을 바꾸는 능력에 있어서의 손상
  - 자기 순서에 대화하기, 알아듣지 못했을 때 좀 더 쉬운 말로 바꾸어 말하기, 상호작용을 조절하기 위해 언어적·비언어적 신호를 사용하기와 같이 대화를 주고받는 규칙을 따르는 데 있어서의 어려움
  - 무엇이 명시적 기술이 아닌지, 언어의 비문자적 또는 애매모호한 의미가 무엇인지 이해하는 데 있어서의 어려움

b. 개별적으로나 복합적으로 결함이 효과적인 의사소통, 사회적 참여, 사회적 관계, 학업적 성취 또는 직업적 수행의 기능적 제한을 야기한다.

c. 증상의 발병은 초기 발달 시기에 나타난다.

d. 증상은 다른 의학적 또는 신경학적 상태나 부족한 단어구조 영역과 문법능력에 기인한 것이 아니며 자폐 스펙트럼 장애, 지적장애, 전반적 발달 지연 또는 다른 정신질환으로 더 잘 설명되지 않는다.

9) 사회적 의사소통장애의 특징

사회적 의사소통장애는 실용성 또는 언어 및 의사소통의 사회적 사용문제가 가장 우선적인 특징이 된다. 상황이나 문맥 속에서 언어적·비언어적 의사소통의 사회적

인 규칙을 이해하는 데 어려움을 겪으며, 듣는 사람이나 상황적 요구에 따라 언어를 바꾸며 대화를 나누거나 이야기하는 규칙을 이해하는 것도 상당히 힘들어 한다. 사회적 의사소통의 결함은 효과적인 의사소통, 사회적 참여, 사회적 관계의 발전, 학업의 성취 또는 직업적 수행에 있어 기능적인 제한을 불러일으킨다. 이러한 결함은 구조적 언어영역이나 인지적 영역의 부족한 능력으로 인한 것이 아님을 이해해야 한다.

사회적 의사소통은 말하기와 언어의 적절한 발달과정에 달려 있기 때문에 사회적 의사소통장애의 진단은 4세 이하의 영유아에게서는 드물다. 4세 또는 5세가 되면 대부분의 영유아가 적절한 말하기 및 언어능력을 갖게 되므로 사회적 의사소통의 특정한 결함을 인지할 수 있게 된다. 보다 경미한 정도의 사회적 의사소통장애는 언어 및 사회적 상호작용이 더욱 복잡해지는 초기 청소년까지 분명히 나타나지 않을 수도 있다.

사회적 의사소통장애의 결과는 다양하게 나타난다. 일부 영유아들은 시간이 흐르면 상당한 개선을 보이는 반면 나머지는 성인까지 문제가 지속되기도 한다. 유의한 개선을 보이는 사람들 중에서도 초기 결함은 사회적 관계와 행동 및 쓰기와 같은 다른 연관된 기술 습득에 지속적인 손상을 야기하기도 한다.

Chapter 09

DSM-5에서 본 영유아 행동장애

1. DSM-Ⅳ에서 DSM-5로의 주요 변화사항
2. 품행장애
3. 적대적 반항장애
4. 섭식장애
5. 주의력결핍과잉행동장애
6. 배설장애
7. 틱장애

이 장에서는 아동의 행동과 관련된 정신적 문제들을 다루어 본다. 아동의 행동은 앞서 살펴본 인지와 학습과는 또 다른 차원의 문제를 야기한다. 흔히 아동들은 싸우면서 크는 것이라고 생각하는 부모들이 있다. 이것은 어느 정도 맞는 말이지만, 만일 그것이 정신적 문제에 의한 것이라고 한다면 이야기는 조금 달라진다. 그것이 자신의 의지나 생각과는 상관없이 불쑥 튀어나오거나, 조절이 잘 되지 않아서 생기는 경우 대부분 행동적 측면의 정신문제로 판단할 수 있다. 여기서는 행동 측면에서 우리가 찾아볼 수 있는 대표적인 4종류의 문제들을 중심으로 살펴보기로 한다.

1. DSM-Ⅳ에서 DSM-5로의 주요 변화사항

1) 품행장애

품행장애는 DSM-Ⅳ에 비해 별다른 변화가 없다. 여전히 큰 범주인 파괴적, 충동조절 및 품행장애에 포함되어 있다. 한 가지 변경된 것은 품행장애를 위한 기준에 장애를 위한 전체 기준을 만족하면서도 약간의 친사회적 정서를 가지고 있는 환자를 구별하는 기준이 신설되었다는 점이다.

2) 적대적 반항장애

적대적 반항장애를 위한 진단 기준은 화난/예민한 기분, 논쟁적/반항적 행동, 보복행동의 3가지 유형으로 구분되어 분류되었고 품행장애를 구별하기 위한 기준이 없어졌다.

3) 섭식장애

음식과 관련된 정신질환에는 이식증, 반추장애, 거식증, 폭식증, 비만 등이 있다.

여기서는 명칭이 조금씩 변경되었다. 거식증은 회피적/제한적 음식섭취장애로 바뀌었으며 기준도 더 넓어졌다. 폭식증도 신경성 폭식증으로 바뀌었다. 변화된 점은 엄청난 폭식과 부적절한 보상행동의 최소 평균 빈도가 주 2회에서 1회로 감소했다는 점이다.

4) 주의력결핍과잉행동장애

주의력결핍과잉행동장애는 ADHD를 말하는 것이다. 이번에 몇 가지 진단 기준이 수정되었다. 이 질환을 전 연령에 걸쳐 적용할 수 있도록 실제 예시가 제시되었다. 또한 발달 기준에 따라 조금씩 다른 판단 기준을 추가하였다. 또한 주목할 만한 점으로는 ADHD를 자폐 스펙트럼 장애와 함께 진단하는 것이 가능하게 되었다. 기존에 영유아들만을 대상으로 하던 ADHD가 성인수준으로 확장된 것이다. 이것은 개정과정에서 그동안 수집되었던 자료들이 반영됨에 따른 것이다.

5) 배설장애

배설장애는 유뇨증, 유분증을 포함하는데, 배설장애는 유의미한 변화는 없다. 다만 배설장애가 DSM-5에서 독립적인 분류 기준으로 등장한다.

6) 틱장애

틱장애에는 범주에 운동장애가 포함되었다. 따라서 틱장애는 발달장애, 운동장애, 투렛장애, 음성 틱, 잠재적 틱 등을 포함하는 아주 큰 범위로 발전하였다.

2. 품행장애(Conduct Disorder)

품행장애는 그 단어에서도 잘 나와 있듯이 '품행'에 문제를 보이는 것이다. 이것은 다른 사람의 권리를 침해하거나 자신이 지켜야 할 규칙 등을 어기는 행동을 하는 것으로서 이것이 반복적으로 나타날 경우 장애로 본다. 다음과 같은 아주 세밀한 기준에 의하여 진단을 실시한다.

1) 품행장애의 진단 기준

품행장애 진단 기준(APA, 2013)

a. 다른 사람의 기본적 권리를 침해하고 연령에 적절한 사회적 규범 및 규칙을 위반하는 지속적이고 반복적인 행동 양상으로서 지난 12개월 동안 다음의 15개 기준 중 적어도 3개 이상에 해당하고 지난 6개월 동안 적어도 한 개 이상의 기준에 해당된다.

- 사람과 동물에 대한 공격성
  - 자주 다른 사람을 괴롭히거나 위협하거나 협박함
  - 자주 신체적인 싸움을 검
  - 다른 사람에게 심각한 신체적 손상을 입힐 수 있는 무기 사용
  - 다른 사람에게 신체적으로 잔인하게 대함
  - 동물에게 신체적으로 잔인하게 대함
  - 피해자가 보는 앞에서 도둑질을 함
  - 다른 사람에게 성적 활동을 강요함
- 재산 파괴
  - 심각한 손상을 입히려는 의도로 고의적으로 불을 지름
  - 다른 사람의 재산을 고의적으로 파괴함
- 사기 또는 절도
  - 다른 사람의 집, 건물 또는 자동차를 망가뜨림
  - 어떤 물건을 얻거나 환심을 사기 위해 또는 의무를 피하기 위해 거짓말을 자주 함
  - 피해자와 대면하지 않은 상태에서 귀중품을 훔침
- 심각한 규칙 위반
  - 부모의 제지에도 불구하고 13세 이전부터 자주 밤늦게까지 집에 들어오지 않음
  - 친부모 또는 양부모와 같이 사는 동안에 밤에 적어도 2회 이상 가출, 또는 장기간 귀

　　가하지 않은 가출이 1회
　－ 13세 이전에 무단결석을 자주 함
b. 행동장애가 사회적, 학업적 또는 직업적 기능영역에서 임상적으로 현저한 손상을 초래
c. 18세 이상일 경우 반사회성 성격장애의 기준에 부합되지 않는다.

2) 품행장애의 특징

결론부터 이야기하면, 품행장애의 핵심 특징은 다른 사람의 기본 권리를 침해하고 연령에 적절한 사회적 규범 및 규칙을 위반하는 지속적이고 반복적인 행동 양상이다. 이러한 행동은 크게 4가지 영역으로 구분된다. 이 중에서 3가지 이상의 행동이 지난 12개월 동안 존재해야 하며 적어도 한 개 이상의 행동이 지난 6개월 동안 존재해야 한다. 상당히 까다로운 조건이 충족되어야만 진단이 내려진다. 그리고 더 중요한 것은 행동장애로 인해 환자의 사회적, 학업적 또는 직업적 기능영역에 큰 손상이 있어야 한다는 점이다.

품행장애의 행동 양상은 가정이나 학교, 지역사회와 같은 다양한 장면에서 관찰된다. 따라서 다양한 증거와 진술이 확보될 때 제대로 된 진단을 내릴 수 있다. 환자의 말만 듣고는 제대로 된 정확한 진단을 내리는 것이 어렵다. 왜냐하면 대부분의 품행장애가 있는 사람은 자신의 품행문제를 축소하여 말하는 경향이 있기 때문이다. 따라서 단독으로 진단할 때는 그 사실이 잘 드러나지 않아 진단되기 어렵다. 따라서 품행장애를 정확하게 진단하기 위해 추가적인 정보가 반드시 필요하다. 한편으로는 다른 증인들이 환자에 대해 보고할 때에도 주의해야 한다. 부모나 교사와 같이 환자와 이해관계가 얽혀 있는 사람들의 경우 아동의 문제를 큰 것으로 생각하지 않아 축소 보고할 위험성이 존재한다. 따라서 최소 3가지 정보 원천에서 철저하게 자료를 수집하고 평가할 것을 권장하고 있다.

품행장애를 아주 어린 유아나 초등학교에 입학하기 전 아동에게 진단을 내리는 것

은 드문 일이다. 물론 그럴 가능성이 전혀 없는 것은 아니다. 그럼에도 불구하고 유아에게 진단을 잘 내리지 않는 이유는 그러한 행동을 할 만큼 발달이 충분하지 못하다고 생각하기 때문이다. 즉, 아동들이 보이는 여러 문제들이 아직 성숙하지 않아서 그런 것일 수도 있기 때문에, 조금 더 기다려주고 이해해준다는 측면을 강하게 가지고 있다. 따라서 품행장애는 취학 전과 같이 어린 시기에도 발병할 수 있으나 보통 중기 아동기에서 중기 청소년기 사이에 처음으로 증상이 현저하게 드러나고 이때 진단받는 경우가 흔하다. 아동기에 품행장애가 발병하는 경우에는 적대적 반항장애와 흔히 같이 나타난다. 한편, 품행장애는 성인들에게도 진단을 내릴 수 있다. 다만 이것이 아동기에는 없다가 곧바로 나타나는 경우는 거의 없고, 주로 어린 시절에 그럴 가능성이 있을 것이라는 몇 가지 증상을 가지고 있었던 경우가 많다. 즉, 아동기에 완전히 정상이었던 사람이 성인이 되어 갑자기 품행장애를 진단받는 것은 굉장히 드문 일이다.

3) 품행장애의 원인

(1) 신체적 요인

가장 먼저 생각할 수 있는 원인은 선천적으로 결정되는 신체적인 부분이다. 이것은 여아와 남아의 품행장애 비율을 살펴보면 명확해진다. 품행장애는 남자 아동에게서 발생하는 비율이 매우 높은 정신장애이다. 따라서 남녀 성별에 따른 신체적 차이에서 품행장애가 어느 정도 결정된다고 말할 수 있다. 구체적으로는 남성과 여성의 호르몬 비율이 다르기 때문에 이러한 결과가 나타난다고 한다. 유전도 강력한 요인이다. 부모가 범죄자이거나 성격적으로 문제가 있을 경우 자녀가 이것을 닮을 확률이 꽤 높은 것으로 알려져 있다.

(2) 사회 · 문화적 요인

한편, 사회적이나 문화적인 원인도 어느 정도의 비율을 차지한다고 알려져 있다. 만일 어떤 아동이 가정에서 폭력을 경험하였다면, 그 아동이 품행장애로 발전하는 것은 아주 쉬울 것이다. 즉, 가정에서의 양육이 품행장애를 결정하는 아주 중요한 요인이 된다. 부모가 만약 아동의 품행에 대해 교정하지 않거나 반대로 너무 억압적으로 교육을 한다면 아동은 품행장애를 갖게 될 가능성이 높아진다. 가정의 구조 역시 원인이 될 수 있다. 부모의 이혼과 같은 중대한 사건은 아동에게 큰 영향을 준다. 그리고 부모가 맞벌이를 하여 양육을 주로 담당하는 사람이 자주 바뀌게 될 경우에도 문제가 생긴다. 대중매체나 온라인상에서 흔히 접할 수 있는 여러 폭력적인 장면들이나 파괴적인 장면들도 품행장애의 비율을 높이는 데 영향이 있다고 한다. 아동이 가장 많은 진단을 받는 시기인 학교 시기에서도 이러한 현상이 잘 드러난다. 따라서 학교의 환경이나 문화도 아동의 품행장애 진단에 영향을 준다. 주변 친구들의 성향이 어떠한지, 선생님의 지도방식이나 학생을 대하는 태도 등이 어떠한지가 영향을 준다고 한다.

4) 품행장애의 발달 가능성

품행장애의 경과는 다양하게 나타난다. 앞서 말했듯이 발병은 대부분 초등학교 시기에 이루어진다. 다행히 대부분의 경우 품행장애는 성인기가 되면 사라진다. 간혹 청소년기에 품행장애를 진단받을 수도 있는데, 이것은 사춘기 청소년의 특성과 맞물려 진단되는 경우가 많기 때문에 성인이 되면 대부분 해소된다. 정상적인 사회생활을 영위하기도 한다. 그렇다고 해서 모두가 성인기에 나아지는 모습을 보이는 것은 아니다. 어린 시절 발병한 품행장애를 안고 성인이 되었을 경우에 더 나아지지 않고 직접적인 범죄행동에 가담하거나 물질 관련 장애로 발전하는 경우가 종종 보고된다. 이와는 별도로 품행장애가 있는 아동 및 청소년은 이후 성인이 되었을 때 기분장애,

불안장애, 외상 후 스트레스장애, 충동조절장애에 취약하다고 한다.

개인의 체력과 인지능력이 발달하고 성적인 성숙이 이루어짐에 따라 이 장애의 증상도 연령에 따라 달라진다. 초기 증상은 덜 심각한 반면에 나중에 나타나는 증상들은 더 심각해지는 경향이 있다. 그러나 이는 개인에 따라 매우 다르며 몇몇 경우는 어린 나이에 더 큰 피해를 주는 심각한 행동에 관여하기도 한다. 품행장애가 있는 사람이 성인이 되었을 때 공격성, 재산 파괴, 사기, 규칙 위반 등의 증상을 계속 보이고 동료, 배우자 그리고 아이들을 대상으로 폭력을 행사하는 일이 직장이나 가정에서 관찰되는 경우 반사회적 성격장애를 함께 진단할 수도 있음을 알아두도록 하자.

3. 적대적 반항장애(Oppositional Defiant Disorder)

적대적 반항장애는 흔히 분노조절장애라고도 불린다. 이것은 최근 들어 아동과 성인에게서 자주 보고되고 있는 장애의 한 종류이다. 적대적 반항장애가 행동 측면에 포함되어 있는 이유는 구체적인 행동과 분노 표시 행위가 있어야 하기 때문이다. 적대적 반항장애는 우리가 쉽게 알 수 있고 관찰할 수 있는 다음의 몇 가지 기준에 따라 진단을 내릴 수 있다.

1) 적대적 반항장애의 진단 기준

적대적 반항장애 진단 기준(APA, 2013)

a. 분노/과민한 기분, 논쟁적/반항적 행동 또는 보복적인 양상이 적어도 6개월 이상 지속되고 다음 중 적어도 4가지 이상의 증상이 존재한다. 이러한 증상은 형제나 자매가 아닌 적어도 한 명 이상의 다른 사람과의 상호작용에서 나타나야 한다.
- 분노/과민한 기분
  - 자주 욱하고 화를 냄
  - 자주 과민하고 쉽게 짜증을 냄
  - 자주 화를 내고 크게 분개함

- 논쟁적/반항적 행동
  - 권위자와의 잦은 논쟁, 아동이나 청소년의 경우는 성인과 논쟁
  - 자주 적극적으로 권위자의 요구나 규칙을 무시하거나 거절
  - 자주 고의적으로 타인을 귀찮게 함
  - 자주 자신의 실수나 잘못된 행동을 남의 탓으로 돌림
- 보복적 특성
  - 지난 6개월 안에 적어도 두 차례 이상 악의에 차 있거나 앙심을 품음

b. 행동장애가 개인 자신에게 또는 자신에게 직접적으로 관련 있는 사회적 맥락(예: 가족, 또래집단, 동료) 내에 있는 상대방에게 고통을 주며 그 결과 사회적, 학업적, 직업적 또는 다른 중요한 기능영역에서 부정적인 영향을 준다.

c. 행동은 정신병적 장애, 물질사용장애, 우울장애 또는 양극성장애의 경과 중에만 국한하여 나타나지 않는다. 또한 파괴적 기분조절부전장애의 진단 기준을 충족하지 않아야 한다.

2) 적대적 반항장애의 특징

적대적 반항장애의 핵심 특징은 분노/과민한 기분, 논쟁적/반항적 행동 또는 보복적 특성이 빈번하고 지속적이라는 점이다. 단순히 화를 내는 것만으로는 인정되지 않는다. 중요한 것은 이러한 많은 특성들이 자주, 지속적으로 나타나야 한다. 적대적 반항장애에서는 부정적 기분문제가 수반되지 않고 행동문제만 보이는 경우도 종종 있다. 그러나 이 장애가 있는 사람들은 전반적으로 행동문제뿐만 아니라 분노/과민한 기분 증상도 함께 보인다.

적대적 반항장애의 증상들은 제한된 장소에만 나타나는 경우가 가장 많다. 이것은 특정한 장소에서의 모습이 그 아동의 전부를 말해주지 않는다는 것을 의미한다. 가령, 학교에서 친구들과 잘 지내고 교사의 지시에 잘 따르는 아이가 집에서는 완전히 돌변하는 경우가 있다. 즉, 한 가지 상황에서만 적대적 반항장애의 증상이 제한적으로 나타날 수가 있는 것이다. 그리고 이러한 증상은 집이나 학교에서만 문제를 보이는 경우가 가장 흔하다. 물론 특정한 장소에서만 이런 문제를 보인다고 하더라도 그 정도가 너무나 심각하여 진단 기준을 만족한다면 적대적 반항장애의 진단을 내리는

것이 가능하다. 그러나 조금 더 심각한 장애를 가져 자신을 통제하는 것이 좀 더 어려운 경우에는 분노를 표출하는 증상을 다른 상황이나 장소에서도 보이게 된다.

이러한 사실은 적대적 반항장애를 조사할 때 좀 더 정확하고 다양한 자료를 수집해야 한다는 것을 시사한다. 증상이 여러 상황에 만연된 정도가 장애의 심각도 지표가 된다는 점을 고려할 때 개인이 다양한 상황이나 대인관계에서 반항행동을 보이는지를 평가하는 것이 중요하다는 것이다. 반항행동은 또래관계나 형제자매 간에서 흔히 보일 수 있다. 따라서 이들의 진술과 관찰 기록을 확인하는 것이 중요하다. 물론 형제자매가 아닌 다른 사람들과의 상호작용에서도 관찰되는지도 반드시 확인해야 한다. 장애의 증상은 전형적으로 성인과의 상호작용이나 개인적으로 잘 아는 또래들과의 관계에서 숨겨진 형태로 나타나는 경향이 있으므로 임상 면담이나 검사 장면에서는 명백하게 드러나지 않을 수도 있다. 반대로 적대적 반항장애를 가지고 있지 않은 사람들도 일시적인 분노를 드러내는 경우가 종종 있다. 따라서 특정한 행동이 적대적 반항장애 증상에 부합하는지를 결정하기 위해 고려해야 할 중요한 사항들이 있다. 우선 과거 6개월 동안 적어도 기준을 넘어서는 4개 이상의 증상이 존재해야 한다. 그리고 행동은 연령, 성별, 문화적 조건이 같은 다른 사람들에게서 전형적으로 관찰되는 것보다 더 지속적이고 빈번해야 한다. 여기서는 나이를 중요하게 생각한다. 왜냐하면 어린 아동들이 분노하는 행동을 하는 것은 일상적인 것이기 때문이다. 만일 어린 아동들을 진단하기 위해서는 분노를 거의 발작수준으로 일으켜야 하며 그것이 매일 일어나며 다른 손상과도 관련이 있어야 한다. 성인의 경우에는 그보다 덜 하더라도 진단이 가능할 것이다.

이 장애의 증상은 종종 부적절한 상호작용 양상으로 나타나기도 한다. 즉, 다른 사람들과 상호작용이 제대로 이루어지지 않는 경우가 많아지는 것이다. 그리고 이 장애를 가진 사람들은 놀랍게도 자기 자신이 화를 잘 내거나 반항적인 성격을 가지고 있다고 잘 인지하지 못한다. 그 대신 자신의 폭력적인 행동을 부당한 요구나 분위기에 대한 반응이라고 합리화한다. 따라서 적대적 반항장애를 단순히 스스로의 진단에 따라 평가하는 것은 대단히 어렵다. 이 때문에 이 장애와 관련된 개인적 요인과 그 개인이 경험하는 부적응적인 상호작용 간의 상대적인 기여도를 구분하는 것이 어려울 수 있다. 가령, 적대적 반항장애가 있는 아동이 적대적인 양육을 경험해 왔다고 가정해보자. 이런 경우 원인과 결과에 대해 결정하는 것이 상당한 어려움으로 작용할 수 있다. 아동의 행동 때문에 부모가 아이에게 적대적으로 대하게 된 것인지, 부모의 적대감이 아동의 문제행동을 유발한 것인지, 아니면 이 2가지의 요인이 복합적으로 작용했는지를 정확하게 결정하는 것이 불가능하다는 사실을 깨달을 수 있을 것이다.

따라서 진단을 실시할 때에는 잠재적 유발요인을 그다지 세심하게 고려하지는 않는다. 즉, 상대적 기여도를 구분할 수 있는지 없는지는 진단을 내리는 데 아무런 영향을 주지 않는다. 다만, 만일 아동이 방임이나 학대를 당하는 열악한 조건에서 살아온 경우라면 진단할 때 그러한 환경적 영향을 감소시키는 방향 도움이나 지원을 제공한 후 다시 검사를 실시하여 진단을 확정하기도 한다.

3) 적대적 반항장애의 발달 가능성

적대적 반항장애의 첫 증상은 보통 취학 전에 나타나며 초기 청소년기 이후에 발병하는 경우는 매우 드물다. 대신 적대적 반항장애와 관련이 있는 많은 문제행동이 보통 취학 전과 청소년기에 그 빈도가 급격히 증가한다. 따라서 발달단계에 있는 아동이나 청소년들을 적대적 반항장애로 진단할 때는 그 나이 또래에서 보이는 정상적인 수준의 행동 빈도와 강도를 고려하는 것이 중요하다.

발달적 측면에서 살펴보면 적대적 반항장애는 앞서 소개한 품행장애보다 발달적으로 먼저 보이게 되는 특성을 갖는다. 물론 적대적 반항장애가 있는 아동 및 청소년이 모두 품행장애로 발전하는 것은 아니다. 적대적 반항장애는 다른 몇 가지 정신장애에 대한 선행 조건으로 작용하기도 한다. 즉, 적대적 반항장애를 가진 아동은 품행장애뿐만 아니라 불안장애, 우울장애로도 발전할 수 있다. 왜냐하면 적대적 반항장애가 가진 몇 가지 속성이 다른 장애의 속성과 일치하기 때문이다. 예를 들어, 반항적이고 논쟁적이거나 보복적인 증상은 품행장애의 위험요인이 되고, 분노 및 과민한 기분 증상은 정서장애의 위험요인이 된다. 장애의 징후는 발달단계에 걸쳐 일관적으로 나타난다. 적대적 반항장애가 있는 아동 및 청소년은 성인으로서 성장하고 적응하는 데 있어서 반사회적 행동, 충동조절문제, 물질 남용, 불안 및 우울 등 수많은 문제를 보일 위험이 높다.

4. 섭식장애

섭식장애란 음식물을 섭취하는 행동과 관련된 여러 행동적인 장애를 총칭하는 용어이다. 섭식장애에서 중요한 것은 음식물을 평범한 사람들과는 다른 방식으로, 혹은 다른 목적으로 섭취해야 한다. 그리고 이러한 행동들이 자기 자신에게 어떠한 심각한 문제를 일으켜야 한다. 섭식장애에는 많은 행동들이 포함되어 있다. 다음의 진단 기준들을 차근차근 확인해보자.

1) 이식증

(1) 이식증의 진단 기준

이식증(Pica) 진단 기준(APA, 2013)

a. 적어도 1개월 동안 비영양성, 비음식 물질을 계속 먹는다.
b. 비영양성, 비음식 물질을 먹는 것이 발달수준에 비추어 볼 때 부적절하다.
c. 먹는 행동이 사회적 관습 혹은 문화적 지지를 받지 못한다.
d. 만약 먹는 행동이 다른 정신질환이나 의학적 상태 기간 중에만 나타난다면, 이 행동이 별도의 임상적 관심을 받아야 할 만큼 심각한 것이어야 한다.

(2) 이식증의 특징

이식증은 우리에게 약간 생소한 단어일 수 있다. 이식증을 한 마디로 요약하면 음식이 아닌 것을 먹는 행동을 말한다. 즉, 정신적으로 문제가 있다고 판단하는 이식증의 핵심 증상은 영양분이 없고 음식도 아닌 하나 이상의 물질을 먹는 행동이 최소 1개월 이상 지속되며, 그것이 심각한 수준이라고 대부분의 사람들이 판단할 정도가 된다는 것이다. 섭취되는 물질은 음식이 아니기 때문에 상상할 수 있는 거의 모든 것이 가능하다. 이것은 연령과 환자의 상태에 따라 다양하다. 대표적으로 제시할 수 있는 것은 종이, 비누, 천, 머리카락, 실, 모, 흙, 분필 등이다. 결론적으로 이식증에서 말하는 비음식이란 몸에 아무런 도움이 되지 않고 일반적으로 우리가 음식이라고 생각하지 않는 것들을 모아서 이야기하는 것이다. 이와 비슷한 사례로 다이어트가 있는데, 다이어트를 하는 사람들은 거의 영양분이 없는 음식만을 섭취하는 경우가 있다. 이식증은 이러한 다이어트와는 엄격히 구분을 한다.

이식증은 스스로 음식을 찾아서 먹을 수 있는 24개월 이후부터 진단을 시작한다. 그 전까지는 부모 혹은 양육자가 제공하는 음식만을 섭취하기 때문에 이식증의 가능성이 전혀 없다. 이식증을 진단할 수 있는 연령은 생각보다 다양하다. 가령, 아동기, 청소년기, 성인기 전반에 걸쳐서 그 진단을 내릴 수 있다. 물론 그중에서도 아동기에서의 발병이 가장 흔히 보고된다. 이식증은 다른 부분에서는 정상발달을 보이는 아동에서도 진단할 수 있다. 즉, 아동에게 있어서 이식증은 그다지 희귀한 현상은 아니다. 다만 정상적인 성인이 이식증을 갖는 것은 드문 현상이다. 이식증을 진단받는 대부분의 성인들은 지적장애나 기타 정신질환이 있는 경우가 많다. 성인 중에서 이식증을 겪는 대표적인 사례는 임신부들에게서 찾을 수 있다. 임신부들이 종종 영양소가 없는 음식이 아닌 것을 먹고 싶다는 충동을 겪는다. 이 경우에는 임신부의 이러한 행동이 본인과 태아의 건강에 치명적인 영향을 준다고 생각될 때 진단을 내린다. 이식증은 비교적 오래 지속될 수 있고 장기적으로 보면 신체에 문제를 일으킬 수 있다는 사실을 알아두어야 한다. 이식증은 치명적일 수 있는 위험한 질환이다.

2) 되새김장애

(1) 되새김장애의 진단 기준

되새김장애(Rumination Disorder) 진단 기준(APA, 2013)

a. 적어도 1개월 동안 음식물의 반복적인 역류가 있다.
b. 반복되는 역류는 동반되는 위장상태 또는 기타 의학적 상태로 인한 것이 아니다.
c. 섭식장애는 신경성 식욕부진증, 신경성 폭식증, 폭식장애 혹은 회피적/제한적 음식섭취장애의 경과 중에만 발생되지는 않는다.
d. 만약 증상이 다른 정신질환과 관련하여 발생한다면 이 증상은 별도로 임상적 관심을 받아야 할 만큼 심각한 것이어야 한다.

(2) 되새김장애의 특징

되새김장애는 단어에서 뜻을 알 수 있듯이 말 그대로 음식물을 되새기는 행동과 관련이 있다. 음식물을 되새긴다는 것은 이미 먹었던 음식을 토해낸 뒤 다시 씹거나, 뱉거나, 삼키는 행위로 정의된다. 일반적으로 사람은 되새김질을 하지 않으므로 이것은 굉장히 특이한 행동이라고 할 수 있다. 더 중요한 것은 이것이 질병과 관련되어 일어나는 현상이 아니라는 점이다. 따라서 되새김장애를 진단받았다면 반드시 의학적인 조치를 별도로 수행해야만 한다. 되새김을 하는 과정에서 음식물이 기도를 막거나 심지어는 유입될 수도 있으므로 굉장히 위험한 상황이 연출될 수 있다는 점을 기억해야 한다.

되새김장애가 진단되는 것은 영유아기, 아동기, 청소년기, 성인기에 전반적으로 있을 수 있다. 가장 처음 진단받을 수 있는 나이가 굉장히 어리다. 최소 3개월이면 진단이 가능하다. 신체적으로 아무런 문제가 없음에도 불구하고 아주 어린 유아들은 음식물을 뱉어낼 수 있다. 이러한 증상은 대부분 개선되는 것으로 알려져 있다. 되새김장애는 빨리 진단하고 치료하지 않으면 위험한 상황에 이를 수 있으므로 굉장히 주의해야 한다.

3) 신경성 식욕부진증

(1) 신경성 식욕부진증의 진단 기준

신경성 식욕부진증(Anorexia Nervosa) 진단 기준(APA, 2013)

a. 필요한 양에 비해 지나친 음식물 섭취 제한으로 연령, 성별, 발달과정 및 신체적인 건강 수준에 비해 현저하게 저체중을 유발하게 된다. 현저한 저체중이란 최소한의 정상수준보다 체중이 덜 나가는 것으로 정의되며 아동과 청소년의 경우 해당 발달단계에서 기대되는 최소한의 체중보다 체중이 적게 나가는 것을 의미한다.
b. 체중이 증가하거나 비만이 되는 것에 대한 극심한 두려움, 혹은 체중 증가를 막기 위한 지속적인 행동, 이러한 행동은 지나친 저체중일 때도 이어진다.
c. 기대되는 개인의 체중이나 체형을 경험하는 방식에 장애, 자기평가에서 체중과 체형에 대한 지나친 압박, 혹은 현재의 저체중에 대한 심각성 인식의 지속적 결여가 있다.

(2) 신경성 식욕부진증의 특징

신경성 식욕부진증은 일반적으로 거식증이라는 용어로 더 잘 설명된다. 인간에게는 나이와 신체 조건에 맞는 영양분을 섭취하는 것이 필요하다. 그래야만 신체를 정상적으로 유지해 나갈 수 있기 때문이다. 그런데 신경성 식욕부진증은 이것을 거부하며 보통 사람들보다 지나치게 적게 먹는다. 사실 음식을 잘 먹지 않는 것은 관찰하기가 힘들기 때문에 초기에 이러한 현상을 진단하는 것은 거의 불가능하다. 진단은 눈에 띄게 체중이 감소하거나 건강에 문제가 생긴 뒤에 내려지는 경우가 대부분이다. 즉, 이들이 심각한 상황에 처해 있다는 것을 가족이나 지인이 발견하여 병원에 데려 오는 것이다. 신경성 식욕부진증은 자신의 의지와는 상관없이 발생하기도 한다. 이 경우 환자는 극도의 스트레스와 공포감, 고통을 느끼게 된다. 따라서 스스로 병원을 찾기도 한다. 자기 스스로 도움을 요청한다는 것의 의미는 대부분 의도하지 않은 굶주림으로 인한 신체적, 심리적 후유증에 따른 주관적인 고통 때문이다. 신경성 식욕부진증을 가진 사람은 체중이 줄어드는 것에 대해서 거부감을 갖지는 않는다. 신경성 식욕부진증의 큰 원인이 체중을 줄이고자 하는 욕망에 관련이 있기 때문이다.

실제로 신경성 식욕부진증을 가진 사람은 흔히 자신이 체중을 줄이고자 하는 열망을 가진 것 자체에 대해서는 별로 문제를 느끼지 못하며, 오히려 그것은 문제가 아니라고 주장하기까지 한다. 따라서 이 문제에 대해 정확하게 진단하기 위해서는 주변 사람들의 증언이 필요하다.

신경성 식욕부진증은 일반적으로 청소년기 혹은 성인기 초기에 시작된다. 사춘기 이전이나 40세 이후의 발병은 거의 나타나지 않지만 빠르거나 느린 발병 사례가 모두 존재한다. 이 장애의 발병은 종종 대학 진학을 위해 집을 떠나는 것과 같이 스트레스가 많은 생활 사건과 관련되어 나타난다. 신경성 식욕부진증의 경과와 결과는 매우 다양하다. 나이가 어린 아동이 이 질환에 걸리게 되면 어떻게 행동하게 될지 거의 예측이 불가능하게 된다. 그리고 연령이 높을수록 질병의 지속기간이 일반적으로 길다고 알려져 있다.

이 질병을 진단받고 치료하기 위해서는 다양한 변화과정을 거쳐 가야 하고 많은 노력이 요구되기도 한다. 치료 경과도 다양하다. 신경성 식욕부진증을 가진 일부 환자는 단 1회의 치료만으로도 완전히 회복되기도 하고 다른 일부의 경우에는 증상의 재발로 인해 체중 증가의 변동을 보이기도 하며 또 다른 일부는 수년에 걸쳐 만성적인 경과를 보이기도 한다. 신경성 식욕부진증은 일반적으로 신체적으로 많은 고통을 가져다주기 때문에 정신적 치료 이외에도 체중을 회복시키고 다른 합병증의 치료를 위해 입원치료가 필요한 경우도 있다.

4) 신경성 폭식증

(1) 신경성 폭식증의 진단 기준

신경성 폭식증(Bulimia Nervosa) 진단 기준(APA, 2013)

a. 반복되는 폭식
   - 일정 시간 동안(예: 2시간 이내) 대부분의 사람이 유사한 상황에서 동일한 시간 동안 먹는 것보다 분명하게 많은 음식을 먹음
   - 먹는 것에 대한 조절능력의 상실감을 느낌(예: 먹는 것을 멈출 수 없거나, 무엇을 혹은 얼마나 많이 먹어야 할 것인지 조절할 수 없는 느낌)

b. 체중이 증가하는 것을 막기 위한 반복적이고 부절절한 보상행동(구토, 이뇨제, 관장약, 다른 치료약물의 남용, 금식 또는 과도한 운동)

c. 폭식과 부적절한 보상행동이 둘 다, 평균적으로 적어도 3개월 동안 일주일에 1회 이상 발생

d. 체형과 체중이 자기평가에 과도하게 영향을 미침

e. 장애가 신경성 식욕부진증 기간 동안 발생하지 않음

(2) 신경성 폭식증의 특징

신경성 폭식증은 거식증과 항상 함께 등장하는 질환으로서 동전의 양면과 같은 성격을 지닌 행동장애이다. 신경성 폭식증도 신경성 식욕부진증과 마찬가지로 자신의 의지대로 조절이 잘 되지 않는 특성을 가지고 있다. 폭식하는 음식의 종류는 사람별로 그리고 사람 내에서도 다양하게 나타난다. 폭식은 특정 종류의 영양소에 대한 갈망 보다는 비정상적인 음식 섭취의 양으로 특징지어지는 듯 보인다. 다만, 폭식기간 동안 환자들은 그들이 평소라면 먹지 않았을 음식을 먹는 경향이 있다. 신경성 폭식증이 있는 사람들은 보통 그들의 음식 섭취 문제를 부끄러워하며 그들의 증상을 숨기려는 경향이 있다. 그래서 폭식은 일반적으로 가능한 비밀스럽고 눈에 띄지 않게 일어난다. 폭식이란 우리가 생각하는 것과 비슷하게 전형적으로 발생한다. 음식을 한 번 먹을 때 불편하거나 고통스러울 지경에 이를 때까지 음식을 섭취한다. 폭식을 하게 되는 데에는 보통 부정적인 사건이나 경험이 동반되는 경우가 많다. 사회생활

에서 스트레스를 받거나 음식을 먹지 못하는 상황에 놓여 있었거나 평소에 자신의 몸에 대해 부정적인 생각을 가지고 있었던 경우 등이 폭식증을 유발한다.

발달적 측면에서 살펴보면, 신경성 폭식증은 보통 청소년기 혹은 성인기 초기에 시작된다. 사춘기 이전 발병이나 40세 이후 발병은 드물다. 폭식은 다이어트 중이나 후에 흔히 시작되며 스트레스를 유발하는 사건들 또한 신경성 폭식증의 발병을 유발할 수 있다. 신경성 폭식증은 생각보다 치료가 어렵다. 폭식 증세는 짧게는 몇 개월에서 길게는 몇 년간 계속될 수도 있다. 증상이 나아졌다가 스트레스를 받는 일이 생기면 또 다시 폭식을 하는 등의 행동이 되풀이 된다. 치료를 하면 분명히 나아지기는 하지만, 증상 자체를 발견하기 어렵다는 점에서 주의 깊게 확인하고 진단해야 하는 행동장애이다.

5) 폭식장애

(1) 폭식장애의 진단 기준

폭식장애(Binge-Eating Disorder) 진단 기준(APA, 2013)

a. 반복되는 폭식
- 일정 시간 동안(예: 2시간 이내) 대부분의 사람이 유사한 상황에서 동일한 시간 동안 먹는 것보다 분명하게 많은 음식을 먹음
- 먹는 것에 대한 조절능력의 상실감을 느낌(예: 먹는 것을 멈출 수 없거나, 무엇을 혹은 얼마나 많이 먹어야 할 것인지 조절할 수 없는 느낌)

b. 폭식은 다음 중 3가지와 연관된다.
- 평소보다 많은 양을 급하게 먹음
- 불편하게 배가 부를 때까지 먹음
- 신체적으로 배고프지 않은데도 많은 양의 음식을 먹음
- 얼마나 많이 먹는지에 대한 부끄러운 느낌 때문에 혼자서 먹음
- 폭식 후 스스로에 대한 역겨운 느낌, 우울감 혹은 큰 죄책감을 느낌

c. 폭식으로 인해 현저한 고통이 있다고 여겨진다.

d. 폭식은 평균적으로 최소 3개월 동안 일주일에 1회 이상 발생한다.
e. 폭식은 신경성 폭식증에서 관찰되는 것과 같은 부적절한 보상행동과 연관되어 있지 않으며 신경성 폭식증 혹은 신경성 식욕부진증의 기간 동안에만 발생하지 않는다.

(2) 폭식장애의 특징

폭식장애는 신경성 폭식증보다 좀 더 만성적이고 근본적인 질환이다. 사실 폭식장애가 어떻게 발생하는지에 대해서는 추측만 많을 뿐이지 제대로 된 설명은 아직 없는 실정이다. 즉, 폭식장애의 원인에 대해 정확히 진단할 수는 없다. 폭식장애의 전형적인 증상은 음식물 섭취에 대해 통제를 상실하는 것이다. 즉, 자신이 음식을 먹는 것에 대해서 전혀 조절할 수 없는 상태에 이르게 된다. 자연스럽게 폭식장애는 만성적인 질환으로 발전하며 과체중, 비만, 여러 성인병 등과 같이 연계되어 나타나게 된다. 폭식장애로 인해 신체적으로 변화가 생기면 거기에 대해 열등감이나 초라함 같은 심리적인 문제가 병행하여 나타나기도 한다. 폭식은 아동보다는 청소년과 대학생들에게 더 흔하게 나타난다. 앞서 설명했듯이 신경성 폭식증의 증상은 폭식장애를 암시하는 증상일 가능성이 있다.

5. 주의력결핍과잉행동장애 (Attention-Deficit/Hyperactivity Disorder)

주의력결핍과잉행동장애(이하 ADHD)는 최근 영유아들에게서 많이 찾아볼 수 있는 장애로서 정상적인 영유아의 행동과는 다른 특별한 인지·행동의 문제를 보인다. 많은 부모들이 ADHD 영유아들의 행동을 평범한 성장기 영유아의 행동으로 받아들이고 그다지 심각함을 느끼지 않는 문제점을 가지고 있다. 또 한편으로는 그다지 증상이 심각하지 않은 영유아의 행동에 민감하게 반응하여 성급히 약물치료를 수행하는 경우도 있다. 두 가지 모두 큰 잘못을 범하는 행위이기 때문에 주의해야 한다.

1) ADHD의 진단 기준

ADHD는 다음의 엄격한 진단 기준을 아주 장기간 동안 충족해야 확실히 진단을 내릴 수 있다.

ADHD 진단 기준 1(APA, 2013)

a. 부주의: 다음 9개 증상 가운데 6개 이상이 적어도 6개월 동안 발달수준에 적합하지 않고 사회적, 학업적, 직업적 활동에 직접적으로 부정적인 영향을 미칠 정도로 지속됨. 이러한 증상은 단지 반항적 행동, 적대감 또는 과제나 지시 이해의 실패로 인한 양상이 아니어야 한다. 후기 청소년이나 성인의 경우에는 적어도 5가지 증상 만족
- 종종 세부적인 면에 대해 면밀한 주의를 기울이지 못하거나 학업, 작업 또는 다른 활동에서 부주의한 실수를 저지름
- 종종 과제를 하거나 놀이를 할 때 지속적으로 주의집중을 할 수 없음
- 종종 다른 사람이 직접 말을 할 때 경청하지 않는 것처럼 보임
- 종종 지시를 완수하지 못하고 학업, 잡일 또는 작업장에서의 임무를 수행하지 못함
- 종종 과제와 활동을 체계화하는 데 어려움이 있음
- 종종 지속적인 노력을 요구하는 과제에 참여하기를 기피하고 싫어하거나 저항함
- 과제나 활동에 꼭 필요한 물건들을 자주 잃어버림
- 종종 외부 자극(혹은 내부적 망상)에 의해 쉽게 산만해짐
- 종종 일상적인 활동들을 쉽게 잊어버림

ADHD 진단 기준 2(APA, 2013)

b. 과잉행동-충동성: 다음 9개 증상 가운데 6개 이상이 적어도 6개월 동안 발달수준에 적합하지 않고 사회적, 학업적, 직업적 활동에 직접적으로 부정적인 영향을 미칠 정도로 지속됨. 이러한 증상은 단지 반항적 행동, 적대감 또는 과제나 지시 이해의 실패로 인한 양상이 아니어야 한다. 후기 청소년이나 성인의 경우에는 적어도 5가지 증상 만족
- 종종 손발을 만지작거리며 가만두지 못하고 의자에서도 꿈틀거림
- 종종 앉아 있기를 요구되는 교실이나 다른 상황에서 자리를 떠남
- 종종 부적절하게 지나치게 뛰어다니거나 기어오름
- 종종 조용히 여가 활동에 참여하거나 놀지 못함
- 종종 끊임없이 행동하거나 마치 태엽이 풀린 자동차처럼 행동함
- 종종 지나치게 수다스럽게 말함
- 종종 질문이 끝나기 전에 성급하게 대답함
- 종종 자신의 차례를 기다리지 못함
- 종종 다른 사람의 활동을 방해하거나 침해함

2) ADHD의 특징

ADHD를 구성하고 있는 필수적인 증상은 바로 부주의와 과잉행동, 그리고 충동성이다. 영유아들이 주어진 학습이나 활동에 관심을 기울이지 않고 무작정 교실을 배회하는 것, 하나의 일이나 놀이에 오랫동안 집중하지 못하는 것, 또래의 보통 아이들이 대부분 해내는 일정한 순서의 작업 등을 이해하지 못하고 해내지 못하는 것 등이 대표적인 증상으로 드러난다.

중요한 것이 이러한 행동의 부주의나 과잉행동이 자신의 완전한 의지에 의해서 발생하는 것이 아니라는 것이다. 즉, 반항적 행동과는 차이가 있다. 영유아는 어떤 이유에 의해 자신의 의지와는 별로 상관없이 그러한 부주의한 행동을 수행한다. 따라서 과잉행동은 언제 어디서나 일어날 수 있다. 이러한 모습이 두드러지게 나타나는 곳이 바로 어린이집이나 유치원, 학교이다. 이곳에서는 최소 3~4시간 동안 일정한 규칙에 따라 자신의 행동을 절제해야 하는데, 자신의 행동을 제어하지 못하고 다양한 문제행동을 일으켜 주변에 피해를 준다. 가령, 수업시간에 자리에 앉아 있지 못하고 돌아다닌다든지, 특정한 행동(책상 두드리기, 연필 돌리기, 다리 떨기)을 과도하게 수행하는 등의 문제를 일으킨다. 성인의 경우에는 몸을 꼼지락대거나 과도하게 수다스러운 모습이 관찰되기도 한다. 따라서 ADHD 영유아들의 문제들은 대부분 주변 사람들로부터 보고된다. 자기 자신은 그 문제에 대해 잘 알지 못하는 경우가 많다. 수업시간이나 놀이시간에 과도한 행동을 할 경우 상대방은 불쾌감을 느끼거나 지치기 때문에, 그 내용들이 자연스럽게 보고된다. 충동적인 행동 역시 영유아가 의도하지 않은 것이어야 한다. 머릿속에서 조절되고 제어되어야 할 생각들이 걸러지지 않고 그대로 표출되는 행동이어야만 한다. 영유아들에게 충동성은 굉장히 중요한 문제이다. 충동적인 행동이 공공장소에서 발생할 경우 안전을 장담하기 힘들기 때문이다. 성인들에게서는 그 문제는 현저히 줄어들지만 반대로 과소비라든지 잘못된 의사결정에 영향을 줄 수 있기 때문에 중요하다(김청송, 2002).

ADHD를 진단하는 또 다른 중요한 기준은 바로 어디서 문제행동을 하는가이다. 문제가 되는 행동을 다양한 장소에서 동시에 수행해야 한다. 즉, 특정 환경에서만 문제행동을 하는 것은 그 장소나 사람에 대한 반응일 수 있기 때문에 ADHD로 진단하지 않는다. 따라서 영유아들이 주로 생활하는 가정이나 보육시설, 교육시설 등에서 광범위한 관찰 증거들을 수집해야 한다. 다만, 주의해야 할 점은 행동이 환경에 따라 제각기 다른 모습을 보일 수가 있다는 점이다. 증상은 주어진 환경에 따라서 다양한 형태로 나타난다. 그리고 꾸준한 개입과 지속적인 노력이 주어지면 문제행동이 눈에 띄게 줄어들 수도 있다. 장애의 징후는 적절한 행동에 대해 빈번한 보상을 받을 때, 세심한 감독하에 있을 때, 새로운 환경에 있을 때, 특별히 흥미로운 활동에 참여할 때, 지속적인 외부 자극이 있을 때, 혹은 일대일 상황에 있을 때 최소한으로 나타나거나 나타나지 않을 수 있다.

3) ADHD의 발전 가능성

ADHD는 영유아기부터 진단하는 것이 일반적이다. 대부분의 증상들이 12세 이전에 관찰되어야 하고 그 기간도 6개월 이상 지속되어야 한다. 그렇다고 해서 아주 어린 시기에 진단을 하지는 않는다. 왜냐하면 영유아의 특정한 행동을 문제가 되는 행동과 구별하는 것이 대단히 어렵기 때문이다. 이 조건은 대부분의 증상들이 어린 시절에 나타났다는 통계적 증거에 따른 것이다. 그렇지만 어느 특정한 현상이 먼저 발생하거나 나중에 발생하거나 하는 것에 대해서는 그다지 알려져 있지 않다. 부모나 교사가 영유아의 ADHD 증상을 포착하였을 때에는 이미 2가지 이상의 증상이 나타났을 경우가 더 많다. 따라서 입증하기가 어렵기 때문에 정확하게 제시하지 않는다. 이러한 특징에 따라 대부분의 진단은 초등학교 기간에 내려지고 치료가 시작된다. 성인의 ADHD를 진단할 경우는 더욱 까다로운 기준이 필요하다. 왜냐하면 성인의 증상도 어린 시절 이미 시작된 경우가 많기 때문이다. 따라서 다양한 사람들의 증언과 정확한 증거자료가 있어야만 성인 ADHD를 진단한다. 대부분의 경우 과잉행동 증상은 청소년기와 성인기 동안에 약해지지만 자리에 얌전히 앉아 있지 못하거나 부주의한 행동을 하는 것은 계속된다. 다만, 사람들이 그러한 행동에 관해 문제의식을 느끼지 않을 뿐이다. 상당수의 ADHD 영유아는 성인기까지 지속적으로 손상을 갖고 살아간다.

6. 배설장애

이번에 제시할 내용은 모두 배설과 관련된 정신장애이다. 배설은 영유아의 발달과 밀접하게 연관되어 있으며, 정신분석학자 프로이드는 배설이 인간의 무의식을 구성하는 요소라고도 주장하였다. 이러한 의견에는 논쟁이 일어나고 있으나, 한 가지 간과할 수 없는 문제는 바로 배설장애에 신체적 원인뿐만 아니라 심리·정신적인 원인이 반드시 포함되어 있다는 것이다. 유뇨증은 소변과 관계되어 있으며 유분증은 대변과 관련되어 있다. 각 증상의 진단 기준에 대해 알아보도록 한다.

1) 유뇨증

(1) 유뇨증의 진단 기준

유뇨증(Enuresis) 진단 기준(APA, 2013)

a. 침구 또는 옷에 불수의적이든 의도적이든 반복적으로 소변을 본다.
b. 이러한 행동은 임상적으로 확연하게 나타나며 적어도 연속된 3개월 동안 주 2회 이상의 빈도로 일어나고 사회적, 학업적 또는 다른 중요한 기능영역에서 임상적으로 현저한 고통이나 손상을 초래한다.
c. 생활연령이 적어도 5세 이상이다.
d. 이러한 행동은 물질의 생리적 효과나 다른 의학적 상태로 인한 것이 아니다.

(2) 유뇨증의 특징

유뇨증이 5세 이상부터 진단되는 이유는 이 시기에 대부분의 영유아들이 소변 가리기를 성취하기 때문이다. 이전의 영유아들은 소변을 가릴 수 있는 능력 자체가 존재하지 않으므로 유뇨증 진단을 내리지 않는다. 유뇨증은 기간으로 본다면 2가지의 종류가 존재하는데, 소변 가리기를 한 번도 성공하지 못한 채 계속 증상을 보이는 1차성 유뇨증과 소변을 정상적으로 잘 가리다가 갑자기 증상이 나타나는 2차성 유뇨증으로 나뉜다. 1차성 유뇨증은 거의 대부분 5세에 시작하고, 2차성 유뇨증은 특별한 발병 연령이 없다. 심지어는 성인에서도 발병할 수 있다. 물론 그 비율은 극히 드물다(1% 이내).

① 야간 유뇨증

유뇨증의 유형에는 2가지가 있는데, 대부분은 야간 유뇨증이 차지하고 있다. 야간 유뇨증은 잠을 자다가 소변을 보는 것을 말한다. 본래 소변 가리기 발달이 끝난 영유아들은 밤에도 소변을 잘 참을 수 있다. 그리고 자다가도 소변을 보기 위해 깨어날 수 있다. 그러나 야간 유뇨증을 겪는 영유아들은 낮에는 비교적 소변을 잘 가리지만 밤에는 그것을 잘 하지 못하며 자다가 침대나 옷에 소변을 본다.

② 주간 유뇨증

주간형 유뇨증은 이보다 드물지만 더 심각한 경우이다. 분명한 신체적 원인이 없고, 소변을 가릴 수 있는 나이가 되었음에도 불구하고 소변을 가리지 못한다. 이 경우 요실금과 비슷한 증상을 보이게 된다.

2) 유분증

(1) 유분증의 진단 기준

유분증(Encopresis) 진단 기준(APA, 2013)

a. 부적절한 장소(옷, 바닥)에 불수의적이든 의도적이든 반복적으로 대변을 본다.
b. 이러한 상황이 적어도 3개월 동안에 월 1회 이상 나타난다.
c. 생활연령이 적어도 4세 이상이다.
d. 이러한 행동은 물질(약물)의 생리적 효과나 변비를 일으키는 기전을 제외한 다른 의학적 상태로 인한 것이 아니다.

(2) 유분증의 특징

유분증에도 최소 진단 나이가 있다. 이유는 앞서 소개한 유뇨증과 같다. 즉, 유분증은 생활연령이 최소한 4세가 될 때까지는 진단이 내려지지 않는다. 대변 가리기 훈련은 유분증을 진단하는 데 한 가지 기준이 되기도 한다. 유분증 증상을 보이는 영유아들은 대변 가리기 훈련에서 좋지 않은 경험을 한 경우가 많다. 여기에는 부모의 양육태도와 행동이 원인이 된다. 영유아가 부적절하고 일관성 없는 대소변 가리기 훈련을 경험하게 되면 굉장한 정신적 스트레스를 겪게 된다. 따라서 이러한 스트레스가 유분증을 유발할 가능성이 상당히 높아지게 된다. 유분증은 유뇨증보다 좀 더 불쾌감을 유발하기 때문에 즉시 심각한 문제로 여겨진다. 따라서 비교적 진단기간이 빠르고 치료도 더욱 적극적으로 이루어진다.

7. 틱장애(Tic Disorder)

틱이란 특정한 행동 소리 등을 반복적으로 취하는 것을 말한다. 그리고 틱은 다른 여러 상황과 영유아의 상태에 따라 많은 형태가 있기 때문에 정확하게 진단하는 것이 어렵다. 따라서 진단 기준도 다양하게 제시된다. 틱은 정상적인 학업과 사회생활을 영위하는 데 큰 장애가 되기 때문에 주의하여야 한다. 실제 진단 기준은 다음의 세 가지 분류에 따라 다르게 제시할 수 있다.

1) 투렛장애의 진단 기준

투렛장애 진단 기준(APA, 2013)

a. 여러 가지 운동성 틱과 한 가지 또는 그 이상의 음성 틱이 질병 경과 중 일부 기간 동안 나타난다. 2가지 틱이 반드시 동시에 나타날 필요는 없다.
b. 틱 증상은 자주 악화와 완화를 반복하지만 처음 틱이 나타난 시점으로부터 1년 이상 지속된다.
c. 18세 이전에 발병한다.
d. 장애는 물질의 생리적 효과나 다른 의학적 상태로 인한 것이 아니다.

2) 지속성 운동 또는 음성 틱장애의 진단 기준

지속성 운동 또는 음성 틱장애 진단 기준(APA, 2013)

a. 한 가지 또는 여러 가지의 운동 틱 또는 음성 틱이 장애의 경과 중 일부 기간 동안 존재하지만, 운동 틱과 음성 틱이 모두 나타나지는 않는다.
b. 틱 증상은 자주 악화와 완화를 반복하지만 처음 틱이 나타난 시점으로부터 1년 이상 지속된다.
c. 18세 이전에 발병한다.
d. 장애는 물질의 생리적 효과나 다른 의학적 상태로 인한 것이 아니다.
e. 투렛장애의 기준에 맞지 않아야 한다.

3) 잠정적 틱장애의 진단 기준

잠정적 틱장애 진단 기준(APA, 2013)
a. 한 가지 또는 다수의 운동 틱 또는 음성 틱이 존재한다.
b. 틱은 처음 틱이 나타난 시점으로부터 1년 미만으로 나타난다.
c. 18세 이전에 발병한다.
d. 장애는 물질의 생리적 효과나 다른 의학적 상태로 인한 것이 아니다.
e. 투렛장애나 지속성 운동 또는 음성 틱장애의 진단 기준에 맞지 않아야 한다.

4) 틱장애의 특징

앞서 계속적으로 설명했듯이 틱은 특정 행동이나 소리를 반복적으로 내는 것을 말한다. 영유아의 경우 전형적으로 4세부터 진단되기 시작한다. 만일 영유아기에 발병한 경우 그 증상은 초등학교 고학년 시기에 가장 심하다. 이때는 자신의 행동을 거의 제어하지 못한다는 느낌을 받는다고 한다. 그 외의 시기에서는 틱 증상이 그렇게 심하지 않게 나타난다. 왜냐하면 틱은 저항할 수 없는 어떤 힘에 의한 것이라기보다는 충동과 저항이 반복적으로 나타나는 것이기 때문이다. 즉, 틱을 경험하는 사람들은 그것에 대해 저항할 수 있다고 이야기한다. 다만, 대부분의 영유아들이 그것을 참지 않고 충동이 해소될 때까지 행동을 반복한다. 성인들에게도 틱이 나타날 수 있지만 대부분은 어린 시절의 행동이 없어지지 않고 남아서 전달되는 것으로 이해하는 편이 낫다. 틱이 일단 한 번 발병하면 평생에 걸쳐 반복된다. 대신 틱으로 나타나는 행동은 약화시킬 수 있다. 이러한 꾸준한 치료와 훈련이 병행되지 않으면 틱은 계속적으로 나타나며 이것은 영유아에게 어느 정도의 피해를 입힌다. 사람들은 일반적으로 틱을 가진 사람들에게 편견을 가지고 있기 때문에 이것은 영유아들에게 또 다른 불안이나 정신적인 스트레스를 야기한다. 이와 관련하여 틱 장애가 있는 영유아들은 다른 정신장애를 같이 진단받는 경우가 흔하다. 대표적으로 ADHD, 강박장애, 분리불안장애 등이 있다.

Chapter 10

DSM-5에서 본 영유아 정서장애

1. DSM-Ⅳ에서 DSM-5로의 주요 변화사항
2. 반응성애착장애
3. 주요우울장애
4. 분리불안장애
5. 선택적 함구증

여기에서는 DSM-5의 여러 정신장애 중에서 마지막으로 아동의 정서와 관련된 정신 문제들을 진단하는 기준들을 확인해볼 것이다. 아동이 경험하는 정서들은 앞으로 아동의 성격을 만들어 낼 것이다. 그리고 앞으로의 행동 패턴이나 행복과 같은 삶의 질을 결정하는 데 가장 중요한 요소가 될 것이기도 하다. 그러한 점을 생각해볼 때 아동의 정서와 관련된 여러 문제들을 빨리 알아채고 제대로 된 처방을 내려주는 것이 필요하다. 더 나아가서는 아동들이 정서적인 고통이나 어려움을 겪지 않도록 미리 접근하여 지속적으로 아동들의 정서를 살피고 꾸준히 반복적으로 상담하는 것이 필요하다. 정서적 측면에서 찾을 수 있는 대표적인 장애 증상은 우울장애와 애착장애가 있다.

1. DSM-Ⅳ에서 DSM-5로의 주요 변화사항

1) 반응성애착장애

반응성애착장애는 이름이 조금 바뀌었다. DSM-Ⅳ에서는 정서적으로 위축된/억제된 애착형과 무차별적으로 사회적인/탈억제된 애착형이 있었다. 개정된 DSM-5에서는 그 내용은 그대로 존재하지만, 반응성애착장애와 탈억제성사회적유대감장애로 이름이 변경되었다.

2) 우울장애

우울장애에는 새로이 몇 가지 개념들이 등장하게 된다. 이제 새로운 진단인 파괴적기분조절장애를 진단할 수 있는데, 이것은 아동들도 진단이 가능하다. 그리고 처음으로 월경전불쾌장애가 본문에 직접적으로 등장하게 되었다. 진단 기준의 측면에서는 우울증과 조증이 결합되어 나타나더라도 그것을 우울증으로 인정할 수 있도록 기준이 개정되었다.

3) 불안장애

불안장애는 이전과 큰 변화가 있었다. 그것은 몇 가지 중요한 정신질환을 포함하지 않는다는 것이다. DSM-Ⅳ까지는 강박장애와 외상후스트레스장애, 급성스트레스장애가 불안장애에 포함되어 있었지만 이제는 따로 분리되었다. 불안이라는 용어를 더 정확하게 정의하기도 했다. 즉, 불안이 상황에서의 실제적 위험이나 위협에 비해 과중한 것이 틀림없어야만 불안한 것으로 보도록 기준을 설정하였다. 그리고 불안의 지속기간도 6개월로 확정되었다. 이번에 불안장애에 포함된 요소도 존재한다. 그것은 분리불안장애와 선택적 함구증이다. 분리불안장애의 경우 성인들이 겪는 분리불안장애에 대한 몇 가지 기준을 추가하였다. 구체적으로는 발병이 18세 이전이어야 한다는 진단 기준이 없어지고 전형적으로 6개월이거나 그 이상이라는 지속기간에 관한 서술이 진단 기준에 추가되었다.

4) 선택적 함구증

선택적 함구증은 이제 정서장애의 한 종류인 불안장애로 분류된다.

2. 반응성애착장애(Reactive Attachment Disorder)

애착장애는 아동기에서 굉장히 흔하게 나타나며 그 지속기간이 평생에 이르는 강력한 정서적 장애의 한 종류이다. 애착장애는 쉽게 말해 아동이 정상적으로 부모의 품에서 독립하는 것에 실패하는 것을 말한다. 애착은 한 개인의 발달과정에서 반드시 성취되어야만 하는 중요한 발달과업 중 하나이다. 즉, 개인과 개인 간의 인간관계를 형성하는 가장 기초적인 방법으로서 애착이 있으며, 이것이 초기에 잘 형성되지 않으면 애착장애가 발생하게 된다(Bland, 1997). 애착장애가 발생하면 아동은 좋아하는 사람과 싫어하는 사람을 잘 구별하지 못하고, 자신의 감정을 제대로 표현할 수 없게 된다. 구체적으로는 다음의 진단 기준이 존재한다.

1) 반응성애착장애의 진단 기준

반응성애착장애 진단 기준(APA, 2013)

a. 성인 보호자에 대한 억제되고 감정적으로 위축된 행동의 일관된 양식이 다음의 2가지 모두로 나타난다.
  - 아동은 정신적 고통을 받을 때 거의 안락을 찾지 않거나 최소한의 정도로만 안락을 찾음
  - 아동은 정신적 고통을 받을 때 거의 안락에 대한 반응이 없거나 최소한의 정도로만 안락에 대해 반응함

b. 지속적인 사회, 감정적 장애가 다음 중 최소 2가지 이상으로 나타난다.
  - 타인에 대한 최소한의 사회적·감정적 반응성
  - 제한된 긍정적 정동
  - 성인 보호자와 비위협적인 상호작용을 하는 동안에도 설명되지 않는 과민성, 슬픔 또는 무서움의 삽화

c. 아동이 불충분한 양육의 극단적인 양식을 경험했다는 것이 다음 중 최소 한 가지 이상에서 분명하게 드러난다.
  - 성인 보호자에 의해 충족되는 안락과 자극, 애정 등의 기본적인 감정적 요구에 대한 지속적인 결핍이 사회적 방임 또는 박탈의 형태로 나타남
  - 안정된 애착을 형성하는 기회를 제한하는 주 보호자의 반복적인 교체
  - 선택적 애착을 형성하는 기회를 고도로(심각하게) 제한하는 독특한 구조의 양육

d. 진단 기준 c의 양육이 진단기준 a의 장애행동에 대한 원인이 되는 것으로 추정된다.

e. 진단 기준이 자폐 스펙트럼 장애를 만족하지 않는다.

f. 장애가 5세 이전에 시작된 것이 명백하다.

g. 아동의 발달 연령이 최소 9개월 이상이어야 한다.

2) 반응성애착장애의 특징

반응성애착장애는 영아기 또는 아동기에 발생하는 것으로 그 증상이 현저하게 장애로 생각될 만큼 두드러지게 나타나는 것이 특징이다. 이 장애에 걸린 아동들은 발달적으로 부적절한 애착행동 양식을 보인다. 이 시기의 보통 아동들은 부모에게 굉장히 의존하고 부모의 감정과 행동을 모방하는 것이 주된 행동 양식이다. 하지만 애착장애를 지닌 아동들은 이것을 거부하는데, 이것이 진단을 내리는 데 있어 가장 중

요한 기준이 된다. 아동이 편안함, 자신에 대한 지지, 보호 그리고 돌봄을 위하여 부모나 양육자에게 의존하지 않는다는 사실은 굉장히 특이하며 심각한 상황이 아닐 수 없다. 결론적으로 반응성 애착장애의 주요한 특성은 아동이 보호자와 애착이 없거나 명백하게 미발달되어 있다는 것이다. 물론 반응성 애착장애를 보이는 아동이라고 할지라도 기초적인 선택적 애착을 형성할 수 있는 능력은 가지고 있는 것으로 보인다. 그러나 초기 발달과정 속에서 애착을 형성하고 그 능력을 발휘해볼 수 있는 기회 자체가 차단당하여 선택적 애착의 행동적 발현을 보여 주는 경험을 하는 데 실패한 것으로 본다.

애착장애를 가진 아동은 정신적, 신체적 고통을 받더라도 보호자에게 도움을 요청하지 않는다. 왜냐하면 보호자가 자신을 도와줄 것이라는 것을 이해하지 못하기 때문이다. 즉, 모든 인간관계를 냉소적으로 생각하며 일반적으로 우리가 종종 추구하는 안락함, 지원, 돌봄 또는 보호를 얻기 위해 거의 노력을 하지 않는다. 또한 누군가가 자신을 도와줄 때에도 별로 고마워하거나 기뻐하지 않는다. 더 정확하게 말하면 반응 자체를 거의 보이지 않는다. 즉, 정서장애의 한 종류로서의 애착장애는 예상되는 안락 추구와 위로가 되는 행동에 대한 반응의 부재와 직접적인 관련이 있다. 일반적으로 반응성 애착장애를 가진 아동은 보호자와 일상적인 상호작용을 하는 동안 긍정적인 감정표현이 약하거나 아예 없다. 따라서 부모나 양육자는 대단히 당황스러움을 느끼게 된다. 또한 그들의 감정조절능력은 제대로 발휘되지 못하고, 공포, 슬픔, 또는 과민의 부정적 감정 삽화를 내보이는데, 이는 특별한 다른 원인을 찾을 수 없고 쉽게 설명되지 않아야 한다. 반응성애착장애는 발달적으로 선택적 애착을 형성할 수 없는 아동에게는 진단될 수 없다. 이러한 이유로 진단을 받는 아동의 발달 연령은 애착이 최초로 형성되는 생후 9개월 이상이 되어야 한다.

반응성애착장애의 진단을 받은 아동들 대부분은 생후 초기에 양육자로부터 제대로 된 양육을 받지 못하고 방임되었다는 사실을 가지고 있는 경우가 많다. 애착장애는 한 번 생기면 개인의 성격과 무의식 형성에 굉장히 큰 영향을 미치기 때문에 이것을 발견한 경우에는 즉시 양적, 질적으로 충분한 양육을 제공할 수 있는 환경을 제공해야 한다(안창일, 2010). 부모가 계속적으로 아동을 방임하고 증상을 악화시킬 경우에는 잘못된 행동을 중지하고 질 높은 양육을 제공하도록 법적 책임을 물리는 등의 제재를 가할 수 있다. 만약 증상을 발견하였음에도 불구하고 방치하게 되면 장애의 징후는 고착화되어 계속적으로 지속된다.

이 장애는 초기에 발병하여 계속적으로 지속되는 것은 확실하지만, 한 번 애착이 잘 형성된 아동이 나중에 가서 바뀌는 경우는 별로 보고되지 않았다. 즉, 연령이 상대적으로 높은 초등학생이나 청소년, 성인이 갑자기 애착장애를 호소하는 경우는 거의 없다. 이 때문에 애착장애를 나이가 많은 사람에게 진단할 때에는 다른 원인이 존재하는지 잘 살피고 더 까다롭게 진단해야 한다.

3. 주요우울장애(Major Depressive Disorder)

주요우울장애는 우울증으로 대표되는 몇 가지 증상들을 말한다. 주요우울장애는 굉장히 중요하고 심각한 정서장애이지만 본 서에서는 주요한 문제에는 포함시키지 않았다. 그 이유는 아동들이 우울장애를 겪는 경우가 극히 드물기 때문이다. 다만, 이 사실은 만약 우울장애를 경험하는 아동은 다른 장애보다 큰 문제를 야기할 것임을 의미한다. 그만큼 우울장애는 파괴적이고 잘 회복되기 힘든 특성을 가진다. 주요우울장애에 관한 다음의 진단 기준을 잘 살펴보도록 한다.

1) 주요우울장애의 진단 기준

주요우울장애 진단 기준(APA, 2013)

a. 다음의 증상 가운데 5가지의 증상이 2주 연속으로 지속되며 이전의 기능상태와 비교할 때 변화를 보이는 경우, 증상 가운데 적어도 하나는 우울 기분이거나 흥미나 즐거움의 상실이어야 한다.
   - 하루 중 대부분 그리고 거의 매일 지속되는 우울 기분에 대해 주관적으로 보고(아동 청소년은 과민한 기분으로 나타나기도 함)
   - 거의 매일, 하루 중 대부분, 거의 모든 일상 활동에 대해 흥미나 즐거움이 뚜렷하게 저하됨
   - 체중조절을 하고 있지 않은 상태에서 의미 있는 체중의 감소나 체중의 증가, 거의 매일 식욕 감소나 식용 증가가 있음
   - 거의 매일 나타나는 불면이나 과다수면
   - 거의 매일 나타나는 정신운동 초조나 지연
   - 거의 매일 나타나는 피로나 활력의 상실
   - 거의 매일 무가치감 또는 과도하거나 부적절한 죄책감을 느낌
   - 거의 매일 나타나는 사고력이나 집중력의 감소 또는 우유부단함
   - 반복적인 죽음에 대한 생각(두려움 제외), 자살 사고, 자살 시도, 자살 수행에 대한 계획

b. 증상이 사회적, 직업적 또는 다른 중요한 기능영역에서 임상적으로 현저한 고통이나 손상을 초래한다.

c. 증상이 생리적 효과나 다른 의학적 상태로 인한 것이 아님

2) 주요우울장애의 특징

주요우울장애가 아주 위험하고 조심해야 하는 것임에도 불구하고 주요 장애가 아닌 이유는 앞서 설명했듯이 아동의 발병률이 낮기 때문이다. 물론 주요우울장애는 어느 연령대에서도 발병할 수 있지만 아동기보다는 청소년기, 성인기에 진단될 확률이 높다. 그리고 노년층에서의 발병도 꾸준히 보고되고 있는 실정이다. 주요우울장애는 정서장애이므로 경과도 매우 다양하게 나타나고 있다. 주요우울장애를 진단 받았음에도 별다른 증상 없이 겉으로는 매우 정상인처럼 살아갈 수도 있다. 왜냐하면 이 장애는 겉으로 표출되는 성격이 아니기 때문이다. 즉, 관찰로서 장애 유무를 진단

하기가 매우 까다롭다. 또한 우울장애의 초기 증상과 만성적 증상의 차이를 구별하는 것도 거의 어렵다. 초기에 발견한다면 비교적 쉽게 치료가 가능하지만, 만약 만성적으로 우울장애가 진행되었다면 이미 다른 행동적 장애나 인지적 장애로 발전되었을 가능성이 높기 때문에 주의해야 한다. 대표적으로는 성격장애나 다른 불안장애, 품행장애 등이 있다. 그러므로 우울장애를 진단하기 위해서 최근의 여러 행동적 증상들을 모두 확인하는 것이 필요하다.

우울장애의 회복은 치료를 시작한지 몇 개월이 지나야 한다. 많은 사람들이 우울증을 치료하더라도 금방 효과가 나타나지 않는 것을 경험한다. 따라서 아무런 효과가 없다고 생각하고 금방 포기하는데, 그것은 올바른 생각이 아니다. 우울장애의 회복은 일반적으로 3개월에서 1년 사이에 시작되는 것으로 알려져 있다. 물론 발견된지 얼마 되지 않은 경우에는 금방 회복되기도 하지만 만성의 경우 1년을 넘어서도 별 효과가 없기도 한다. 그리고 중요한 것은 모든 치료과정이 자신에 의해 진단되기 때문에 환자 본인의 의지와 느낌이 가장 중요하다.

주요우울장애는 무조건 우울한 모습을 보이는 것만을 뜻하는 것은 아니다. 사회적으로 상당히 적극적이고 밝은 모습을 보여 주더라도 우울장애로 진단받을 가능성이 있다. 주요우울장애임에도 불구하고 겉으로 보이는 증상이 조증일 수 있다는 것은 진단에 있어 신중함을 기해야 한다는 것을 의미한다. 이 경우 주요우울장애는 조현병으로 발전할 수 있다. 가족 중에서 주요우울장애를 진단받은 사람이 있는 경우 이 가능성은 더욱 커진다.

주요우울장애가 발병할 확률은 성별에 따라서도 차이가 난다고 알려져 있기는 하지만 정확히 얼마나 차이가 나는지 아직 알려져 있지 않다. 그리고 치료가 어떠한 경과를 거쳐 어떻게 발전되고 어떻게 나아지는지에 관해서도 명확히 알려져 있지 않다. 주요우울장애는 사례마다 상당히 다른 과정과 결과를 불러온다. 치료하는 방법도 다르고 같은 방법을 사용하더라도 결과가 다르게 나타날 수 있다.

우울장애로 인해 나타날 수 있는 가장 최악의 상황은 자살을 시도하는 것이다. 일부 증상은 차이를 보이는데, 과다수면, 과식증은 낮은 연령에서 흔하고 정신운동장애는 높은 연령에서 더 흔하다. 자살 시도는 중년과 말년에 줄어들지만 자살 완수는 줄어들지 않는다. 낮은 연령에 발병한 우울증은 가족력이 있거나 성격장애와 관련될 가능성이 높다. 주요우울장애의 경과는 일반적으로 나이가 들어도 바뀌지 않는다. 평균 회복 기간은 오랫동안 안정적으로 고정되어 있으며 증상의 가능성은 일반적으로 시간이 경과하여도 증가하거나 감소되지 않는다.

4. 분리불안장애(Separation Anxiety Disorder)

분리불안장애는 불안장애 중에서도 특히 영유아에게 많이 나타나는 대표적인 질환이다. 우리가 잘 알고 있듯이, 분리불안은 영유아가 특정한 대상과 떨어졌을 때 또래 영유아에 비해서 과도하게 스트레스를 받는다. 애착 대상과의 분리에 대한 공포나 불안이 발달수준에 비추어 볼 때 부적절하고 지나친 정도로 발생하는 것이다. 물론 너무 낮은 수준의 불안도 문제가 되지만, 일반적으로 분리불안으로 인해 나타나는 영유아의 행동이 좀 더 파급력이 크기 때문에 자주 관찰되고, 더 많이 보고된다.

1) 분리불안장애진단 기준

분리불안장애도 엄격한 진단 기준에 따라 진단하고 있으며, 다음의 기준에 의해 진단을 실시한다.

분리불안장애 진단 기준(APA, 2013)

a. 다음 중 3가지 이상이 나타나야 한다.
- 집 또는 주 애착 대상과 떨어져야 할 때 과도한 고통을 반복적으로 겪음
- 주 애착 대상을 잃거나 질병이나 부상, 재앙 혹은 죽음 같은 해로운 일들이 그에게 일어날 것이라고 지속적으로 과도하게 걱정함
- 곤란한 일(길을 잃거나, 납치당하거나, 사고당하는 등)이 발생하여 주 애착 대상과 떨어지게 될 것이라고 지속적으로 과도하게 걱정함
- 분리에 대한 공포 때문에 집을 떠나 학교, 직장 혹은 다른 장소로 외출하는 것을 지속적으로 거부하거나 거절함
- 집이나 다른 장소에서 주 애착 대상 없이 있거나 혼자 있는 것에 대해 지속적으로 과도하게 두려워하거나 거부함
- 집에서 떠나 잠을 자는 것이나 주 애착 대상 곁이 아닌 곳에서 자는 것을 지속적으로 과도하게 거부하거나 거절함
- 분리 주제와 연관된 반복적인 악몽을 꿈
- 주 애착 대상과 떨어져야 할 때 신체 증상을 반복적으로 호소함

b. 공포, 불안, 회피 반응이 영유아 청소년에서는 최소 4주 이상, 성인에서는 전형적으로 6개월 이상 지속된다.

c. 장애가 사회적, 직업적 또는 다른 중요한 기능영역에서 임상적으로 현저한 고통이나 손상을 초래한다.

d. 장애가 다른 정신질환으로 더 잘 설명되지 않는다.

2) 분리불안장애의 특징

본래 영유아에게 분리에 대한 불안은 항상 존재하는 것이며, 분리불안이라는 정서는 지극히 정상적인 정서이다. 발달적 측면에서도 이것은 정상이다. 누구나 자신이 좋아하고 의지하는 대상에게서 멀어지면 불안하거나 초조한 감정을 느끼기 마련이다. 또한 이 과정을 잘 겪어 내야만 성인이 되어서도 사회적 관계를 적절히 맺을 수 있게 된다.

영유아기 분리불안장애가 특히 더 중요한 이유는 애착 대상으로부터 떨어지는 것을 불안해하는 정서가 영유아기에 처음 생기기 때문이다. 즉, 이 시기에 적절한 교육

이나 보호를 받지 못하면 분리불안이 발병한다. 이것은 대부분의 발병 연령이 초등학교에 입학하기 전 영유아기에 집중되어 있다는 것을 통해 알 수 있다. 오히려 청소년기에 접어들면 분리불안장애가 거의 발병하지 않는다. 다만, 한 번 발병한 분리불안장애는 꽤 오래 지속되는데, 종종 성인기에 들어서도 집을 떠나는 것을 두려워하거나 하나의 애착 대상에 집착하는 현상이 발생하기도 한다. 분리불안장애는 어느 순간 행동으로 나타나며 대부분의 영유아는 증상이 나타나는 시기를 기억하지 못한다고 한다.

3) 분리불안장애와 문제행동

분리불안장애가 문제가 되는 것은 여러 가지 문제행동 때문이다(양병환, 2010). 우선 집을 떠나기 싫은 감정이 드는 영유아들은 학교에 가는 것을 거부하는 행동을 보인다. 이것은 단순히 놀고 싶어서 학교에 가기 싫어하는 것과는 질적으로 다른 행위다. 자신을 둘러싼 환경이나 사람이 변하는 것에 대해 극도의 스트레스를 받는 것이다. 이것은 학교·사회·직장생활에서 큰 문제로 번질 위험이 있다. 많은 경우 쓸데없는 걱정을 하거나 약한 수준의 집착을 보인다. 대표적인 증상은 연인이 어디에 있는지 지나칠 정도로 확인하기, 부인이나 남편이 누군가를 만나거나 일하기 위해 집을 나가는 것을 금지하기 등이 있다. 이들과 함께 사는 가족이나 연인은 그들의 행동으로 인해 큰 피해와 고통을 받지만, 더 중요한 것은 분리불안장애를 겪는 사람들도 똑같은 고통을 받는다.

5. 선택적 함구증(Selective Mutism)

선택적 함구증은 얼핏 생각하기에는 의사소통장애의 한 종류로 포함되어야 할 것 같지만, DSM-5에서는 불안장애, 즉 정서장애의 한 항목으로 포함되어 있다. 따라서 본 서에서도 선택적 함구증을 인지적 장애가 아니라 정서장애의 한 종류로 판단하여 이 부분에 첨가하였다. 구체적인 진단 기준은 아래에서 확인할 수 있다.

1) 선택적 함구증의 진단 기준

선택적 함구증(Selective Mutism) 진단 기준(APA, 2013)

a. 다른 상황에서는 말을 할 수 있음에도 불구하고 말을 해야 하는 특정 사회적 상황에서 일관되게 말을 하지 않는다.
b. 장애가 학습이나 직업상의 성취 혹은 사회적 소통을 방해한다.
c. 이러한 증상이 최소 1개월 이상 지속된다.
d. 사회적 상황에서 필요한 말에 대한 지식이 부족하거나 언어가 익숙하지 않은 것으로 인해 말을 하지 않는 것이 아니다.
e. 장애가 의사소통장애로 더 잘 설명되지 않고 자폐 스펙트럼 장애, 조현병 또는 다른 정신병적 장애의 경과 중에만 발생되지 않는다.

2) 선택적 함구증의 특징

선택적 함구증의 원인은 높은 수준의 사회불안으로 인한 것이다. 이에 따라 불안장애의 한 종류로 지정된 것이다. 선택적 함구증을 가진 영유아들은 종종 학교에서 의도적으로 말하기를 거부한다. 이 경우 학습과 생활 전반에서 힘들어질 수 있다. 특히, 교사가 영유아의 읽기 능력을 평가할 수 없어지기 때문에 학업 및 학습영역에 지장을 가져온다(유수현, 천덕희, 이효순, 성준모, 이종하, 박귀서, 2011). 선택적 함구증을 가진 영유아가 다른 활동에 전혀 무관심한 것은 아니다. 비언어적 방법을 이용해서 소통하기도 하고, 말이 필요 없는 상황에는 별 거부감 없이 참여하는 모습을 보여 주기도 한다.

3) 선택적 함구증의 발달 가능성

선택적 함구증은 주로 5세 이전에 발병하지만 아이들이 학교에 들어가서 사회적 관계가 증가하고 읽기 같은 수행과제가 크게 증가하기 전까지는 큰 관심을 끌지 못한다. 이 장애의 지속기간은 다양하다. 알려진 바에 의하면 많은 사람들은 어릴 때 선택적 함구증을 경험했을지라도 나중에 선택적 함구증을 극복한다고 한다. 그렇다고 이 장애의 장기적 경과에 대해서는 잘 알려져 있지는 않다. 특히, 사회공포증이 동반된 경우 선택적 함구증은 사라질 수 있으나 사회공포증의 증상들은 남을 수 있다.

Chapter 11

영유아의 정신건강 증진을 위한 다양한 시도들

1. 미술과 정신건강
2. 음악과 정신건강
3. 독서와 정신건강
4. 놀이와 정신건강
5. 모래놀이와 정신건강

지금까지 영유아들의 정신건강에 대한 이론과 그들의 상태를 진단하는 측면에서 다양한 학자들의 이론과 실제적 내용들을 자세히 살펴보았다. 그러나 이것만으로는 영유아의 정신건강을 완벽하게 이해했다고 말하기에는 부족하다. 따라서 이제부터는 그들에게 제공할 수 있는 실제적인 프로그램들을 중심으로 이야기를 전개해나가고자 한다. 우리가 영유아의 정신건강에 대해 관심을 기울이게 된 것은 100년 정도 밖에 되지 않는다. 그렇지만 그동안 심리학과 상담 분야의 다양한 방법들이 적극적으로 시도되면서 영유아의 정신 문제들을 치료하고 더 나아가서는 예방하고 관리해주는 많은 방법들이 생겨났다.

각각의 방법들은 고유한 장점과 한계점을 지니고 있다. 따라서 영유아의 발달단계와 개인적인 특성에 맞추어 가장 적절한 방법을 제공할 것을 권장한다. 특히, 여기서 제시하는 방법들은 반드시 문제가 드러나지 않는 일반인들을 대상으로도 활용될 수 있다. 이것을 예방적 접근이라고 한다. 지속적인 정신건강에 대한 관리적 측면에서 본 방법들을 활용하는 것이다. 정기적으로 상담 프로그램에 참가하게 되면 정신을 더욱 건강하게 유지할 수 있으며 자신의 무의식 속에 무엇이 들어 있는지를 짐작하게 되면 다양한 삶의 어려운 장면 속에서도 흔들리지 않게 된다.

영유아의 정신건강을 위한 방법은 크게 다섯 가지로 제시하고자 한다.

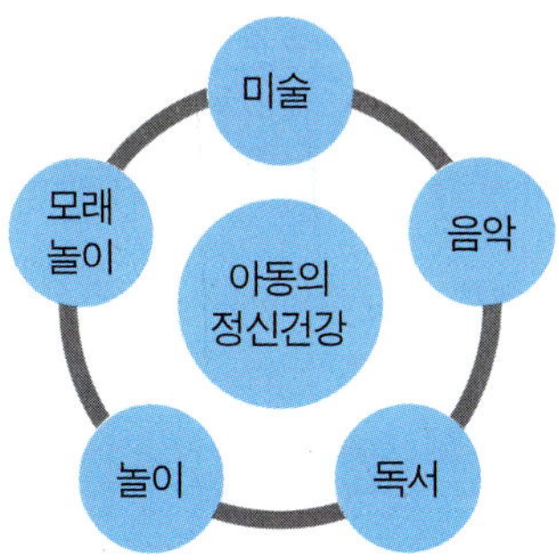

[그림 11-1] 영유아의 정신건강을 위한 방법들

1. 미술과 정신건강

미술은 인간의 사상과 감정을 표현하는 가장 극적인 수단 중 하나이다. 그만큼 우리는 그림을 그리거나 만들기를 통해 자신의 생각을 표현하는 것에 익숙하다. 인터넷으로 대화를 할 때 글보다 그림이나 사진, 이모티콘을 통해 이야기하면 정서와 생각을 더 현실감 있게 표현할 수 있다. 사람들은 미술이 미술가나 비평가들의 전유물이라는 고정관념을 가지고 있으면서도 은연중에 미술을 많이 활용한다.

특히, 미술을 인간의 마음과 결부시켜서 보고 있는 학문이 심리학이다. 심리학은 미술을 인간 심리의 표현이라고도 한다. 정신분석이론에서는 미술표현 활동이 무의식의 반영이라고까지 설명한다. 같은 대상을 보고 그리더라도 사람마다 그림이 다르게 나타나는 것은 각 개인이 지닌 심리적 특성이 다르기 때문이라는 것이다. 그림을 그릴 때 무심코 선택하는 재료나 색깔 등이 무의식을 표현한 것이고 따라서 그림의 결과 나타난 작품은 각 개인의 마음의 모습이기도 하다. 이러한 주장은 처음에는 잘 받아들여지지 않았으나 점점 미술이 인간의 마음을 설명하는 사례가 늘어나고 미술을 통해 마음을 치료할 수 있다는 사실이 인정되면서 미술 치료의 개념이 각광받기 시작했다(김기태, 2006: 398). 결국 미술은 개인의 정신건강 상태를 점검하고 더 나은 상태가 되도록 도와줄 수 있다는 생각까지 이르게 된다. 특히, 영유아의 경우 미술의 영향력은 더욱 커진다. 심지어 영유아는 그림으로 더 잘 말한다. 물론 그들은 스스로 무엇을 그리는지 명확하게 이해하지는 못한다. 하지만 성인들보다 훨씬 더 그림을 그리려는 동기가 강하다. 종이뿐만 아니라 빈 공간만 발견하면 무엇이든지, 무슨 도구를 활용해서라도 그리려고 한다. 심리학에서는 영유아의 이러한 행동을 무의식의 발현이라고 본다. 아직 자아와 초자아가 제대로 성숙하지 못한 영유아들은 무의식과 본능이 표출되고 이것을 밖으로 드러내기 위해 그림을 그리는 것이다. 즉, 영유아에게 미술은 감정을 표현하는 효과적인 수단이다.

1) 정신건강 입장에서의 미술의 정의

좀 더 자세히 살펴보면, 현대의 정신건강에서 미술은 다음과 같은 정의로 설명된다. 우선 미술은 시각적인 매체를 활용한다. 물론 현대의 미술은 시각뿐만 아니라 청각과 촉각까지도 광범위하게 활용하기 때문에 정신건강에 사용되는 미술 역시 다양한 매체를 활용할 수 있다. 우리가 일반적으로 생각하는 평면 그림과 더불어 영유아가 좋아하고 많이 활용하는 찰흙, 철사 등 다양한 재료가 활용될 수 있다. 그리고 이러한 미술 활동은 각 개인의 마음을 자극한다. 우리는 그림을 그릴 때 단순히 사실적으로 그리는 것이 아니라 우리가 본 자극에 마음의 해석을 덧붙여 표현하게 된다. 이 과정에서 무의식이 활성화되는 것이다. 대부분의 경우 무의식은 억압되어 있거나 왜곡되어 있다. 따라서 미술을 통해 그것을 직접 눈으로 확인하는 것만으로도 정서적 어려움을 해결하는 데 상당 부분 도움이 된다. 특히, 인간이 성장하면서 필연적으로 억압된 무의식을 확인하고 이를 자아에 통합시켜야만 성숙된 인격을 발휘할 수 있게 된다는 점에서 미술은 중요하다.

여기서 주의할 점은 심리학에서 활용되는 미술에서는 작품의 완성도나 예술성을 크게 고려하지 않는다는 점이다. 이것이 일반적인 미술 활동과 다른 점이다. 대신 미술 활동을 하면서 자신의 감정을 표현하는 과정 자체에 중점을 둔다. 또한 미술 활동의 결과로 나타나는 작품만을 분석하여 결론을 내리는 것도 위험하다. 오히려 상담자 혹은 부모, 교사가 영유아의 작품을 통해 영유아와 대화하고, 그들의 내면을 간접적으로 들여다보는 과정이 더욱 중요하다. 영유아의 작품에는 사회적으로 금기시되는 충동이나 내면에서 이루어지는 복잡한 생각들이 비교적 많이 표현되는데, 이것은 성인들이 이해하기가 힘들다. 따라서 정해진 법칙에 따라 미술을 해석하기만 하는 것이 아니라, 끊임없이 대화하며 의미를 같이 찾아나가는 과정이 수반되어야 한다.

이처럼 정신건강을 유지하기 위한 미술은 예술작업으로서의 미술, 혹은 미술교육과 상당히 다르다. 미술과 미술교육은 그 목적이 여러 가지이다. 그중에서도 가장 중요한 목적은 바로 미술 그 자체의 능력을 향상시키는 데 있다. 부수적으로 사회적, 정서적 능력 발달이 있기는 하지만 가장 중요한 목적은 미적 능력에 있다. 따라서 그 결과 역시 과정보다는 완성된 작품을 분석하는 것에 치중된다. 하지만 정신건강과 관련된 미술은 심리치료나 상담과 밀접하게 관련되어 있다. 뿐만 아니라 개인의 성장과도 관련이 있는데, 이때 가장 큰 목적은 한 개인의 인격 도야이다. 여기서 미적 능력의 향상은 큰 문제가 되지 않는다. 대신 영유아가 미술을 하면서 자신의 문제점이 무엇인지 자각하게 되고 정신적으로 건강한 방법을 찾는다면 그것으로 효과를 입증하게 된다.

2) 미술치료의 역사

그렇다면 미술은 어떠한 과정을 거쳐 정신건강에 활용되게 되었을까? 사실 미술이 정신에 영향을 끼친다는 사실은 이미 오래전부터 우리가 알고 있던 사실이었다. 다만, 그것이 과학적인 이론으로 펼쳐진 것이 최근일 뿐이다.

(1) 미술과 정신의 관계에 대한 역사적 증거들

가장 오래된 예시로 선사시대 동굴 벽화를 들 수 있다. 원시인들은 동굴에 그림을 그렸고, 자신들이 그린 그림이 실제 생활에 영향을 끼친다고 믿었다. 즉, 그들은 동굴에 그림을 그려서 사냥 실패나 굶주림, 맹수들의 공포 등에 대한 긴장, 불안감을 해소시켰던 것이다. 사냥에 성공하는 그림, 춤추는 그림, 맛있는 음식을 나누어 먹는 그림 등을 통해 정서를 표현하면서 정신건강을 유지했다고 말할 수 있다. 이처럼 미술치료의 역사는 인류와 함께 했다. 우리나라에서도 그림이 사람들에게 희망을 주는 역할을 하는 경우를 많이 볼 수 있다. 병풍이나 건물에 그려진 그림들은 순수한 예술적인 의미보다는 기원이나 불안 해소, 정서표현 등의 의미를 담고 있는 경우가 많다.

(2) 미술과 심리학의 만남

한편, 미술이 본격적으로 인간의 정신에 미치는 영향력에 대해 연구하기 시작한 것은 19세기부터이다. 특히, 인간의 정신을 과학적으로 연구하고자 하는 심리학이 태동하면서부터 그림과 인간의 정신적 관계를 탐구하는 연구들이 생겨났다. 특히, 영유아의 그림이 무의식을 잘 반영한 것이라는 관점이 생겨나면서부터 그림을 영유아 정신질환에 활용하려는 시도들이 늘어났다. 그 후에 이러한 생각들은 정신 의학 측면으로 퍼져나갔다. 정신과 의사들이 영유아의 정신질환을 진단하고 치료하는 데 미술을 적극적으로 활용하기 시작한 것이다. 정신병원에서는 정신질환을 앓고 있는 환자들에게 그림을 자유롭게 그려보도록 권유하였고, 그림에 나타난 상징들을 분석하여 환자를 이해하려는 시도를 하였다. 이러한 경향은 큰 호응을 얻어 최근에는 일반인들을 대상으로 한 미술상담 혹은 미술치료도 활발하게 수행되고 있는 실정이다.

추가적으로 정신분석학자들이 명화에 대한 학문적인 분석을 수행하면서 이러한 경향은 절정에 달했다. 그림을 보고 화가들의 정신상태를 설명하면서 대중들에게 정신건강과 미술이라는 개념이 흥미롭게 소개되었다. 한편으로는 직접 그리지 않고 마음속에 떠오르는 이미지들이나 꿈에 나타나는 이미지들을 분석하는 연구도 활발하게 진행되었다. 여기에 관련해 주의 깊게 본 학자는 융인데, 융은 무의식이 어떠한 이미지를 만든다고 하여 우리가 무심코 떠올리는 이미지들에 주목하였다.

(3) 미술치료의 시작

한편, 미술을 보조적인 도구가 아닌, 치료의 주된 도구로 활용하고 직접적으로 미술의 치료적인 기능들을 증명하는 연구들이 수행되었다. 이 연구들은 모두 앞서 실시된 기초적인 연구들을 바탕으로 한 것이다. 1950년대 이후가 되자 오로지 미술을 통해 심리를 치료하려는 움직임이 일어났다. 특히, 이 시기에는 처음으로 미술활동과정에 치료자가 개입하여 대화를 하고, 영유아의 심리를 치료하는 형태의 적극적인 치료 활동이 수행되었다. 기존에는 영유아들이 만든 미술작품만을 보고 그들의 심리상태를 짐작하고 적절한 처방을 내리는 형식이었기 때문에 이러한 형태의 상담치료는 신선한 충격을 주었다(김지현, 권오균, 이정서, 2009). 이후 현재에 이르기까지 다양한 방식의 미술치료가 수행되고 있다.

(4) 종합

현재 정신건강이론과 미술의 관련성을 살펴보면 다음과 같다. 우선 우리 주변의 일상적인 상담에 미술이 기여하고 있다. 정상적인 영유아들에게도 미술을 통한 상담 활동이 도움이 된다. 그들이 반드시 문제를 일으키지 않더라도 미리 미술을 통한 상담 활동을 통해 무의식의 목소리를 듣고 생각을 표현할 수 있도록 하는 점은 굉장히 중요하다. 특수교육에서도 미술치료가 활발하다. 특수 영유아들은 일반 영유아들과 달리 인지적 능력, 그중에서도 언어적 능력이 부족한 경우가 많은데, 이때 미술 활동은 그들의 정신을 돌보아 줄 수 있는 유용한 방법이 될 수 있다.

3) 정신건강에 미술이 도움이 되는 이유

미술은 시각적, 촉각적 이미지를 통해 마음을 들여다보고 무의식의 억압이나 왜곡 등을 올바르게 이해하는 데 의의를 가진다. 특히, 정신건강의 입장에서는 미술 활동의 결과로 나타난 작품보다는 그 과정에 더 초점을 맞춘다. 따라서 치료를 담당하는 치료자나 교사, 부모는 이러한 과정에 유의하여 영유아의 미술 활동을 격려하고 지원해야 한다. 특히, 영유아의 작품에 대해 영유아가 직접 설명하기 전까지는 그 내용에 대해 속단하거나 짐작해버려서는 안 된다. 내용을 확실히 이해하고 영유아의 이야기를 인내심을 갖고 들을 준비가 되어 있어야 한다. 이러한 무조건적인 수용이 일어나야만 영유아는 안심하고 자신의 무의식을 들려주게 된다. 이와 관련하여 좀 더 구체적으로 미술이 치료적 도움을 줄 수 있는 이유는 다음과 같이 네 가지 정도로 요약해볼 수 있다.

(1) 미술의 치료적 기능

미술이라는 활동 자체에 치료적 기능이 첨가되어 있다. 단순히 미술작품을 만들거나 인간의 창의성을 표현하는 작업으로만 이해하는 것은 구시대적인 발상이 되고 있다. 우리 주변에서 예술이 치료적인 역할을 하는 장면을 무수히 목격할 수 있다. 가령, 노래를 부르거나 영화를 감상하는 등의 예술 활동을 하는 것은 생활 속에서 받았던 스트레스를 해소하고 그 환경 속에 몰입함으로써 자신의 내면을 안정시키는 기능을 한다. 미술 활동도 마찬가지이다. 미술은 그 자체로 마음을 차분하게 만들어 주는 기능을 한다. 미술작품을 창작하는 활동도 마찬가지이다. 이것은 정서의 표현 측면에서 좋다. 영유아는 자기의 생각과 감정을 어떠한 형태로든지 표현하면서 자신의 마음을 치료한다. 미술이 영유아의 손상된 감정을 완화시키는 데 도움을 주는 것이다. 정서표현이 억압된 영유아에게는 해방감을 주고, 반대로 과도하게 정서를 표출하는 영유아에게는 그것을 조절할 수 있는 능력을 부여한다. 이것만으로도 미술이 지닌 치료적 기능을 이해하는 데 도움이 될 것이다. 결론적으로 미술은 영유아로 하여금 정신과 감각을 직접 사용하도록 독려하며 과거와 현재의 사건과 관계되는 생각이나 감정, 미래에 대한 생각까지도 나타낼 수 있도록 한다. 또한 미술을 통하여 분노, 적대감 등을 해소시킬 수 있으며 영유아의 자아를 고양시켜 줄 수도 있다.

(2) 쉬운 접근성

영유아의 정신건강을 위한 여러 가지 방법 중에서 미술은 비교적 접근하기 유용한 방법이다. 정신건강에 관련된 기존의 여러 치료법들은 성인 중심이고 인지적 측면에서 접근하는 방법들이 대부분이다. 그러나 이것은 영유아에게 완전히 적합하다고 말하기 어렵다. 가령, 영유아에게 스트레스 받는 것이 무엇이냐고 물어보더라도 거기에 대해 상세하게 이야기할 수 있는 수준의 영유아는 몇 명 되지 않는다. 대부분은 자신의 어려움은 당연한 것으로 받아들이고 있거나 심지어는 자신이 무엇 때문에 힘들어

하는지도 모르는 경우가 대부분이다. 이것은 영유아가 여러 사건들에 관한 자신의 부정적인 생각을 억압한다는 사실조차 인지하지 못하고 있기 때문이다. 하지만 미술은 조금 경우가 다르다. 미술 활동은 우선 영유아에게 굳이 자신의 어려운 점을 이야기하도록 요구하지 않는다. 그저 주어진 재료를 갖고 자신이 원하는 형태로 그리거나 만들면 된다. 그리고 왜 그렇게 그리고 만들었는지에 대해 그 느낌을 그대로 말하면 된다. 따라서 친숙하면서도 편안한 방법이다. 더 긍정적인 사실은 대부분의 영유아들이 미술 활동을 굉장히 좋아한다는 점이다. 왜냐하면 미술은 자신을 표현하고, 정서적으로 만족스러운 경험을 할 수 있는 활동이기 때문이다. 미술을 통해 영유아는 감추어 둔 소망을 상징적으로 표현할 수 있고 고통스러운 경험을 동화시키며 통합시킬 수 있고 적개심을 안전하게 나타낼 수 있다. 미술은 이러한 표현의 자유를 준다는 점에서 상당히 긍정적인 역할을 수행한다. 영유아들은 별다른 자극을 주지 않더라도 항상 그림 그리기를 좋아한다. 따라서 자신이 원하는 그림을 그리도록 하는 미술치료과정 자체에 상당한 호감을 갖는다.

(3) 성취감 부여

미술은 영유아의 심리적 욕구를 충족시키고 성취감을 부여하는 방법이다. 이것은 미술이 가진 독특한 특성과도 관련이 있다. 영유아는 미술 활동을 통해 결과물을 받아들게 되는데, 이것은 영유아에게 어느 정도의 성취감을 가져다준다. 미술 활동은 정답이 있는 것이 아니다. 따라서 영유아가 자신의 생각을 자유롭게 표현한 것 대부분이 예술작품으로서 인정받을 수 있다는 장점이 있다. 이것은 언어적이나 수리적으로 접근했을 때 얻기 힘든 장점이다. 예를 들어, 어떤 영유아가 코끼리를 파란색으로 표현했다고 할 때, 그것은 과학적으로는 납득하기 힘든 것이지만, 미술에서는 그 자체적으로도 영유아가 예술적 능력을 발휘한 것이라고 생각하고 창의적인 생각을 지지해줄 수 있다. 이러한 경험은 영유아에게는 굉장히 중요한 것이다. 특히, 영유아들은 언어로 자신을 표현하는 것에 많이 부족함을 느낀다. 그들이 유난히 상상에 잠기거나 혼잣말 등을 자주 하는 이유가 바로 언어적 능력이 인지능력에 비해 부족하기 때문이다. 미술 활동은 이것을 보충해줄 수 있는 좋은 수단이다. 영유아는 언어로 다 할 수 없는 내면의 미묘한 표현까지도 미술 활동을 통해 말할 수 있다. 또한 미술 활동에서는 필연적으로 다양한 재료를 직접 조작하게 되는데, 이러한 다양한 재료의 탐색을 통해 성취감을 느끼기도 한다. 영유아는 몸을 통해 사물을 경험하고, 자신의 정신구조를 형성해나간다.

(4) 정신건강의 상태 확인

정신건강의 상태를 미술 활동의 결과물로 확인할 수 있다. 이것은 굉장히 의미 있는 특성 중의 하나이다. 물론 개인의 무의식 전체를 눈으로 확인하는 것은 애초에 불가능한 일이지만, 미술 활동을 통해서 그 일부분을 관찰할 수 있다. 영유아가 창작한 미술 작품들은 사실 그들의 정신세계의 일부이기 때문이다. 특히, 미술작품들은 일시적인 것이 아니고 얼마든지 보관하는 것이 가능하므로, 이것을 체계적으로 수집한다면 일종의 영유아발달에 관한 증거자료로서 활용하는 것이 가능하다. 따라서 당연히 영유아의 미술 활동을 통해 얻어진 작품들은 미술치료과정 동안 가장 소중히 다루어져야 한다. 그리고 그 변화과정을 제대로 이해하고 이것을 다시 영유아에게 설명해줄 수 있어야 한다. 영유아는 자신이 발전하고 있으며 더 나아질 것이라는 메시지에 희망을 갖는다.

4) 미술을 정신건강에 적용할 때 주의할 점

미술치료가 최근 들어 유행하고 있는데, 이때 주의해야 할 점은 영유아 개개인의 특성 및 배경에 관해 정확히 파악해야 한다는 점이다. 치료에 대한 정확한 이해 없이 미술치료를 무작정 실시해서는 안 된다. 모든 경우에 결국 중요한 것은 치료 대상에 대한 깊은 이해와 애정이라고 할 수 있다(임혁, 채인숙, 2010). 이것이 바탕이 되었을 때에만 미술치료의 목적이 달성될 수 있다. 또한 미술 활동에 대해 영유아에게 주의 깊게 설명하고 즐거운 활동임을 먼저 상기시켜 주어야 한다. 영유아가 그리기를 거부한다면 미술치료는 근본적으로 수행될 수 없다.

2. 음악과 정신건강

이제 음악과 정신건강의 관계에 대해 살펴보도록 하자. 이것을 음악치료라고 흔히 말하기도 한다. 음악치료는 단순히 음악을 창작하고 감상하는 기존의 음악 개념과는 다른 약간 처방적인 특성을 가진다. 즉, 오로지 즐거움을 목적으로 하거나 단순히 음악을 들으면 건강에 도움을 준다는 단순한 차원을 넘어서는 것이다. 따라서 체계적이고 과학적인 개념이라고 정의할 수 있다.

음악과 정신건강의 관계는 행동주의적 측면에서 많이 연구되어 왔다. 즉, 음악이라는 자극을 제공한 후 이에 따라 나타나는 개인의 반응을 측정하고 분석하는 데 초점이 맞추어진 것이다. 따라서 실험실을 가장한 엄격한 주변 변인 통제와 더불어 자극과 눈으로 보이는 반응을 객관적으로 관찰하려고 한다. 앞서 설명한 미술적 접근이 어느 정도 치료자의 주관이 개입되어 실시된다면 음악은 좀 더 객관적이고 철저한 방법을 사용한다는 차이점을 찾을 수 있다. 물론 두 방법 모두 나름의 의미가 있다. 음악을 정신건강에 활용하기 위해서는 과학적인 방법과 구조화된 자료가 필요하다고 하겠다.

1) 정신건강에서 바라 본 음악

심리적 측면에서 음악이란 어떠한 역할을 할 수 있는지 그 정의부터 살펴보도록 하자.

(1) 음악의 개념

음악은 우선 심미적이고 예술적인 개념이 있지만 여기서는 음악의 치료적 기능에 주목한다. 즉, 음악은 정신을 맑게 하고 영감을 부여하는 어떠한 좋은 자극이라는 측면에서 정의하는 것이다. 따라서 이것은 우리가 기존에 음악을 취미생활이나 예술가의 전유물로서만 생각하던 것에서 좀 더 나아간 것이라고 할 수 있다. 즉, 음악을 정신건강과 치료에 활용하기 위해서는 음악 자체를 전문 분야의 하나로서 인정해야만 한다. 앞서 잠깐 언급했듯이 여기서 음악은 일종의 자료로 취급된다. 주관적 감정이나 사상보다는 객관적으로 측정될 수 있는 수치나 데이터를 더 중요하게 생각한다는 것이다. 결론적으로 정신건강과 심리학 측면에서 바라보는 음악은 우리가 일상적으로 듣고 생각하는 음악과는 그 성질이 다른 것이며, 좀 더 과학적이고 수량적인 개념임을 이해해야 할 필요가 있다. 따라서 음악을 상담이나 치료에 활용하기 위해서는 좀 더 전문적이고 고도로 훈련하는 과정이 필요하다.

(2) 심리적 측면의 음악

한편, 심리학자들은 음악을 다음과 같이 정의하고 있다. 그들은 음악을 심리치료 방법의 도구로 파악한다. 즉, 심리적 건강이 손상된 사람들을 대상으로 음악의 효과를 실험하는 것이다. 음악을 들려주고 음악이 개인의 심리를 어떻게 치유하는지를 관찰하는 입장이라고 할 수 있다. 음악은 듣는 사람으로 하여금 전율을 느끼게 만들고 지쳐 있는 심신에 위안을 가져다준다. 또한 격렬한 감정을 다스리는 데에도 도움을 준다. 추가적으로 인간의 행동을 개선시키고자 할 때에도 음악을 활용한다. 음악에는 언어적 기능도 포함되어 있다. 따라서 음악을 언어발달의 도구로 활용하고자 하는 학자들도 있다. 어쨌든 이들은 음악을 심리학의 보조적 역할로 인식하며 적극적으로 사용하고자 한다. 음악이 정신건강의 관리에 사용되는 예시는 얼마든지 찾을 수 있다. 정신병원에서의 재활, 그리고 학교나 가정에서의 사회성 증진, 교육 등의 목적으로 사용되는 음악이 그 예시라고 할 것이다. 평범하게 생각할 때 우리가 학교에서 교가를 부르거나 국가 예식에서 애국가를 부르는 것도 음악과 정신건강의 넓은 범위에 포함된다. 이러한 학자들의 논의를 종합하면 음악은 심리치료의 도구가 된다고 할 수 있다.

일단 음악이 정신건강을 관리하고, 여러 가지 문제들을 치료하는 역할을 수행하기 위해서는 다음의 몇 가지 기준을 충족해야 한다. 이러한 기준은 치료과정으로서 설명할 수도 있다. 다음의 기준을 확인해보자.

- 음악을 활용하여 심리치료를 계획할 경우 연구의 치료 효과와 계획을 수립해야 한다.
- 반드시 음악을 사용해야 한다.
- 음악을 활용하려는 교사, 부모, 치료자들은 음악에 대한 지식과 훈련이 되어 있어야 한다.

2) 음악치료의 역사

음악도 미술과 마찬가지로 인류가 태동하면서부터 발전하였다. 그리고 음악이 사용된 목적도 수학적, 과학적, 종교적이었다. 음악이 순수하게 예술적 목적으로만 활용된 것은 그 이후였다. 그 전까지는 음악은 신의 목소리를 재생한다든지, 완벽한 수를 찾기 위함이라든지 하는 목적에서 더 많이 활용되었다. 그중에서도 음악을 심리치료에 이용하고자 하는 여러 시도들이 있어 왔다. 과학적으로 밝힐 수는 없었지만 많은 사람들은 음악을 들으면서 자신의 마음이 안정되거나 반대로 격렬해지는 등의 느낌이 든다는 사실을 알고 있었고, 음악이 인간의 내면에 끼치는 영향에 대해서도 어느 정도 알고 있었다. 심지어는 음악이 신을 불러내거나 날씨를 다스릴 수 있다고 믿기도 하였다. 이에 따라 음악은 다양한 분야에서 활용되어 왔다.

그럼에도 불구하고 음악이 구체적으로 인간에게 어떤 영향을 끼치는지에 대해서는 알 수 없었다. 그 반응을 눈으로 관찰할 수 없는 영역이었기 때문이다. 따라서 본격적으로 음악이 연구된 것은 과학적 연구법 및 의학이 발달한 1900년대 이후라고 할 수 있다. 처음으로 음악의 효과를 의학적으로 인정하게 된 계기는 정신병원에서의 여러 사례들로부터 나타난다(김성이, 조학래, 노충래, 2005). 정신병원에서는 환자들의 예술적 경험을 위해 종종 음악을 들려주곤 했다. 그런데 의사들은 음악을 들은 환자들이 그렇지 못한 환자들보다 정신질환에서 회복하는 속도가 빠르다는 사실을 우연히 알게 되었다. 이러한 사례들이 논문으로 보고됨에 따라 음악이 인간의 정신에 좋은 영향을 줄 수 있고, 더 나아가서는 심리치료의 수단으로 활용될 수 있을 것이라는 기대감이 생기게 되었다. 계속적으로 음악의 심리적 효과가 보고되면서 이를 체계적으로 연구하는 음악치료 학과들이 개설되고 더 나아가서는 음악치료사라는 새로운 직종이 탄생하게 되었다. 그리고 음악에 대한 효과는 일반 대중들에게도 널리 퍼져서 교사들이나 부모들도 음악이 정신에 좋다는 사실을 인식하게 되었다. 태교를 위한 음악이라든지, 정신을 안정시키는 클래식 음악 등은 우리에게도 일반적으로 활용되고 있는 음악의 예시라고 할 수 있다.

3) 정신건강에 음악이 도움이 되는 이유

지금까지의 연구로 드러난 음악의 효과성에 대해 제시하면 다음과 같이 설명할 수 있다. 주로 음악의 특성과 결부지어 심리적으로 도움이 되는 여러 내용들에 관해 제시되어 있다. 대략적으로 세 가지의 장점을 언급할 수 있다(김유숙, 박승호, 김충희, 김혜련, 2007).

(1) 인류 공통의 양식으로서 음악

음악은 거의 모든 인간에게 적용할 수 있는 인류 공통의 양식이다. 음악은 청각장애인을 제외한 대부분의 인간에게 영향을 미칠 수 있다. 또한 음악은 나이나 성별, 문화의 영향에서 벗어난 초월적인 도구이다. 말을 하지 못하는 아이들도 음악에 영향을 받을 수 있고, 몸을 움직이지 못하더라도 음악에 반응할 수 있다. 즉, 개인이 어떠한 상태에 있든지 간에 음악은 어느 정도의 영향을 미칠 수 있다는 장점이 있다. 또한 음악은 일종의 자극원이다. 음악을 계속해서 들려주게 되면 자극이 몸에 반복적으로 전달되는 것과 같은 효과를 준다. 음악은 그 자체로 감정을 발생시키고 이것은 행동을 만들어 내므로 이러한 자극을 계속적으로 제공하는 것은 분명 그 자체로도 의미가 있는 행위이다. 가령, 임산부가 태교음악을 들을 때 배 속의 태아가 움직이는 것을 느낄 수 있다.

(2) 공동체 결속에 기여

음악은 집단을 결속하고 조화롭게 만드는 데 도움을 준다. 음악이 집단의 유대를 강화하는 것은 수많은 사례에서 찾아볼 수 있다. 음악을 함께 부르고 들으면서 한 집단의 소속감을 확인하고 동질감을 느끼게 된다. 예를 들면, 교가를 부르거나 운동 경기에서 응원가를 부르며 집단을 결속하는 것을 볼 수 있다.

(3) 뇌 기능 촉진

음악을 통해 뇌의 기능을 활성화시킬 수 있다. 실제 학습에서 음악를 활용하기도 한다. 예를 들면, 영유아들의 경우 노래를 통하여 학습을 할 때 더욱 잘 습득하고 암기한다.

3. 독서와 정신건강

독서는 문학과 관련이 있는 정신건강 접근방법이다. 독서의 효과를 연구하는 입장에서는 독서에 대해 책을 읽음으로써 마음을 치료하고 정신적인 도움을 받는다는 가정에 따라 연구를 실시한다. 좋은 문학은 예술성만을 가지는 것이 아니라 결국에는 읽는 독자들에게 영감을 주고 좋은 영향을 끼친다는 점을 고려한 것이 독서를 활용한 심리치료라고 할 수 있다(강경미, 2003: 159).

1) 정신건강과 독서

정신건강 측면에서 독서는 다음과 같이 정의된다. 우선 책의 특성에 대해 주목할 필요가 있다. 책은 간접적인 경험을 하게 만들어 주는 가장 좋은 도구이다. 또한 책의 범위는 아주 넓다. 인간이 경험할 수 있는 거의 모든 사건과 상상을 책에서 할 수 있다. 이러한 가정에 따라 독서치료는 다음과 같이 정의된다. 우선 개인의 전반적인 발달을 위해 책을 사용하는 것을 말한다. 여기서 책이라고 하면 소설이나 시와 같은 문학작품을 주로 칭한다. 영유아의 정신건강과 관련해서는 동화나 그림책도 좋은 대상이 된다. 심지어는 개인적으로 창작한 글도 활용하는 것이 가능하다. 일기라든지 창작동화도 좋은 재료가 되는 것이다. 어쨌든 책은 치료를 받는 독자의 성격을 나타내어주고 그들의 심리적 문제에 대한 한 가지 전략을 제공한다는 점에서 정신건강과 관련성이 있다. 독서를 통한 심리치료에는 단순히 책을 읽는 행동만 포함되지 않는다. 오히려 책과 내담자 사이의 상호작용과정이 더 중요하게 고려된다. 즉, 독서의 심리적 측면은 다양한 책과 심리적 치료를 필요로 하는 영유아, 그리고 그 사이를 중재하는 또 다른 성인과의 관계로서 설명할 수 있다. 책을 읽는 활동에 부가적으로 토론, 글쓰기, 그림 그리기 등의 활동을 추가할 수도 있다.

2) 독서치료의 역사

책은 역사적으로는 심리적인 목적보다는 지식의 전달과 교육의 목적으로 활용되었다. 물론 몇몇 위대한 문학작품이 많은 사람들의 감성을 자극하기는 하였으나 기본적으로 독서는 지식을 쌓는 수단이라는 인식이 더 많았다. 그러다가 책이 인간의 심리에 직접적으로 작용하여 영향을 줄 수 있다는 생각은 20세기에 들어서 시작되었다. 특히, 인간의 심리적 문제들을 치료하는 요법으로서의 독서는 1900년대 중반에서야 활발히 논의되었다(이영호, 2009: 301). 이 시기에 들어서자 많은 심리학자들이 독서를 활용하여 문제를 해결하려는 시도를 하게 된다. 조력자가 책과 환자 사이의 상호작용을 돕는다는 측면에서 접근을 하면서 독서치료의 개념도 생겨나게 되었다. 다만, 이러한 독서요법은 전문적인 심리치료사와 더불어 영유아 주변 사람들도 수행할 수 있는데, 대표적인 인물이 교사이다. 교사들이 주의 깊게 도서를 선정하고 이것을 영유아들에게 지속적으로 제시함으로써 그들의 정신건강에 도움을 주는 일련의 절차를 수행할 수 있다. 이 외에도 여러 임상적인 절차에 의해 독서가 인간의 정신에 긍정적인 역할을 준다는 사실이 밝혀졌으며, 대중적으로도 이제 독서의 심리적 효과가 많이 알려져 있는 상태이다.

3) 독서의 심리적 효과

독서의 심리적 효과는 다음과 같다.

(1) 인지와 정서발달에 도움

독서가 인간의 심리에 가장 많은 영향을 주는 부분은 책을 읽는 영유아가 자기 스스로 인지능력과 정서적인 능력에 대해 통찰하고 이해할 수 있게 된다는 점이다. 독서를 통해 영유아들은 비로소 자신을 올바르게 바라보게 된다(조수환, 2007). 더 중요한 점은 참여자들이 스스로의 가치를 인정하고 더 정확하게 자신을 지각할 수 있도록 하는 것이다. 자신에 대한 이해를 증가시키는 방법은 우선 영유아의 자아를 반영하며 거울의 역할을 하는 독서를 수행한 뒤에 이것을 다른 사람과 이야기 나누는 것이다. 물론 독서를 하면서 자신에 대해 자각하게 되는 과정은 항상 즐겁지만은 않다. 가령, 주인공의 아픈 성장과정에 관한 이야기를 읽으면서 나의 성장과정과 비슷하다는 생각을 한다면 그것은 유쾌하지 않을 것이기 때문이다. 그럼에도 불구하고 그러한 인식과정이 필요한 이유는 진정한 자기 자신을 발견하기 때문이다. 독서를 실시하고 난 뒤 나누는 대화와 상담은 한 개인이 자신에 대해 이해한 점을 공유하고 고백함으로써 자신에 대해 확실히 알 수 있도록 만들어준다. 이것이 독서의 심리적 효과이다.

(2) 문제해결의 이론적 배경 제공

독서는 실제적인 문제해결에 이론적인 틀을 제공해준다. 우리 주변의 문제를 해결할 때 그것을 처음 겪는 경우, 그리고 주변에 도움을 줄 수 있는 사람이 없는 경우에는 혼란에 빠지기 쉽다. 그럴 경우 책을 찾아보게 되면 그동안 수많은 사람들이 해결해 왔던 좋은 방법들을 찾을 수 있다. 대표적인 예로 또래관계에서 어려움을 겪는 영유아들을 들 수 있다. 이들에게 다양한 문제들을 해결하는 과정을 동화나 소설로 제시한다면 아동들은 실제 자신의 문제이기 때문에 더 공감하고 책의 내용에 빠져들 수 있을 것이다. 물론 이 경우에는 실천이 결여되었기 때문에 문제가 발생할 가능성도 일부 남아 있지만 적어도 해결책을 전혀 찾지 못해 고민하는 것보다는 훨씬 도움이 된다. 책은 언어능력이 뛰어난 영유아들의 심리적 문제를 도와주는 데 더 효과적이다. 책은 대부분 논리적이고 글의 짜임새가 뛰어나기 때문에 영유아들은 책을 읽으면 그 내용에 더 설득되기 쉬운 것이다. 한편으로는 독서는 수많은 문제 상황을 다루고 있기 때문에 영유아들이 직접 그 문제를 겪는 고통을 받지 않더라도 그 상황을 간접적으로 체험할 수 있다. 특히, 책 중에서도 문학은 다양한 상황들이 잘 묘사되어 있는데, 심지어는 우리가 현실 세계에서 겪을 수 없는 판타지나 역사적 상황도 체험할 수 있다. 영유아들은 문학을 읽으면서 상상력을 키우고, 현실에 적용할 수 있는 현실적인 해결책들을 고민해볼 수 있다. 그러나 문해능력이 미숙한 영유아들에게는 글과 그림으로 구성된 그림책을 통하여 상상력과 창의력이 발현된 공감능력이 치유적 효과를 높여 줄 수 있다.

(3) 카타르시스

이 개념은 문학 장르에서 익숙하게 등장하는 개념이다. 카타르시스란 책을 읽은 사람들이 문학작품 속에 등장하는 인물과 같은 느낌을 경험할 때, 즉 등장인물과 동일시함으로써 정서적이거나 심리적인 긴장을 이완하는 것이다. 카타르시스의 개념은 독서가 인간의 정신건강에 직접적으로 영향을 준다는 증거이기도 하다. 우리들이 재미있다고 생각하는 소설은 주인공의 고민이나 문제가 사실적이고 공감을 불러일으킨다. 주인공이 문제를 해결하고 성공하는 것을 보면서 우리도 함께 기뻐하고 행복해 한다. 이러한 사실은 카타르시스가 인간의 정서를 풀어주고 행복하게 만드는 데 어느 정도 일조할 수 있다는 것을 의미한다고 할 것이다. 카타르시스를 느끼면 책을 읽는 것이 재미있다고 생각하게 되고, 이것은 독서의 심리적 효과에 대한 또 다른 증거가 된다.

넷째, 독서는 다른 사람들의 정서와 심리를 이해하는 데 도움을 준다. 책에는 수많은 인간관계들이 나열되어 있다. 그 속에서 주인공과 주변 사람들 간의 관계를 파악하는 것만으로도 다른 사람들의 입장과 심리를 좀 더 이해할 수 있다. 특히, 주인공과 자신을 일치시키는 것도 중요한데, 주인공이 역경을 이겨내고 다른 사람들과의 갈등을 효과적으로 풀어나가는 과정을 같이 경험하면서 책 속의 성공을 자신의 성공으로 동일시할 수도 있다. 이것은 간접적으로 자기효능감을 높이는 긍정적인 결과를 가져오기도 한다. 한편으로는 다른 사람들과의 관계를 명료화하는 능력도 얻게 된다. 책 속에서 악역을 맡은 사람들을 비판하는 것은 장기적으로는 실제 인간관계에서 그러한 행동을 하면 안 된다는 인식을 갖게 만드는 데 기여한다. 이처럼 독서는 영유아가 인간관계에서 상호관련성에 대해서 잘 인식할 수 있도록 도와준다.

4. 놀이와 정신건강

놀이를 정신건강에 활용하는 것은 약 100년의 역사를 지니고 있다. 특히, 1900년대 초반부터 영유아의 심리를 분석하는 연구가 활발하게 진행되었는데, 이 시기부터 놀이가 심리치료에 활용되기 시작하였다.

놀이를 영유아의 심리와 결부시키는 데 가장 큰 역할을 한 심리학자는 안나 프로이드(Anna Freud)이다. 그녀는 1928년 처음으로 놀이를 치료에 활용하기 시작했다. 다만, 이 시기에는 놀이를 영유아의 심리를 직접적으로 진단하려는 목적에서 사용한 것은 아니고 심리치료과정에서 영유아와 치료자 사이의 관계를 좋게 만들려는 의도를 갖고 수행된 것이다. 이후 놀이과정에서 인간의 심리가 드러난다는 사실이 밝혀지면서 놀이를 통한 심리치료가 크게 활성화되기 시작하였다.

놀이를 정신건강에 활용하는 방법에는 크게 세 가지를 제시할 수 있다(고명석, 박명혜, 황춘화, 김세영, 민병윤, 2009).

1) 상황 재연

상황 재연 놀이를 통해 정신 분석을 진행하는 방법은 바로 영유아에게 놀이 상황을 통하여 현실에서 기억에 나는 장면을 재현하도록 유도하는 것이다. 특히, 이 방법은 충격적인 사건을 겪은 영유아에게 유용하게 작용되었다. 폭력이나 왕따를 경험한 영유아는 말로서 그것을 표현할 때 더 큰 충격을 받곤 했는데, 놀이 상황에서 고통을 겪지 않고도 무의식적으로 표현하고 지켜봄으로써 그 상황을 이해할 수 있었던 것이다.

2) 감정표현 유도

영유아들은 항상 본능을 분출하고 싶어 하지만 그것을 사회생활 과정에서 숨기고 억압하게 된다. 하지만 놀이 상황에서 그것을 표출하도록 유도하는 것이다. 예를 들어, 영유아들이 놀이를 할 때 전쟁놀이나 폭력적인 스포츠 놀이를 하는 경우가 있는데, 이때 억압을 많이 받았던 영유아들은 이러한 놀이를 하면서 상당히 해방감을 느끼게 된다. 또한 소꿉놀이와 같은 사회성놀이는 영유아들에게 부모에 의한 억압과 제한으로부터 잠시나마 자유로움을 느끼고 기분을 좋게 만들어준다.

3) 관계 치료

이는 다른 사람들과 깊은 관계를 맺는 것에 어려움을 겪는 영유아들에게 제공할 수 있는 상담의 방법이다. 즉, 놀이를 통하여 그것을 극복하도록 도와주는 것이다. 영유아가 원하는 놀이를 하고, 그 과정에서 치료자와의 안전한 관계를 경험하며 이러한 충격을 극복할 수 있다고 믿었다. 이들은 주로 현재의 영유아와 치료자 사이의 관계의 중요성을 강조하였다(윤가현 외, 2006).

놀이치료는 내담자 중심의 관점이라는 점에서 의미가 있다. 적어도 놀이 상황 안에서만큼은 영유아는 삶의 주인공이 되며, 자신이 원하는 대로 세계를 꾸미고 스토리를 진행해나가는데, 이 과정에서 심리적 안정이 촉진된다. 그렇다고 해서 외부 사람들의 중요성이 낮아지는 것은 결코 아니다. 오히려 놀이를 함께 하면서 영유아의 행동을 주의 깊게 관찰하고 적절히 개입함으로써 놀이의 효과를 극대화하는 것이 중요하다. 놀이를 하는 도중 그들이 사용하는 언어를 보거나, 사고하고 행동하는 방식을 잘 관찰하면 그들이 어떠한 발달상태에 있는지 알 수 있다.

심리학자들도 영유아에게 놀이를 하도록 유도하고 그것을 직접 관찰한 후 해석하는 방법에 대해 대체적으로 호의적인 입장을 보이고 있다. 놀이치료는 반드시 정신적인 문제가 있는 영유아에게만 적용할 필요는 없다. 정상적인 영유아도 생활에서 생기는 사소한 정서적인 문제를 놀이를 통해 즉각적으로 해결할 수 있다. 이처럼 놀이치료는 정신건강에 있어 처방적, 예방적 역할을 동시에 수행할 수 있어 좋은 치료방법이라 할 수 있다.

5. 모래놀이와 정신건강

모래놀이 또한 영유아의 정신건강에 큰 도움을 줄 수 있다. 모래놀이의 이론적 근거는 정신이 스스로 치유하며 완전하게 성장하려는 자율적인 성향을 가진다는 심리학자 융의 개념에 기초하고 있다. 모래놀이를 연속으로 창조해가는 행위는 상징성을 강하게 가지고 있으며, 무의식의 갈등을 점진적으로 이끌어 내고 정신을 재정리하는 과정에서 치유와 변형을 촉진한다. 또한 모래놀이는 내담자로 하여금 자아를 다시 돌아보게 할 수 있다는 장점도 지닌다.

영유아에 대한 심리치료가 어려운 까닭은 영유아의 마음과 어떻게 접촉할지를 알기가 어렵기 때문이다. 영유아의 사고는 기억이나 개념 등이 모두 뒤엉켜 있으며 유동적이고 반응이 동시에 일어난다. 또한 영유아의 정서는 어떤 감정이 폭발적으로 나타나면 영유아의 전체 심리를 지배해버리면서 생각과 인지가 마비되어 버린다. 따라서 적절한 상담을 제공하기가 상당히 어렵다. 이때 모래놀이는 영유아에게 자신의 감정을 표현할 힘을 주고, 생각을 자유롭게 말하도록 유도해준다.

이러한 모래놀이를 심리학과 관련시키는 데 공헌을 한 대표적인 학자는 융이다. 그는 인간이 느끼는 정서를 특정한 물체로 옮겨 의식화할 수 있다고 믿었다. 그렇게 함으로써 심리내적인 안정을 가져올 수 있다는 것이다. 인간의 정서적 심상을 창조적으로 형상화하고 거기서 일어나는 변화를 다루는 것은 한 사람의 개별적 삶을 성취하고 문제를 해결하는 데 도움이 되므로 모래놀이는 정서를 드러내어 형상화할 수 있는 가장 뛰어난 방법이라고 볼 수 있다(Ammann, 2001: 10; 조희순, 2014: 21).

특히, 모래는 심리치료의 재료로서 정서표현에 적합하다. 모래는 그 자체로도 특이한 성질을 가지는데, 물처럼 유동적인 느낌을 줄 수 있으며, 물에 적셔지면 형태가 만들어지고, 그것을 쉽게 변형할 수도 있다. 또한 모래의 질감은 우리의 정서를 쉽게 이완되게 하여 심리적 퇴행을 유도할 수 있다. 모래놀이는 이와 같은 모래의 특성에 다양한 정서적 표현을 가능하게 하는 형상인 피규어를 이용하여 정서적 감정을 표출하게 하는 것이다. 모래놀이 상자에 나타나는 내용은 종이에 그려지는 그림에 비하여 입체성을 지닌 예술이며 그 내용에는 만든 사람의 심리 정서적 내용이 고스란히 표출되어 있기 때문에 정신적 과정과 역동을 그대로 유추해 볼 수 있다(Tuner, 2005: 21; 조희순, 2014: 21).

1) 모래놀이의 역사

모래놀이의 치유적 기원을 살펴보면 이미 원시 인류가 오래 전부터 모래점이나 모래그림을 이용하는 관습이 있었으며, 학자들은 종교적 의식에서 사용하는 모래그림, 모래점 등의 치유의식들이 현대의 모래놀이치료와 매우 흡사함을 발견하고 비교한 바 있다(Biok & Goodwin, 2004: 4). 모래그림과 모래놀이는 둘 다 정신에너지가 표출되며, 정신 역동적 변환으로 인하여 치유적 교류가 일어나는 과정이다. 1920년대 유럽에서는 이미 모래상자와 소품을 이용하여 영유아를 진단하거나 다양한 연구를 하였다.

모래놀이의 창시자는 영국의 소아과 의사인 로웬펠드(Lowenfeld)이다. 그는 어려움을 겪는 영유아가 자신의 이야기를 자유롭게 할 수 있도록 만들어 주는 놀이를 고민하였다. 그러나 기존의 장난감과 같은 도구로는 그것을 완전하게 이해하는 것이 불가능하다고 생각하고 심리 분석의 대상으로 해석되어 온 종래의 장난감과는 달리 영유아의 정서와 정신상태를 직접 표출할 수 있는 도구를 만들고자 한 것이다. 이것은 치료자가 영유아의 표현 내용을 기록할 수 있고 연구를 위해 요약할 수 있는 장치여야만 했다. 로웬펠드는 영유아가 현실적이든 공상적이든 자신의 세계를 꾸미는 데 사용할 수 있는 수많은 모형들을 수집하게 되었다. 이것은 영유아들이 즐겨 하는 장난감 놀이를 보고 착안한 것이다. 상담실에 다양한 피규어들을 모았으며, 영유아들을 위해 허리 높이의 탁자 위에 방수가 되는 모래상자를 만들었다. 로웬펠드는 이 상자를 '세계(world)'라고 명명하였다(Lowenfeld, 1939).

로웬펠드가 처음으로 심리치료의 목적으로 모래놀이를 만들었으나, 그는 심리학자는 아니었기 때문에 내용을 분석하지는 않았고 단지 모래에 그 사람의 심리가 그대로 표출된다는 주장만을 펼쳤다.

모래놀이를 분석심리학적인 관점에서 활용한 사람은 도라 칼프(Dora Kalff)이다. 칼프는 모래를 활용한 상담에 처음으로 모래놀이라는 이름을 붙였다. 칼프는 융의 제자로서 모래놀이 분석에 융의 분석심리학을 적용했다. 그들은 모래를 가지고 내담자와 이야기를 나누면서 최대한 개입을 하지 말 것을 강조했다. 지시를 하지 말고, 가급적 언어적 자극보다는 비언어적 활동을 추천하였으며, 내담자들이 하는 말에 끼어들거나 차단하지 말 것도 주장했다. 그리고 상담 장면에서 곧바로 해석을 내리기보다는 일단 그것을 기록해두었다가 천천히 살펴보면서 내담자의 의식을 파악할 것을 주문한다.

1980년대 현상학자이기도 한 도메니코(Domenico)는 모래놀이에서 치료자의 적극적인 활동을 주장한다. 그의 주장은 일종의 실험적 모래놀이였다. 그는 모래놀이 결과에 대한 심리적 해석보다는 그 과정에 더 주목한다. 즉, 모래놀이를 하면서 벌어지는 정서적인 해방감이나 즐거움, 역동성 등을 더 중요하게 생각하는 것이다. 따라서 단순히 모래놀이를 하는 것만으로도 큰 효과가 있으며 환자뿐만 아니라 일반인들에게도 모래놀이가 상당히 큰 영향력을 줄 수 있을 것이라는 주장을 하게 되었다. 모래놀이의 결과는 해석할 필요가 없으며 단지 모래놀이에 나타난 여러 가지 결과들은 그대로 내담자의 이야기이기 때문에 그대로 이해할 것을 강조한다. 이러한 흐름에 따라 모래놀이의 방법이 아주 다양해지게 된다. 단순히 정적으로 모래와 피규어를 놓고 이야기를 하는 방식에서 벗어나 물을 사용한다든지, 모래 그 자체를 가지고 노는 것도 모래놀이의 범주에 포함되었다. 이러한 발전에 따라 모래놀이는 수많은 현장에 활용되고 있다. 특히, 최근에는 학교 및 유아교육기관에서 활용되면서 그 관심이 더욱 높아지고 있다. 많은 치료자들이 자신의 독특한 치료적 · 진단적 목적에 적합하도록 다양한 방법을 적용하고 수정하면서 모래놀이에 대한 연구가 이루어지고 있다. 이처럼 모래놀이는 정형화된 상담의 규칙과 해석보다 자연스러운 놀이의 과정에서 내담자가 얼마나 자신의 세계에 몰입하여 스스로를 치유하는 경험을 하는가에 더 주목한다. 터너(Turner)는 앞으로도 모래놀이를 다양한 형태의 창작적인 방법으로 발전시키기를 권하고 있다. 그에 의하면 모래놀이를 상담에 적용함에 있어 그 어떤 규칙이나 권리는 아무것도 없으며 상담자가 스스로의 방법을 찾아내어 적절히 활용하는 것이 바람직하다고 주장한다(Turner, 2005/김태현 외 역, 2009: 8). 이에 근거하여 조희순(2014)은 자성적 글쓰기를 적용한 모래놀이치료를 실험적으로 실시하였으며 더 나아가서는 모래이야기상담(Sand Play Storytelling Counseling:SPSC)을 개발하여 현장에 적용하고 있다.

2) 모래놀이의 효과

모래놀이의 효과는 다음과 같이 살펴볼 수 있다.

(1) 정서치료 효과

모래놀이는 그 자체로도 정서치료의 효과가 있다. 구체적으로는 정서를 표현하는 데 탁월한 효과가 있다. 모래놀이에서 사용되는 모래는 내담자의 무의식 또는 심층적인 정신과 연결하는 매우 훌륭한 매체이다. 모래는 건조하고 마른 상태와 젖은 상태에서는 각기 다른 기능으로 작용한다. 모래는 부드럽게 흐르기도 하지만 정지되어 있기도 하다. 이것은 움직이는 에너지와 정지된 에너지가 조화롭게 왔다 갔다 하는 심층적 삶의 특징을 나타낸다. 즉, 인간의 정신은 유동적 특성을 가지고 있으며 전체적으로 변환과정을 거쳐 새롭게 배열이 되는데, 이때 모래는 무언가를 찾아 움직이며 흐르는 정신적 에너지를 작용하게 하는 좋은 재료의 역할을 한다. 그러므로 모래와 정신은 어떤 공통적인 것을 가지고 있다고 볼 수 있다. 영유아들은 모래상자 안에 다양한 피규어를 놓고 이야기를 꾸미면서 자신의 감정을 쉽고 자유롭게 표현할 수 있다. 모래놀이는 모래상자 안의 작은 세계에 피겨를 이용하여 자신의 이야기를 만드는 것으로서 다 만든 후에는 제목을 붙이고 자신이 만든 세계에 대한 이야기를 한다. 모래놀이과정은 내담자가 자신을 편안하게 드러내주는 힘이 있으며 정신세계를 상징적으로 보다 명확하게 보여 준다. 모래상자는 자아에 대한 표현과 탐색이 가능한 자유롭고 보호된 공간이라 할 수 있다. 그리고 모래놀이는 치료과정에서 자신을 돌아볼 수 있는 통찰력이 생기고 무의식의 왜곡된 부분들이 풀리는 등의 효과가 있는 것으로 알려져 있다. 이러한 효과가 나타나는 이유는 영유아들이 모래놀이 과정 속에서 내적으로 억압된 부정적 감정을 발산하고 긍정적인 면을 드러내기 때문이다.

(2) 감정표현 수단

모래놀이는 언어능력이 부족한 영유아들에게도 자신의 감정을 표현할 수단을 제공한다. 왜냐하면 모래놀이는 언어 이전의 사고 양식인 심상을 활성화하기 때문이다. 모래놀이가 상담과정에서 언어의 비중이 그리 높지 않다는 사실은 많은 장점을 지닌다. 인간의 생각과 느낌은 현실에서 언어에 의한 의사소통을 거치면서 압축되거나 왜곡될 수도 있다. 특히, 대부분의 심리치료에서 언어적 표현은 인간 심리의 복잡성을 온전하게 담아내지 못한다. 정서적으로 왜곡된 영유아의 경우 심각한 의사소통의 장벽이 치료과정을 방해하기도 한다. 언어가 미숙한 영유아는 자신의 복잡 미묘한 심리적 경험을 적절하게 표현하지 못한다.

그러나 모래놀이는 이러한 영유아의 언어적 문제를 해결하는 훌륭한 수단이다. 모래에 표현하는 것 자체만으로도 정서나 느낌을 표현 하는 데 도움을 받을 수 있다. 따라서 모래놀이는 비언어적이면서도 자기치유적인 측면에서 유용한 심리치료 수단이다. 모래놀이를 할 때 내담자는 자유롭게 행동할 것을 보장받음으로써 모든 발달이 시작되는 초기심리상태로 퇴행하는 경험을 하게 된다. 즉, 보호된 환경으로서의 모래놀이상자는 심리적으로 안전한 성숙을 촉진하는 조건을 만든다. 이러한 과정을 통하여 내담자는 자기 치유의 힘을 발휘하게 됨으로써 스스로를 치유하고 성장하고 발달시키게 되는 것이다. 여기에는 인지나 언어발달이 전제될 필요가 없다. 따라서 모래놀이는 아주 어린 영아나 특별한 상황의 영유아에게도 적용할 수 있다는 장점이 있다.

(3) 내담자에게 긍정적 경험 제공

모래놀이는 정신 내적 경험이 정서적·정신적 동화과정을 거쳐 표현되는 극적이고 개별화된 놀이 형태이다. 영유아는 모래상자에 표현되는 요소에 직면하면서 상담자와 친밀한 경험을 나눈다. 상담자와 영유아가 공유하는 경험의 내용과 형식은 또 다른 경험을 창조 한다. 즉, 모래놀이의 전제는 적절한 조건이 주어질 때 인간은 스스로를 치유하려는 힘을 가지고 있다는 점이다. 영유아는 정해진 규격의 모래상자에서 모래, 물, 여러 가지 소품으로 창의적이고 자발적인 모래 그림을 만드는 과정을 통해 영유아는 한 번도 표현한 적이 없는 자신의 내부 세계와 접하며, 자신의 판타지 세계를 표출할 기회를 가지게 된다. 이때 경험이 많고 신뢰할 수 있는 상담자의 도움은 영유아를 자신의 감정과 삶의 양식을 이해하고 치유하도록 도움을 준다. 내담자의 무의식을 탐험하는 경험을 하면서 상담자들도 영유아를 더 잘 이해할 수 있게 되며 인격적으로 더욱 성숙한다. 따라서 모래놀이에서는 상담자와 내담자의 내밀한 교감이 중요하다.

다만, 주의할 점으로는 상담자 자신의 정서를 조절하는 일이다. 경험이 부족한 모래놀이 상담자는 영유아의 표현을 통해 부과되는 극도의 부정적 혹은 심리적 에너지를 견디기 어려울 수 있다. 따라서 많은 심리적 단련과정을 거쳐 상담자 스스로 모래상자 안에서 자유롭게 느낄 때 영유아로 하여금 자신의 창의적인 치유 가능성을 존중하고 자부심을 가질 수 있도록 느낄 수 있게 해주며 영유아의 문제해결 여정에 함께 할 수 있다.

(4) 무의식 자극

모래놀이는 인간의 무의식을 자극하여 겉으로 드러나게 만드는 가장 강력한 수단 중 하나이다. 모래놀이는 자아의 깊고 영적인 면까지 터치할 수 있는 방법이다. 주의할 점은 인간의 무의식에는 긍정적이고 부정적인 면이 모두 담겨 있다는 점이다. 따라서 모래놀이를 통해 한 개인의 모든 측면이 나타날 수 있다. 모래놀이를 하면 많은 경우 부정적인 상황이 연출될 수 있다. 폭력적인 행위를 하거나 슬픔, 우울의 감정이 나타날 수도 있다. 이것은 모래놀이가 개인 내부의 목소리를 담고 있기 때문이다. 따라서 상담자는 모래놀이의 결과로 부정적인 감정이 표출되더라도 그것을 이상하게 생각해서는 안 된다. 오히려 모래놀이가 내면적으로 깊은 수준까지 도달할 수 있고 모래놀이를 하는 과정에서 모든 감정이 표출될 수 있다는 두 가지 가능성을 모두 이해해야 한다.

3) 모래놀이에서 주의할 점

(1) 상담자의 역량 제고

모래놀이에서 중요한 것은 상담자의 역량이다. 구체적으로는 상담자의 인내심, 영유아에 대한 깊은 이해, 인간성 존중 등이 해당한다. 기본적으로 이러한 능력이 구비된 상담자들만이 영유아와의 치료여정에서 그들의 강력한 심리적 에너지를 감지하고 그들에게 맞는 방법을 알려줄 수 있다. 따라서 우선 모래놀이를 정신건강에 활용하고자 하는 상담자가 먼저 모래놀이방법에 익숙해져야만 한다. 스스로 모래놀이를 해본다든지, 다른 상담자들에게 상담을 받는 과정을 먼저 수행해볼 필요가 있다. 모래놀이와 무의식의 관계를 직접 체험한 상담자는 영유아와 모래놀이를 할 때 더 많은 내용들을 이해하고 함께 발전해나갈 수 있다.

(2) 언어적 표현 촉구

또한 언어적 표현의 측면도 간과해서는 안 된다. 모래상자에서 이루어지는 여러 상담과정이 다른 상담과정보다 언어의 비중이 낮은 것은 사실이지만, 그렇다고 해서 전혀 말을 하지 않고 그저 모래놀이만 해서는 제대로 된 치료가 어렵다. 영유아가 모래상자를 꾸미는 방식이나 피규어를 놓는 이유는 대부분 무의식에서 표출되는 것이며 이것에 대한 설명을 듣는 것은 필요하다. 물론 모래놀이는 영유아들에게 대단히 즐거운 놀이의 측면을 갖기 때문에 기존의 상담 절차보다는 이야기를 이끌어 내기 쉽다. 따라서 영유아의 창의적인 힘을 잘 드러낼 수 있도록 적극적으로 지원해야 한다. 구체적으로는 영유아가 모래놀이를 하는 과정에서 궁금한 점을 적극적으로 알아낼 필요가 있다. 이러한 시도들은 영유아가 상담시간 동안 떠오르는 생각과 느낌을 표현하고 구체화한다는 점에서 중요하다.

마지막으로 주의해야 할 점은 모래놀이를 실시할 영유아의 수준을 정확히 파악해야 한다는 점이다. 왜냐하면 모래놀이 치료의 대상은 그 폭이 아주 넓기 때문이다. 모래놀이의 특성상 연구 초기에는 영유아에게 많이 적용하였지만 그 효과가 성인에게도 유효하다는 것이 입증됨에 따라 현재는 성인들에게도 많이 사용되고 있다. 또한 같은 나이라고 하더라도 개인마다 특성이 또 다르다. 아주 정상적인 영유아부터 정신적인 어려움을 겪는 영유아들에게까지 다양한 특성을 모두 고려할 수 있는 방법이 모래놀이이다. 이러한 장점은 상담자에게는 또 다른 주의점이 된다. 단순히 모래놀이의 과정을 천편일률적으로 적용하는 것이 아니라, 반드시 각 개인의 나이와 특성을 고려한 상담방법이 적용되어야 한다.

4) 종합

결론적으로 모래놀이는 모래상자 안에서 창조된 세계를 통해 만지고, 보고, 생각하고, 토의하고, 경험하는 과정에서 심리치료에 새로운 차원을 열어준다. 불일치하는 생각과 느낌, 상상 또는 명확하지 않은 이미지와 의식의 흐름을 창조시키고 변형시킬 수 있게 한다. 인간의 영혼, 마음, 지적 능력, 신체를 함께 표현함으로써 영유아의 전 존재가 온전하게 드러나게 해준다. 따라서 이러한 모래놀이의 속성을 정확히 알고 적절한 시기에 적용하려는 노력이 중요하다고 하겠다.

Chapter

12

교사의 정신건강과 인성을 위한 '자아성장 프로그램'

융은 "모든 유아교사는 어린이의 성장에 부모보다도 더 강력한 영향력을 가지고 있다. 따라서 유아교사는 어린이의 무의식을 자아에 인식시키도록 스스로 먼저 개성화 과정을 경험하는 훈련이 되어야 한다."고 하였다(설영환, 2007 재인용).

유아교사는 한 인간의 삶에 가장 중요한 영향을 주는 존재이다. 왜냐하면 유아기는 정서적으로나 인지적으로, 사회적으로 모든 세상을 처음 만나는 시기이며 이때 부모 다음으로 밀착되어 의지할 수 있는 사람이 바로 유아교사이기 때문이다.

그러므로 유아 교사가 될 사람은 우선 자기 자신부터 개성화과정-자기실현이 되는 훈련을 통하여 자아정체성과 자존감을 확립하고 성숙된 인성을 함양할 필요가 있다. 이에 필자는 대학에서 예비 유아교사를 대상으로 '자아성장 프로그램'을 실시하여 왔다. 지난 15년간 수정 보완하면서 실시되었고 논문(조희순, 2011)을 통하여 검증을 받은 프로그램이므로 소개하고자 한다.

자아성장 프로그램은 총 13회기에 걸쳐 실시된다. 그 내용은 6가지의 투사적 심리진단검사와 1개의 기질 및 성격검사, 1개의 인성검사, 2번의 모래 이야기 상담, 그리고 자기 성찰식 저널 쓰기로 진행된다. 마지막으로 모든 것을 종합하여 개인 상담이 이루어진다. 인성적 변화를 알아보기 위하여 프로그램 시작과 마지막에 자아 존중감 검사를 실시하여 비교하였다.

1. 유아교사의 자기실현과 인성발달을 돕는 '자아성장 프로그램'

1) 자아성장 프로그램의 목적

유아교사가 갖추어야 할 가장 중요한 덕목 중 하나가 유아 교사의 인성적 자질이다. 이에 유아교육과 1학년 학생을 대상으로 하는 인성교육 지도사 과정인 자아성장 프로그램을 실시함으로써 유아교육 전공과목과 함께 교사로서의 인성적 자질을 갖추게 하는 데 그 목적이 있다.

2) 자아성장 프로그램의 계획

첫째, 자아성장 프로그램은 주로 학생들 자신의 심리 내면에 있는 무의식을 표출함으로써 먼저 자신의 실체를 이해하도록 돕게 된다. 이를 위하여 사용한 방법은 투사적 기법의 심리 진단검사를 활용하였으며, 매 회기마다 자기 보고식 저널을 쓰도록 한다.

둘째, 활동을 통하여 차츰 인식되기 시작한 자신의 내적 모습을 객관적으로 알아보기 위하여 표준화된 검사인 기질 및 성격검사와 인성검사를 실시한다.

셋째, 모든 활동 자료의 결과에 준하여 자기보고식 종합저널을 작성하고, 그 결과물을 포트폴리오화 한다.

넷째, '모래놀이와 자아성찰 글쓰기' 상담기법을 활용한 모래 이야기 심리상담을 실시한다.

다섯째, 전 과정을 통하여 개성화된 자신의 진면목을 정리하고 자기 성찰을 하며, 이후 삶에 적용할 수 있도록 개별 상담을 실시한다.

3) 실시방법

1주일에 1회기씩 총 12회기를 실시한다. 1회기당 소요시간은 3시간이다. 총 12회기가 끝나면 '자기보고식 개인저널'을 작성하고 이를 기본으로 하여 개별상담을 실시한다.

2. 자아성장 프로그램의 실제 적용

1) 제1회기: 자아성장 프로그램 오리엔테이션 및 자아존중감 검사 실시

① 자아성장 프로그램이 교사의 인성적 자질 함양에 있음을 알리고 앞으로의 전개 과정을 소개한다.

② 프로그램 참여 후 자신의 변화를 비교해 보기 위하여 사전 사후검사로 로젠버그(Rosenberg)의 자아존중감 검사(Selfesteem-Inventory)를 실시한다.

2) 제2회기: SA(Social Atom)−사회적 관계에 대한 인식 알아보기

이 검사는 개인의 사회적 관계를 점검해 보는 검사이다. 무의식에 있는 가까운 사람들과의 사회적 관계에 대한 재인식을 통하여 인간관계를 분석해본다.

〈활동방법〉

① A4 용지에 자유롭게 떠오르는 심상을 그리도록 지시한다.

② 무의식적으로 떠오르는 사람들을 남자는 △, 여자는 ○로 표현하도록 한다.

③ 가족뿐만 아니라 사회적 관계를 통하여 떠오르는 모든 사람을 자유롭게 도형으로 표시한다.

④ 분석방법은 종이의 중앙을 중심으로 도형의 크기와 위치 등을 통하여 관계에 대한 자신의 무의식을 분석한다.

⑤ 4명이 1조로 그룹을 만들어 각자 자신의 내용을 돌아가면서 이야기하고, 팀원들은 이를 들어준다(집단상담).

⑥ 집단상담을 통하여 깨달은 자신의 심리 내용을 가지고 분석한 후 자기보고식 글쓰기(개인저널)를 하여 포트폴리오를 작성한다.

3) 제3회기: TT(Tree Test: 나무 그림 검사)

Tree Test(나무 그림 검사)는 미국의 심리학자인 찰스 코흐(Charles Koch)가 만든 것을 김태련이 국내에서 번역, 표준화 작업을 거친 투사적 기법의 심리검사이다. 이 검사는 나무라는 상징을 통하여 무의식에 자리 잡고 있는 내적 자기(Self)를 알아보는 것이다. 이 검사의 특징은 수많은 사람의 나무 그림을 분석하여 얻은 일종의 통계를 통해 특성을 분석한 것이다.

〈활동방법〉

① A4 용지와 4B 연필을 준비한다.

② 검사자는 "여기에 커다란 나무를 한 그루만 그려주세요."라고 지시한다.

③ 개인별로 그려놓은 나무의 특징을 매뉴얼에서 찾아 기록하고 그 내용을 분석한다.

④ 그룹(4인 1조)으로 모여 집단 상담 형식으로 각자 자신의 특징을 이야기하고, 이에 대해 팀원들이 피드백을 해준다.

⑤ 결과에 대한 것을 종합 정리하고 자신의 생각을 중심으로 자기 분석을 해본 후 '자아보고식 글쓰기'를 기록하여 포트폴리오를 작성한다.

4) 제4회기: KFD(Kinetic Family Drawing: 동적 가족화)

KFD(동적 가족화)는 번스와 카프만(Burns & Kaufman, 1970)에 의하여 개발되었다. 가족 간의 역동적 상호작용을 알아보는 투사적 심리진단 검사이다. 가족관계에 대한 무의식적 역동을 그림을 통하여 투사해 봄으로써 가족내에서의 자신의 위치, 가족관계의 상황에 대한 인식을 알아본다.

〈활동방법〉

① A4 용지와 4B 연필을 준비한다.

② 검사자는 "이 종이에 우리 가족이 집안에서 무엇인가를 하고 있는 풍경을 그려주세요."라고 지시한다.

③ 자신이 그린 그림을 매뉴얼에 맞추어 분석해 봄으로써 가족과의 현재 상황을 자신이 어떻게 인식하고 있는지를 알 수 있다.

④ KFD의 해석은 인물들의 행위, 양식, 상징, 역동성, 인물상의 특성 등 5개 영역으로 진단해볼 수 있다.

⑤ KFD에서는 보통 현재 가족의 모습이나 자신이 바라는 가족의 모습을 나타낸다.

⑥ 4인 1조의 집단이 둘러앉아 각자 자신이 표현한 내용을 가지고 이야기를 주고

받는 집단상담 형태의 팀활동이다. 이때 팀원들은 공감, 수용, 배려 등으로 교감을 나눈다.

⑦ 학생은 자신의 내용을 스스로 분석해보고 이를 바탕으로 자아보고식 글쓰기를 하여 포트폴리오를 작성한다.

5) 제5회기: SCT(Sentence Complete Test: 문장 완성 검사)

50개의 미완성 문장을 완성하는 과정을 통하여 무의식에 내재되어 있는 자신의 생각을 알아보는 자기 보고식 투사적 진단검사이다. 문장의 내용은 주로 가족, 성, 자기 개념, 대인관계 등과 관련된 것들로서 비슷한 문장을 반복적으로 질문한다.

- 가족영역: 부모 및 가족에 대한 태도 측정
- 성적 영역: 이성관계에 대한 태도 측정
- 대인관계 영역: 친구, 권위자 등에 대한 태도 측정
- 자기 개념: 자신의 능력, 자신의 과거, 미래, 두려움, 죄책감 등에 대한 태도 측정

이 활동을 통하여 무의식의 의식화를 할 수 있다. 자신이 무의식적으로 지배받고 있는 것에 대해 분석을 함으로써 과거와의 화해를 통하여 심리적 건강을 도모할 수 있다.

〈활동방법〉

① 앞부분만 있는 50개의 문장이 열거된 검사지를 준비한다.

② 적절한 시간을 주고 나머지 문장을 완성하도록 지시한다.

③ 검사가 끝나면 자신이 기록한 내용을 다음과 같은 준거에 따라 살펴보고 자신의 무의식을 분석해 본다.

- 특이한 내용에는 어떤 것이 있는가?
- 특별히 강조하고 있는 내용은 어떤 것인가?

- 반복되는 내용이 무엇인가?
- 자주 지우고 다시 쓴 문장은 없는가?
- 주된 갈등과 혼란영역은 어떤 것인가?
- 내적 충동과 외적 자극에 대한 반응 정도
- 정서적 적용, 성숙도, 갈등을 표현하는 방법

④ 검사의 결과를 통해 충동적 경향이 나, 타인에 대한 배려, 사고의 현실성 등 11개 유형별로 분류하여 해석할 수 있다.

⑤ 이 검사는 과거에 대한 기억을 위주로 자신의 삶에 대한 오해와 진실을 규명하고 현재의 삶을 새롭게 정리할 수 있다.

⑥ 검사 결과를 바탕으로 자기보고식 저널 쓰기를 한 후 포트폴리오를 작성한다.

6) 제6회기: L.M.T(Landscape Montage Technique: 풍경 구성법)

L.M.T(풍경 구성법)는 일본의 나가이(中井) 교수가 개발한 투사적 심리 진단검사이다. 10가지의 풍경을 구성하는 요소를 가지고 풍경을 완성한 후 그림에 나타난 표현을 매뉴얼에서 제시한 것을 적용하여 분석한다.

L.M.T는 원래는 모래놀이상담을 위한 진단검사로 개발되었으나 현재는 전 세계적으로 진단 및 치료(상담)기법으로 널리 활용되고 있다.

〈활동방법〉

① 도화지(또는 A4 용지) 가장자리에 1cm 간격의 테두리를 그려 넣은 검사지를 준비한다.

② 검사자는 "지금부터 풍경화를 그릴 거예요. 그림을 잘 그리고 못 그리고는 상관이 없습니다. 10개 항목을 불러주는 순서대로 차례대로 이 종이의 안쪽에 그려 풍경화를 만들어 주세요."라고 지시한다.

③ 강, 산, 밭, 길, 집, 나무, 사람, 동물, 꽃, 돌을 차례로 불러준다.

④ 마지막으로는 불러준 항목에 없지만 꼭 그려주고 싶은 것이 있으면 그리라고 말한다.

⑤ 다 그린 풍경화를 가지고 각 항목의 상징적인 의미를 얘기해 준 후 스스로 자신의 무의식을 분석해 보도록 한 다음 이야기를 나눈다(4인 1조로 둘러앉아 타인의 이야기를 들어주고 자신의 이야기를 나누어 허심탄회하게 활동한다). 팀원들은 각각의 그림을 보고, 지지나 질의 등을 해준다(이것은 '미러링'이라고 하며 자신이 인식 못했던 무의식을 타인의 눈으로 객관화시켜 주는 작용을 한다).

⑥ L.M.T(풍경 구성법)의 해석 기준은 다음과 같다.

- 강: 평소의 무의식의 지배를 얼마나 많이 받고 사는지를 알 수 있다.
- 산: 현재 당면한 과제, 당장 해결해야 할 문제, 또는 극복해야 할 어떤 것의 정도를 알 수 있다.
- 논: 의무적으로 해야 하는 어떤 일, 마음이 지향하고 있는 상태를 알 수 있다.
- 길: 자신이 앞으로 지향하고자 하는 방향이나 상태를 나타낸다.
- 나무: 심리적인 자아상의 상태를 알 수 있다.
- 사람: 자신이 동일시하고 있는 유의미한 타자, 또는 자기 자신을 나타낸다.
- 집: 가정 상황과 가족 관계에 대한 감정, 인지, 태도를 나타낸다. 가족과의 의사소통 상태, 현재, 미래, 과거를 암시한다.
- 꽃: 아름다움과 사랑, 또는 자신의 이상향을 암시한다.
- 동물: 심리적 에너지의 총량을 의미한다. 동물의 실제 에너지와 비슷하게 이해한다. 일반적으로 가장 많이 나오는 대상은 강아지, 고양이 등의 애완동물이다. 토끼도 많이 나오는데, 심리적으로 여린 경우에 나타난다.
- 돌: 심리적 흐름을 방해하는 방해물이다. 자질구레한 돌을 표현하는 것은 일반적으로 많이 나타나는 양상이다. 그러나 위험한 바위(길을 막는 바위) 등은 유의해서 살펴볼 필요가 있다. 강이나 길 옆에 빈틈없이 쌓아놓은 돌담 등은

방어를 의미한다.

⑦ 검사자와 학생이 함께 자신의 풍경 그림을 해석해보고 새롭게 인식되는 내적 자아에 대하여 이야기해본다.

⑧ 이 내용을 가지고 자기보고식 저널 쓰기를 하여 포트폴리오를 작성한다.

7) 제7회기: 만다라(Mandala)

만다라는 융이 최초로 자신의 명상에 사용하기 시작하였으며 이후 수잔 핀처(Susan Fincher, 1991)와 같은 만다라 연구자들에 의하여 임상적으로 사용되었다. 최근에는 미술치료나 표현예술치료 분야에서 투사적 심리 진단검사로 널리 사용되고 있다. 만다라는 인도의 고어인 산스크리트어로서 원상(원)을 의미하는데, 참, 본질 등의 의미를 가진 'Manda'에 접미사 la를 붙인 것이다.

융은 만다라가 인격이 원만하고 조화롭게 통합되었을 때 원상(圓相)으로 나타나며, 이것은 자기(Self)를 뜻한다고 하였다. 즉, 인간정신의 근원적인 힘이 한 데 모였을 때 이러한 원상의 형태가 나타난다고 보는 것이다. 그러나 만다라는 반드시 온전한 경지에서만 나타나는 것은 아니고 때로는 충동적이고 공격적인 에너지도 원상으로 나타날 수 있으므로 깊이 성찰하여 해석할 필요가 있다. 다양한 방법의 만다라 기법이 있으나 본 프로그램에서는 수잔 핀처의 방법을 사용하였다.

〈활동방법〉

① 가운데 둥근 원이 그려져 있는 도화지(또는 A4 용지)를 준비한다.

② 종이 전체를 이용하여 자유롭게 마음이 가는 대로 그림을 그린다(이때 검사자는 그 어떤 가이드도 하지 않는다. 무의식에 영향을 미칠 수 있음).

③ 그려진 그림을 보면서 무의식의 동기를 생각해 본다. 이때는 지나치게 비약된 해석이나 오류는 금한다.

④ 그려진 내용을 가지고 4인 1조가 되어 집단상담이 이루어진다. 4인이 돌아가면

서 각각의 만다라 그림에 대한 설명을 하고 팀원은 적극적으로 반영을 해준다. 이때 팀원의 질문이 표출된 무의식을 의식화하는 데 도움이 된다.

⑤ 이렇게 집단상담에서 느꼈던 소감을 자기보고식 글쓰기를 하여 포트폴리오를 작성한다.

8) 제8회기: SPSC(SandPlay Storytelling Counseling: 모래 이야기 상담)

모래 이야기 상담은 조희순이 모래놀이상담을 하는 과정에서 내담자의 이야기(Storytelling)에 주목하여 재구성한 것이다.

모래 이야기 상담은 모래놀이로 자신의 이야기를 만들어 가면서 무의식을 의식화하고 재수정해 가는 과정에서 자기 치유를 하는 상담기법이다. 모래 이야기 상담이 일반적인 모래놀이와 다른 점은 모래놀이에서 만들어지는 이야기 그 자체와 그것을 수정해 가는 과정을 중시한다는 점이다. 일반 모래놀이 상담은 이야기라는 언어적 측면보다는 무의식의 상징 분석에 중점을 두는 경향이 있는 것에 비하여 모래 이야기 상담은 모래 상자에 만들어지는 이야기의 내용과 전개를 통한 무의식의 표출과 전개에 주목하고 있다. 인간은 모두 자신의 이야기를 가지고 있으며 삶의 여정 자체가 한 인간의 이야기 과정이라고 볼 수 있다. 인간의 역사 또한 이야기에 의하여 전승되었다.

초기에는 구전, 즉 민담이나 설화 등의 형태로 전승되었다가 문자가 생기면서부터는 글을 통한 이야기가 이어지고 있다. 이렇듯 모래 이야기 상담에서는 모래라는 매체를 통하여 무의식으로 깊이 침잠하는 체험을 하게 되고 자연스럽게 자기 내부 깊숙한 곳에 있는 것들을 이야기로 만들어 표현함으로써 의식화를 용이하게 해준다. 인간은 표현을 통하여 자신을 성장시키는 존재다. 그러므로 억압된 정서를 모래 이야기를 통해 표현함으로써 진정한 자신의 모습과 만나게 되며 자기 치유의 작업을 하게 된다.

〈활동방법〉

① 모래가 담긴 상자와 다양한 종류의 피규어를 준비한다(본인이 꼭 필요한 피규어를 만들어 사용할 수 있도록 찰흙도 준비한다).

② 모래상자 안에 있는 모래를 두 손으로 만지며 모래의 질감을 느끼다가 차츰 피규어를 이용하여 장면을 만들면서 자신만의 이야기를 구성해 간다.

③ 다 만들어진 모래상자의 이야기를 상담자에게 설명해주거나 A4 용지에 글로 기록한다.

④ 이후 모래놀이를 통해 처음에 만든 이야기를 변형시켜가면서 자신의 이야기를 수정하며 전개해 나간다.

⑤ 모래놀이를 통해 이야기의 내용을 변형시키며 놀이한 다음에는 다시 한 번 변형된 이야기의 내용에 대해 말을 하거나 기록으로 남긴다.

⑥ 상담자는 모든 이야기를 적극적으로 경청하면서 공감, 수용, 질의 등의 다양한 피드백을 준다.

⑦ 내담자(학생)는 차츰 자신이 만든 이야기가 무의식의 자신의 모습임을 깨달아 의식화하게 되고 비로소 자신의 내부에서 들리는 목소리의 실체가 무엇인지 알게 된다.

⑧ 전 과정은 팀원들이 각자 자신의 모래상자에서 이야기를 만든 후 4인 1조의 팀원들이 돌아가며 자신의 이야기를 들려주고 피드백을 서로 주고받는 집단상담의 형태로 진행한다.

⑨ 전 과정이 끝나면 자기보고식 개인 저널을 작성하여 포트폴리오로 정리한다.

9) 제9회기: TCI(Temperament Character Inventory: 기질 및 성격검사)

TCI(기질 및 성격검사)는 미국의 워싱턴 대학 교수인 클로닝거(Cloninger) 박사가 개발한 심리검사로서 4개의 기질 척도와 3개의 성격 척도로 구성되어 있다. TCI의 심리-생물학적 모형은 개인의 인성을 온전하게 이해하기 위해 선천적 '기질'과 후천적 '성격'을 모두 고려하여야 한다고 주장한다. TCI는 정상인과 심리적 장애를 가지고 있는 모든 사람에게 적용 가능한 검사이다. TCI를 통하여 기질과 성격의 개념 파악, 기질과 성격의 상호작용, 기질의 4가지 차원, 성격의 3가지 차원, 기질 유형과 성격 유형 등을 알 수 있다.

〈활동방법〉

① 상품화되어 있는 TCI 검사지를 이용하여 검사를 실시한다. 정확한 검사를 위하여 전문검사자에게 검사를 의뢰한다.

② 정확한 검사결과를 얻기 위하여 전문기관에 분석을 의뢰한다.

③ 검사 결과를 가지고 각 개인이 자신의 기질과 성격 유형을 알 수 있도록 설명한다.

④ 각자 자신의 기질과 성격을 분석해본 후, 이 내용을 가지고 자기보고식 개인 저널을 작성하여 포트폴리오를 작성한다.

10) 제10회기: MMPI (Minnesota Multiphasic Personality Inventory: 다면적 인성검사)

MMPI는 하더웨이(Hathaway)와 매킨리(Mckinley)에 의하여 만들어졌다. MMPI는 비정상적인 행동을 객관적으로 측정하기 위한 검사이다. 개인의 인성특징의 비정상 여부, 또는 예방을 위한 도움을 받을 수 있다. MMPI는 질문형 검사임에도 불구하고 투사적 함축성을 지니고 있는 550개 문항으로 이루어져 있다. 내용은 비정상행동을 측정하는 10개의 임상 척도와 검사태도를 측정하는 4개의 타당도 척도로 되어 있다. MMPI에서는 건강 염려증, 우울증, 히스테리, 반사회성, 남성 특성/여성 특성, 편집증, 강박증, 정신분열증, 경조증, 내향성 등을 체크할 수 있다.

〈활동방법〉

① 상품화되어 있는 검사지를 구입하여 MMPI 전문 검사자가 검사를 실시한다.

② 검사 실시 전에 검사자는 검사의 목적과 결과, 용도 및 검사 결과에 대한 안내와 결과에 대한 비밀 보장에 대하여 상세히 설명한 후 검사를 실시한다.

③ 검사를 마친 검사 결과지는 훈련된 전문가에 의하여 결과를 도출한다.

④ 도출된 결과를 가지고 전문가와의 상담을 통하여 자신을 분석해 본 다음 자기보고식 개인 저널을 작성하여 포트폴리오를 작성한다.

11) 제11회기: SPSC(모래 이야기 상담)

8회기에서 실시되었던 SPSC(모래 이야기 상담)을 다시 한 번 실시한다. 이는 무의식 전체에 흐르고 있는 이야기가 일시적인 것이 아니라 일련의 전개과정(Process)임을 인식하고, 자신의 이야기에 주목하기 위함이다.

12) 제12회기: '자아존중감' 검사 실시

첫 시간에 실시했던 로젠버그(Rosenberg)의 자아 존중감 검사를 다시 한 번 실시한 후 변화를 비교해본다.

13) 제13회기: 개별상담

전 과정의 결과물을 토대로 자기보고식 저널 쓰기 한 것을 총합하여 다시 한 번 읽어보고, 느낀 점을 자아성찰적으로 진술한 내용을 가지고 상담자와 개별 상담을 실시한다.

3. 결과

'자아성장 프로그램'을 실시하고 나서 최종적으로 한 학생이 진술한 자기보고식 저널 중에서 한 사례를 개인의 승인을 받아 게시하기로 한다.

김○○학생의 편지

안녕하세요. 조희순 교수님! 저는 이번 학기 교수님의 정신건강론을 듣고 교수님께 진심으로 감사드린다는 말씀을 드리고 싶어서 이렇게나마 편지를 올립니다. 교수님의 열정적인 강의와 학생들을 보다 뚜렷하게 변화시키려는 목표와 의욕을 가지고 계신 모습, 그리고 저희들에게 자아성장 프로그램을 통해 많은 것을 깨우치게 해주시고 수업시간에 따끔한 조언들을 들으면서 제 스스로가 많이 자극을 받고 변화하였습니다. 가끔 교수님께서 현장에서 경험하신 이야기들을 들려주실 때, 이론수업이 지루할 쯤에 아이들의 활력을 불어넣어 주시는 듯한 이야기를 해주셔서 정말 좋았습니다. 에너지 같은 현장 이야기를 해주셔서 강의가 즐거웠습니다.
1학기 동안 저널을 통해 저희들의 의미 있는 속사정에 대해 진정으로 관심을 가지고, 올바른 자아성찰의 길로 나아가게 해주셔서 교수님께 정말 감사드려요. 저는 한학기 동안 매번 강의를 들으면서 저의 마음속으로 '교수님은 깨어 있는 교수님'이라는 생각을 얼마나 많이 했는지 모릅니다.
1학년 초창기에 정신건강론 책을 받아들었을 때, 이것은 무슨 내용의 과목일까? 어떤 내용일까? 어떤 교수님의 강의를 듣게 될까? 궁금한 마음으로 첫 수업에 임했습니다. 그런데 단순한 이론수업이 아닌, 직접 깨닫고 내면이 성장할 수 있는 수업이라서 즐거운 마음가짐으로 공부할 수 있었습니다. 그러한 기회를 주신 것에 대해 교수님 감사해요.
사실 학교생활 중 개인적으로 힘들고 걱정되었던 일들이 있었지만, 교수님의 따뜻한 말씀과 조언이 저에게 엄청난 힘이 되어 요즘은 아주 즐거운 마음과 긍정적인 생각으로 매사에 최선을 다하려고 노력하고 있습니다. 짧고도 긴 첫 학기 동안 많은 것을 깨닫게 해주신 교수님께 정말 감사드리는 마음입니다.
자아성장 프로그램을 통해 자신에 대해 깨닫게 된 배움으로 제 꿈을 향해 한걸음 내딛는 교수님의 자랑스러운 제자가 되도록 하겠습니다. 무엇보다 자아성찰의 중요성을 알게 해주셔서 감사합니다. 1학년 1학기 동안 교수님의 강의를 들을 수 있어서 정말 영광이었고 진심으로 행복했습니다. 늘 ~ 건강하시고 항상 행복하세요!

자아성장 프로그램을 경험한 예비 교사의 자기 보고서

나는 인생을 살다보면 스스로 책임을 지고 결정해야 할 것들이 너무나 많다고 생각한다. 이러한 상황에서 나를 알고 지혜롭게 대처하려면 '나'라는 존재를 배움의 대상으로 자아성찰을 하는 계기가 필요하다. 그런데 마침 정신건강론을 통해 충분한 자아성찰을 하면서 나의 마음이 한결 성숙해진 것 같다.

자아성장 프로그램을 통해서 나는 내가 생각했던 것보다 '나'라는 존재가 그 어떤 훌륭한 위인들이나 스승들보다도 더 특별하고 멋있는 존재라는 것을 깨달았다.

사실 나는 얼마 전까지만 해도 몸과 마음을 돌보지 않고 그저 사소한 일에도 스트레스를 받으면서 대학생활의 즐거움을 잊고 지냈는데, 자아성장 프로그램을 통해 비로소 거기에서 벗어나고 삶의 의미를 되찾았다.

이러한 깨달음은 누가 가르쳐준다고 해서 쉽게 익혀지는 것이 아닌데, 바로 교수님께서 '스스로 겪어보고 생각해봐야 깨달음을 얻을 수 있다.'라는 점을 자아 성장 프로그램을 통해 학생 스스로가 깊은 성찰로 깨우칠 수 있도록 해주셨다. 그래서 자아성장의 기회를 주신 것에 정말 감사하다.

나는 학창시절 고등학교 2학년 때 필독도서에서 '정말 알아야 하는 것은 누구도 가르쳐주지 않는다.'라는 구절을 읽은 적이 있다. 오랫동안 이해가 가질 않아서 지금까지도 기억에 남은 말이었다. 그런데 자아성장 프로그램을 하면서 비로소 그 말의 의미를 알게 되었다. 진정한 배움은 바로 나 자신 스스로가 깨달음을 얻는 것이다. 그리고 직접 실천하고 성찰하지 않으면 소용이 없다는 것을 알게 되었다.

이번 계기로 인해 나만의 가르침을 스스로 얻어낼 수 있도록 성찰할 수 있었다. 나무그림검사를 통해 현재보다 더 생기 넘치고 삶의 의지를 지니고 있는 사람이 되어야 한다는 굳건한 다짐을 할 수 있어서 좋았고, 문장완성검사를 통해 내가 살아온 과정과 사상, 성격을 파악함으로써 마음속 내면과 깊은 소통을 할 수 있어서 뿌듯했다. TCI 기질검사 때도 물론 나의 기질에 대해 이해하고 어떻게 해야 잘 적응하고 기능할 수 있는지 알아볼 수 있는 뜻깊고 값진 시간이었다.

그리고 1학기 동안 Social Atom, Tree Test, KFD, LMT 검사 등을 하면서 미술을 통한 심리진단 및 심리치료에 대해 관심도 생겼다. 자아성장 프로그램을 통해 나는 목표의식이 뚜렷하고, 항상 나 자신을 새롭게 변화시키려 하는 욕구를 가지게 되었다. 그래서 나는 항상 새로운 것에 도전하는 것을 꿈꾸었던 것 같다.

지금까지 나는 내면에 낯선 환경에 대한 두려움이 있고 새로운 사회에 적응하는 데 안정감을 찾는 시간도 오래 걸리는 편이었다. 이것이 TT에서 사회적 민감성이 높게 나온 이유이다. 그래서 나는 내가 원하는 일에 대한 꿈만 꾸고 도전의식이 부족했던 것이다. 하지만 이번 기회를 통해 두려움이 나의 무의식을 지배한다는 것을 알고 그 두려움을 극복하기 위해 나도 할 수 있다는 긍정적인 마음가짐을 가진다면 뭐든지 할 수 있다는 것을 알게 되었다.
교수님께서는 누구도 가르쳐주지 않는 정말 알아야 할 자아성찰을 확인 시켜주신 덕분에 나는 차츰 의젓해지는 뿌듯한 경험을 할 수 있었다. 또한 교수님의 수업을 통해 진정한 배움의 즐거움을 느끼게 되었고 나와 다른 성향과 기질을 가지고 있는 주변 친구들을 이해하게 되었다. 교수님께 정말 감사함을 느낀다.
나는 큰 깨달음이란 작은 깨달음에서부터 나온다고 생각한다. 작은 자갈들이 모여 해변을 이루는 것처럼 큰 배움을 깨우치려면 오랜 과정이 필요하다. 그런데 1학기라는 짧은 시간 안에 정신건강론이라는 수업을 통해 내가 많은 배움을 얻어가는 것 같아서 감사하다. 또한 그만큼 나의 정신적 사고가 성숙해진 것 같다.
앞으로 나는 나의 길을 나 스스로가 개척하고 찾을 수 있는 주도적인 사람이 되고 싶다. 스스로 길을 개척할 수 있는 사람이 되려고 항상 노력을 게을리 하지 않고, 자신의 가치를 빛낼 수 있는 그런 인재가 되고 싶다.

참고문헌

강경미(2003). 위기상담의 효과적인 개입과 발생과정. 교수논문집, 2, 139-163.

강경호(2002). **중독의 위기와 상담**. 파주: 한사랑가족상담연구소.

강문희, 이광자, 박경(2000). **인간관계의 이해**. 서울: 학지사.

강문희, 장연집, 정정옥(1998). **아동정신건강**. 파주: 정민사.

고명석, 박명혜, 황춘화, 김세영, 민병윤(2009). **사회문제와 사회복지**. 서울: 대왕사.

고재홍, 윤경란(2007). 청소년의 스트레스와 자살생각: 자아탄력성의 완충효과. **한국청소년연구, 18**(1), 185-212.

국가청소년위원회(2006). 2020 미래사회와 청소년 종합보고서. 서울: 국가청소년위원회.

권석만(2008). **인간관계의 심리학**. 서울: 학지사.

______(2009). **긍정심리학: 행복의 과학적 탐구**. 서울: 학지사.

______(2013). **현대이상심리학**. 서울: 학지사.

권준수 외(2015). **DSM-5 정신질환의 진단 및 통계편람 제5판**. 서울: 학지사.

권진숙, 김정진, 전석균, 성준모(2014). **정신보건사회복지론**. 파주: 공동체.

김기태(2006). **위기개입론**. 파주: 대왕사.

김기태, 황성동, 최송식(2016). **정신보건복지론**. 파주: 양서원.

김삼예(2006). 비고츠키 발달이론의 유아교육적 함의. 경상대학교 대학원 석사학위논문.

김성이, 조학래, 노충래(2005). **청소년복지학**. 서울: 집문당.

김순규(2008). 청소년자살에 영향을 미치는 위험요인과 보호요인의 매개효과를 중심으로. **정신보건과 사회사업, 29**, 66-93.

김유숙, 박승호, 김충희, 김혜련(2007). **자기실현과 정신건강**. 서울: 학지사.

김정미, 박희숙(2016). **정신건강론**. 파주: 공동체.

김조세핀(2015). **교실 속 자존감**. 서울: 비전과 리더십.

김지현, 권오균, 이정서(2009). **정신건강론**. 파주: 공동체.

김청송(2002). **정신장애사례연구**. 서울: 학지사.

김혜련, 신혜섭(2010). **정신건강론**. 서울: 학지사.

김현택 외(2005). **현대 심리학의 이해**. 서울: 학지사.

나동석(2010). **정신건강론**. 파주: 양서원.

대한신경정신의학회(2005). **신경정신의학**. 서울: 중앙문화사.

류창현(2009). **최신분노치료**. 파주: 교육과학사.

민성길(2015). **최신정신의학**. 서울: 일조각.

문용린(1998). 정서지능연구의 현재와 미래, EQ 제대로 알고 있는가. 한국아동학회 추계학술대회 자료집. pp.3-16.

박경애, 김혜원, 주영아(2010). **청소년 심리 및 상담**. 파주: 공동체.

박선환, 박숙희, 이주희(2008). **정신건강론**. 파주: 양서원.

박아청(2006). **성격심리학의 이해**. 파주: 교육과학사.

박애경, 김미원(2011). **최신 정신건강론**. 파주: 공동체.

박애선, 이영희(1992). 기혼여성의 성역할 특성과 스트레스 지각이 스트레스 대처방식에 미치는 영향. **상담과 심리치료, 4**(1), 69-80.

박영애, 최목화, 양명숙, 나종혜, 김민정(2005). **현대인의 자녀양육**. 서울: 학지사.

박희숙, 박영아(2010). **인간행동과 사회환경**. 서울: 창지사.

박상희, 김지영, 김리진, 전가을, 지경진, 황혜경(2014). **아동정신건강**. 파주: 양서원.

박찬옥, 전경화, 구수연, 곽현주, 정연희, 서의정, 박영숙, 이옥임, 이예숙(2013). **보육학개론**. 파주: 정민사.

박찬옥, 전경화, 조희순, 이순이, 이완희, 유정숙, 김성혜, 안은정(2016). **영유아교육기관운영관리**. 파주: 정민사.

변영계(2006). **교수 학습 이론의 이해**. 서울: 학지사.

설영환(2007). **융 심리학 해설: Jung, Hall, Jacobi**. 서울:선영사.

설진화(2008). **정신건강론**. 파주: 학현사.

성정현, 여지영, 우국희 (2014). **가족복지론**. 파주: 양서원.

신한석(2015). 정신분석에서 무의식의 개념: 프로이드와 라캉. 한신대학교 대학원 석사학위논문.

안창일(2010). **임상심리학**. 서울: 시그마프레스.

양병환(2010). **정신병리학 총론**. 서울: 중앙문화사.

오세진 외(2005). **인간행동과 심리학**. 서울: 학지사.

우종하(2009). **생활 속의 심리**. 파주: 교육과학사.

유수현, 천덕희, 이효순, 성준모, 이종하, 박귀서(2011). 정신건강론. 파주: 양서원.

윤가현 외(2006). 심리학의 이해. 서울: 학지사.

윤치현(2003). 발달장애의 이해. 서울: 형설출판사.

원호택(1998). 이상심리학. 서울: 법문사.

이무석(2008). 정신분석에로의 초대. 서울: 도서출판 이유.

이민규(2008). 적응과 정신건강. 파주: 교육과학사.

이영호(2009). 정신건강론. 파주: 공동체.

이영실, 이윤로(2009). 정신건강론. 서울: 창지사.

이정균, 김용식(2000). 정신의학. 서울: 일조각.

임영식, 한상철(2000). 청소년 심리의 이해. 서울: 학문사.

임창재(2006). 정신건강. 파주: 형설출판사.

임혁, 채인숙(2010). 정신건강의 이해. 파주: 공동체.

임효진, 선혜연, 황매향.(2016). 교육심리학. 파주: 학이시습.

장연집, 최순영, 박경(2010). 현대인의 정신건강. 서울: 학지사.

장연집, 강차연, 손승아, 안경숙(2012). 정신건강. 서울: 파란마음.

장현갑, 강성균(1996). 스트레스와 정신건강. 서울: 학지사.

장휘숙(2006). 성인심리학. 서울: 박영사.

장휘숙(2008). 가족심리학. 서울: 학지사.

전석균(2016). 정신건강론. 파주: 공동체.

정옥분(2004). 발달심리학. 서울: 학지사.

정은숙(2009). 융의 중년기 개성화 이해: 모래놀이 치료를 중심으로. 이화여자대학교 대학원 석사학위논문.

조대경, 이관용, 김기중(1994). 정신위생. 서울: 중앙적성연구소.

조수환(2007). 건전한 삶을 위한 정신건강. 서울: 동문사.

조희순(2011). 자아성장프로그램이 예비유아교사의 자아존중감발달에 미치는 효과. 유아교육학논집, 5(6). 237-257.

______(2013). 글쓰기를 활용한 집단모래놀이상담이 예비유아교사의 자아정체성과 자아존중감에 미치는 효과. 유아교육학논집, 17(6), 235-257.

______(2014). 자성적 글쓰기가 활용된 모래놀이상담에서의 유아교사 개성화 과정에 관한 질적 연구. 한국상담학대학원 박사학위 논문.

______(2016). 모래놀이상담-유아교사의 기업과 치유이야기-. 파주: 아카데미프레스.

최경숙(2006). 아동발달심리. 파주: 교문사.

현성용 외(2010). 현대심리학의 이해. 서울: 학지사.

황혜정, 김경회, 이혜경, 어주경, 나유미(2003). 아동과 환경. 서울: 학지사.

American Psychiatric Association (2013). *Diagnostic and Statistical manual of Mental disorders* (5th ed). Washington, DC: The Author.

Ammann, R. (2001). Der Schop ferische Wey dor personli chkeitsem twucklung. 이유경 역 (2007). 융심리학적 모래놀이치료: 인격 발달의 창조적 방법. 서울: 분석심리연구소.

Bandura, A. (1977). Self-efficacy: Toward a Unifying Theory of Behavioral Change. *Psychological Review, 84*, 191-215.

Bandura, A. (1986). *Social Foundation of Thought and Action: A Social Cognition Theory*. Englewood Cliffs, NJ: Prentice-Hall.

Beck, A. T. (1967). *Depression: Clinical, Experimental and Theoretical Aspects*. New York: Harper & Row.

Berk. L. E., & Winsler. A. (1995). *Scaffolding Children`s Learning: Vygotsky and Early Childhood Education*. Washington, DC: NAEYC.

Biok, B. L., & Goodwin, E. A., (2004). Sandplay Therapy: A step-by step Manual for Psycho the rapists of Diverse Orientations. New York. By W. Norton.

Bland, R. C. (1997). Epistemology of Affective Disorders: A Review. *Canadian Journal of Psychiatry, 42*, 367-377.

Bloom, B. L. (1984). *Community Mental Health: A General Introduction*. Monterey, CA: Brooks/Cole.

Cattan, M., & Tilford, S. (2006). Mental Health Promotion: A Lifespan Approach. Maidenhead: Open University Press.

Dweck, C. S. (1975). The Role of Expectations and Attributions in the Alleviation of Learned

Helplessness. *Journal of Personality and Social Psychology, 31*, 674-685.

Ellis, A. (1985). Rational Psychotherapy. *Journal of General Psychology, 59*, 35-49.

Engler, B. (1991). *Personality Theories*. Boston: Houghton Miffilin Company.

Horowitz, M. J. (1986). Stress-Response Syndromes: A Review of Posttraumatic and Adjustment Disorders. *Hospital and Community Psychiatry, 37*, 241-249.

Fava, G. A., & Ruini, C. (2003). Development and Characteristics of a Well-being Enhancing Psychotherapeutic Strategy: Well-being Therapy. *Journal of Behavior Therapy and Experimental Psychiatry, 34*, 45-63.

Frisch, M. B. (2006). *Quality of Life Therapy*. Hoboken, NJ: John Whiley & Sons.

Lazarus, R. S. (1991). *Emotion and Adaption*. New York: Oxford University Press.

Lowenfeld, M. (1939). Understanding Children's Sandplay : Lowenfeld world technigue. Great Britain : Antony Rowe Ltd.

Maslow, A. H. (1970). *Motivation and Personality*. New York: Harper and Row.

Schultz, D. (1991). *Growth Psychology: Models of the Healthy Personality*. New York: D. Van Norsrand Company.

Schultz, D., & Schultz, S. E. (1994). Theories of Personality. Pacific Grove, CA: Brooks/Cole Publishing Company.

Seligman, R. L. (1980). *The Growth of Interpersonal Understanding*. New York: Academic Press.

Seligman, M. E. P. (2002). *Authentic Happiness*. New York: Free Press.

Seligman, M. E. P., Rashid, T., & Parks, A. C. (2006). Positive Psychotherapy. *American Psychologist, 11*, 774-788.

Silver, L. B. (1992). *Attention-Deficit Hyperactivity Disorder*. Washington DC: American Psychiatry Press, Inc.

Turner, B. A. (2005). The Handbook of sandplay Therapy. 김태련 외 역(2009). 모래놀이치료핸드북. 서울: 학지사.

찾아보기

기타

| 저자 약력 |

조희순

– 한국교원대학교 대학원에서 유아교육학 석사학위 취득
– 서울대학교 대학원에서 박사과정 특별생 과정 수료
– 한국상담대학원대학교에서 상담학 박사학위 취득

〈전〉

• 그림 유치원 원장
• 구립 성아 어린이집 원장
• 신구대학교 유아교육과 외래교수
• 서울시교육청 교원연수원 강사(자격연수)
• 교육부 교원연수원 강사
• 경기도 교육청 유아교육진흥원 강사
• 서울시교육청 교육과정 심의위원
• 전국전문대학협의회 유아교육과 대학평가 위원
• 국립평가원 유치원 평가위원
• 서울시교육청 유치원 평가위원
• 서울시교육청 유치원 교원임용고시 출제 위원

〈현〉

• 용인송담대학교 유아교육과 교수
• 한국 영유아 교원교육학회 이사 및 임원
• 한국 유아교육협회 이사
• 사단법인 한국상담전문가연합회 이사
• 경기도 교육청 유치원 교원 평가관리 위원
• 용인시 육아종합지원센터 운영위원장
• 일본 모래놀이치료학회 정회원
• 유초표현심리상담연구소장

〈저서〉

• 모래놀이상담 - 유아교사의 기억과 치유의 이야기(아카데미프레스, 2016)
• 유아교육기관 운영관리(공저, 정민사, 2016)

〈논문〉

• 유아의 모래놀이에 관한 일연구(한국교원대학교대학원 석사학위 논문, 1992)
• 모래놀이를 통한 아스퍼거 장애 유아의 통합보육 사례 연구(유아교육학논집, 2009)
• 자아성장 프로그램이 예비 유아교사의 자아 존중감 발달에 미치는 효과(유아교육학논집, 2011)
• 글쓰기를 활용한 집단 모래놀이 상담이 예비 유아교사의 자아 정체성과 자아 존중감에 미치는 효과(유아교육학논집, 2013)
• 자성적 글쓰기가 활용된 모래놀이 상담에서의 유아교사 개성화 과정에 관한 질적 연구(한국상담학대학원대학교 박사학위 논문, 2013)

〈자격〉

• 유치원 교사 및 원장 자격
• 어린이집 원장 자격
• 모래놀이 상담 전문가 1급
• 놀이치료 전문가 1급
• 상담 전문가 1급
• 경찰상담 전문가 1급
• 상담 수련 감독

〈포상〉

• 교육부 장관상 표창 (2012)
• '이슈메이커' 올해의 인물 대상 (2013)

정신건강론

1판 1쇄 인쇄 — 2017년 2월 20일
1판 1쇄 발행 — 2017년 2월 25일

저 자 - 조 희 순
발 행 인 - 강 철 원
발 행 처 - 양 성 원
주 소 - 경기도 파주시 월롱산로 71(야동동)
전 화 - 031-946-3861(代)
팩 스 - 031-946-3864
이 메 일 - tnwpub@naver.com
홈페이지 - tnwpub.co.kr
출판등록 - 2015년 8월 31일 제 2015-000211 호

ISBN 979-11-6126-13-6

정가 19,000원